AF548128

Die in diesem Buch enthaltenen Informationen wurden vom Autor sorgfältig recherchiert und werden von ihm nach bestem Wissen und Gewissen wiedergegeben. Trotz aller Sorgfalt erhebt er jedoch keinen Anspruch auf absolute Richtigkeit und auf Vollständigkeit. Er ist sich sehr wohl bewusst, dass er irren kann und deshalb keine Garantie für die Inhalte und Schlussfolgerungen zu geben vermag. Im Zweifelsfalle ist zu empfehlen, die angegebenen Quellen selbst zu prüfen. Hierbei ist der Autor auf Anfrage gerne behilflich. Irrtum und Druckfehler vorbehalten. Bitte konsultieren Sie vor jeder wichtigen gesundheitlichen Entscheidung einen Heilberufler Ihres Vertrauens – und natürlich vor allem anderen: Ihren eigenen gesunden Menschenverstand.

2. Auflage C7

© August 2022 Tolzin Verlag

1. Auflage Januar 2017 im Kopp-Verlag

Alle Rechte, auch die des auszugsweisen Nachdrucks, der fotomechanischen oder elektronischen Wiedergabe und der Übersetzung vorbehalten.

Abbildung Umschlagseite: Julien Tromeur - fotolia.com

Gestaltung der Umschlagseite durch den Autor

Tolzin Verlag
Widdersteinstraße 8
D-71083 Herrenberg

https://tolzin-verlag.com
https://www.impf-report.de
https://www.impfkritik.de
Email: buero@tolzin-verlag.com

ISBN: 978-3-9819015-3-5

Hans U. P. Tolzin

Die Masern-Lüge

Auf der Suche nach dem Masernvirus – und dem Sinn der Impfung

Tolzin Verlag
Edition impf-report

Inhaltsverzeichnis .... Seite

Danksagung

Nicht alles, was Sie in diesem Buch lesen, ist auf meinem eigenen Mist gewachsen. Vieles habe ich von befreundeten impfkritischen Autoren übernommen, die wie ich zu diesem Thema recherchieren. Wo immer das möglich war, habe ich die entsprechenden Quellen benannt.

Einige Personen verdienen jedoch unabhängig davon meinen besonderen Dank. Da wäre an erster Stelle der inzwischen leider verstorbene Dr. med. Gerhard Buchwald zu nennen. Gegen alle Widerstände – und vor allem damals noch ohne Internet – hat er jahrzehntelang recherchiert und sein Bestes gegeben, um die Eltern aufzuklären und den Impfwahn zu stoppen. Letztlich bauen nicht nur ich, sondern alle deutschsprachigen Impfkritiker auf seine Arbeit und sein berühmtes Buch *„Impfen – Das Geschäft mit der Angst“* auf.

Neben Dr. Buchwald ist auch Franz Hirthammer zu würdigen. Als ich anfing, mich für das Impfthema zu interessieren, waren die berühmten Grünen Bücher aus dem Hirthammer-Verlag fast die einzige unabhängige Impfliteratur, die man bekommen konnte. Die nicht mehr ganz jungen Impfkritiker unter meinen Lesern wissen, wovon ich schreibe.

Erfreulich ist, dass gleich mehrere Menschen das Staffelholz von Dr. Buchwald und Franz Hirthammer aufgenommen haben. Einige der kompetentesten Impfkritiker, deren Arbeit auch in dieses Buch eingeflossen ist, sind interessanterweise keine studierten Mediziner, sondern Autodidakten. Da ist an erster Stelle Angelika Müller (früher: Angelika Kögel-Schauz) zu nennen. Lange bevor ich selbst aktiv wurde, stand sie schon ihre Frau in Talk-Shows, auf Vorträgen und als Organisatorin der ersten Impfkritiker-Kongresse. Die Webseite ihrer Initiative EFI – Eltern für Impfaufklärung ist unter www.efi-online.de zu finden.

Neben Angelika Müller ist – der inzwischen verstorbene – Jürgen Fridrich von Libertas & Sanitas e. V. (www.libertas-sanitas.de) zu nennen. Wie Angelika Müller gehört er zu den unabhängigen Denkern, die seit vielen Jahren recherchieren und mit einer bestechenden Sachlichkeit und Fundiertheit argumentieren.

Erst vor Kurzem bin ich auf die Arbeit von Wolfram Klingele aufmerksam geworden. Er hat sich über Jahre hinweg – ohne von anderen Impfkritikern zu wissen – die Erkrankungs- und Todesfallstatistiken vorgenommen und dabei auch bisher nicht bekannte Quellen aufgetan. Von seiner Arbeit ist einiges in dieses Buch eingeflossen. Damit hat er unsere

Schlussfolgerungen – völlig unabhängig – noch einmal bestätigt.

Bei meinen Recherchen zum Stuttgarter Masern-Virus-Prozess stellte mir Dr. rer. nat. Stefan Lanka sämtliche Unterlagen im Zusammenhang damit zur Verfügung, darunter einige bis heute nicht veröffentlichte Gutachten.

All diesen Beteiligten – und auch all jenen, die ich hier aus Platzgründen nicht nennen konnte – sei für ihre wichtigen Recherchearbeiten und die gute Zusammenarbeit herzlich gedankt.

Hans U. P. Tolzin, im September 2016

Vorwort zur ersten Ausgabe 2017

In diesem Buch geht es vordergründig um die Kinderkrankheit Masern und um die Masern-Impfung. Die Frage der Notwendigkeit, Wirksamkeit und Sicherheit sowie der Vertrauenswürdigkeit der Behörden in diesem Bereich wird ausführlich behandelt.

Doch es gibt ein Thema hinter dem Masern-Thema. Denn das Thema Masern ist ja nur eines von vielen, bei denen sich die von Politikern, Medien, Behörden und Experten veröffentlichte Wahrheit von der Realität unterscheidet – und das nicht zu knapp.

Keine Sorge, ich werde mich jetzt nicht in allen möglichen Verschwörungstheorien verlieren, sondern bis zur letzten Seite beim Thema Masern bleiben. Doch die Masern-Lüge ist ja nur eines von vielen Symptomen einer Krankheit, an der die Menschheit offenbar seit Urzeiten zu leiden scheint und für deren Beschreibung man nur schwer die richtigen Worte findet.

Das grundlegende Problem, auf das uns die Masern-Lüge hinweist, hat mit jedem von uns zu tun. Es ist das Prinzip der Anpassung, dass uns innewohnt wie eine Art Psycho-Programmierung. Eine unausgesprochene, subtile Programmierung, die uns verspricht:

> *„Passe dich an, dann haben dich alle lieb. Dann haben dich deine Familienangehörigen, Kollegen, Nachbarn, Vorgesetzten, Polizeibeamten, Richter, Politiker und Journalisten lieb. Passe dich an, dann kannst du dich sicher und vielleicht irgendwann einmal bedeutend fühlen, Karriere machen, vielleicht sogar Nobelpreisträger, Bundeskanzler oder Rockstar werden.“*

Mit diesem unausgesprochenen Versprechen leben wir tagein, tagaus, und hecheln ihm hinterher, als wäre es alles auf der Welt, was zählt.

Das führt dazu, dass die überwältigende Mehrheit der Menschheit sich unglücklich, unausgefüllt, gestresst fühlt und nicht das Leben lebt, das sie eigentlich gerne leben würde. Denn sie passt sich ständig an, statt ihre eigenen Träume zu verwirklichen. Auch wir Eltern sind angepasst und wagen es nicht, irgendjemandem zu erzählen, dass wir am Sinn der Masern-Impfung zweifeln.

Unser Kinderarzt ist angepasst, denn er ist finanziell davon abhängig, täglich so und so viele Impfungen durchzuführen. Außerdem hält er es nicht aus, von Patienten hinterfragt zu werden, weil seine Ausbildung ihm kein echtes Wissen vermittelt hat. Er hat ständig Angst vor Haftungsklagen und vor einer Hygieneprüfung durch das Gesundheitsamt und davor, dass die Ärztekammer ihm die Approbation entzieht, wenn er Zweifel an der Sinnhaftigkeit der Impfung äußert.

Der Pharmareferent, der diesen Arzt besucht, hat vom Vertriebsleiter eine einmalige Chance bekommen – wenn er seine Umsatzvorgaben erfüllt. Dazu muss er den Kinderarzt einseitig informieren, damit der das Produkt auch möglichst häufig anwendet. Der Vorstandsvorsitzende des Herstellers muss sich den Erwartungen der Kapitalanleger anpassen, denn sonst überlebt er (in dieser Position) die nächste Hauptversammlung nicht. Der Kapitaleigner könnte vielleicht aussteigen, doch er hat „Blut geleckt", die Gier hat ihn gepackt, und außerdem hat Konkurrent X schon wieder versucht, ihn zu übertrumpfen.

Der Verleger der Tageszeitung weiß ganz genau, welcher Anteil seiner Jahresbilanz auf die Werbeeinnahmen durch die Hersteller zurückgehen, und wird sich deshalb ganz genau überlegen, was er veröffentlicht.

Und so sind sie alle in ein hochkomplexes Netzwerk von Abhängigkeiten verstrickt, das aber eigentlich sehr einfach zu durchschauen ist – für diejenigen, die erst einmal damit angefangen haben, ihre eigenen Abhängigkeiten zu hinterfragen.

Es muss sich etwas ändern auf diesem Planeten. Statt Anpassung zu honorieren, müssen wir lernen, Individualität wertzuschätzen. Harmonie, das hat, glaube ich, mal irgendjemand gesagt, entsteht durch die Wertschätzung der Unterschiede.

Ich denke, wir sind derzeit mitten in einem Prozess entsprechenden globalen Umdenkens.

Uns in Mitteleuropa kommt dabei zugute, dass wir seit 1945 keinen echten Krieg mehr erlebt haben und in relativer Sicherheit leben. Die Herausforderungen für uns sind vergleichsweise sanft. Zwar wird, um beim Masern-Thema zu bleiben, das allgegenwärtige Impf-Mobbing nahezu jedes Jahr verstärkt. Aber es weitet sich immer nur ein Stückchen aus, sodass wir es kaum merken und uns dafür entscheiden können, es diesmal noch auszuhalten. Wir können aber auch damit anfangen, es eben nicht mehr hinzunehmen. So wie der Frosch aus der Geschichte, die jeder schon mal gehört hat, der sofort rausspringt, wenn man ihn in kochendes Wasser wirft, aber es nicht merkt, wenn er in kaltem Wasser sitzt, das ganz langsam erwärmt wird.

Vielleicht geht es ja in Wirklichkeit darum, dass wir beginnen, uns darauf zu besinnen, wer wir wirklich sind und was wir wirklich wollen.

Vielleicht ist es zum Beispiel an der Zeit, es nicht mehr hinzunehmen, wenn uns jemand vorschreiben will, unser Kind gegen unsere Überzeugung und gegen unser Gewissen impfen zu lassen. Es nicht mehr hinzunehmen, wenn unser Kinderarzt versucht, uns durch Angstmache und Schuldgefühle zu manipulieren. Wenn er nämlich noch mehr solche Patienten bekommt wie uns, ist das schließlich auch seine Chance, sich aus seiner Anpassungshaltung zu lösen und seine Abhängigkeiten zu hinterfragen. Er könnte sich beispielsweise aktiv dafür einsetzen, dass endlich die Impfberatung ergebnisoffen ist und in angemessener Höhe von den Krankenkassen bezahlt wird.

Ein schlauer Mensch, ich weiß nicht mehr, wer es war, hat mal gesagt: »Die Welt wird religiös – oder nicht sein.« Mir gefällt der Satz nicht, denn ich persönlich habe ein Problem mit den real existierenden Religionen. Aber das, was hinter den Worten tatsächlich gemeint ist, könnte man vielleicht auch so ausdrücken:

Die Welt wird das Individuum würdigen – oder nicht sein.

Abschließend will ich nicht versäumen, Sie darauf hinzuweisen, dass ich dieses Buch nicht geschrieben habe, um »Anhänger«, »Fans« oder »Gläubige« zu gewinnen. Was würde sich dann ändern?

Meine Absicht ist vielmehr, Ihnen mit meinen Recherchen etwas zum Nachdenken, zum Reflektieren und auch zum Gegenprüfen an die Hand zu geben. Glauben Sie bitte auch mir nicht einfach, was ich schreibe – ich bin ja nicht vollkommen und weiß auch nicht alles.

Trainieren Sie Ihren gesunden Menschenverstand, prüfen Sie, ob meine Gedankengänge, Fragen und Antworten wirklich relevant für Sie sind, und vergleichen Sie sie mit Ihren eigenen Erfahrungen, Beobachtungen und mit den Berichten von vertrauenswürdigen Freunden.

Hans U. P. Tolzin, im September 2016

Vorwort zur zweiten Ausgabe 2022

Während ich die Neuauflage von „Die Masern-Lüge" druckfertig mache, und am Abend des 31. Juli 2022 diese Worte schreibe, läuft die letzte Frist des Masernschutzgesetzes für den zu führenden Nachweis einer Immunität oder eine Impfung gegen Masern ab.

Die Möglichkeit, ersatzweise eine ärztliche Impfunfähigkeitsbescheinigung (IUB) vorzulegen, ist fast nicht mehr einer Erwähnung wert, denn jeder popelige (Entschuldigung!) Dorfschuldirektor sieht sich zwischenzeitlich berechtigt, eine solche ärztliche Bescheinigung anzuzweifeln.

Dies wäre noch vor 2020 fast undenkbar gewesen, ist aber inzwischen Alltag geworden. Ärzte, die mehrere IUBs ausstellen, so berechtigt diese auch sein mögen, werden der Dokumentenfälschung verdächtigt, ihre Praxen werden (zum Teil mehrfach!) durchsucht und für Richter, den Krieg gegen alle Errege dieser Welt nicht unterstützen, gilt inzwischen das Gleiche.

Inzwischen fällt es mir schwer, an einen reinen Zufall zu glauben: Sollen hier etwa Exempel statuiert werden, um jeden, der dem Aufruf zum Krieg gegen Viren nicht folgen will, als warnendes Beispiel für die Öffentlichkeit zu disziplinieren?

Das Masernschutzgesetz war 2016, als die erste Auflage erschien, noch kein Thema, sondern allenfalls eine Fata Morgana am Horizont. Heute jedoch droht allen ungeimpften Kindern in Gemeinschaftseinrichtungen der Ausschluss oder die Ausgrenzung und allen Mitarbeitern dieser Einrichtungen der Entzug ihrer Existenzgrundlage.

Und wofür? In Deutschland stirbt offiziell jährlich allenfalls noch ein Kind an Masern, während jedes Jahr laut Todesursachenstatistik mehr als eine halbe Million an Kreislaufversagen und Krebs sterben.

Da steh'n wir nun, vielleicht sitzen wir gerade auch, und schütteln fassungslos den Kopf angesichts dieser unglaublichen Politik. Und ebenso fassungslos betrachten wir vielleicht unser Umfeld und wie die meisten Menschen um uns herum die angeblich so tödliche Maserngefahr bis ins Mark fürchten und die angeblich so wirksame und sichere Impfung regelrecht anbeten.

Ich weiß, das ist vielleicht etwas übertrieben ausgedrückt, aber hier bin ich ja im Vorwort zur Neuauflage und deshalb noch nicht zur strikten Sachlichkeit verpflichtet. ;-)

Angesichts der noch viel unverhältnismäßigeren Corona-Maßnahmen und der Panik durch dem Krieg in der Ukraine und dem drohenden ungeheizten Winter muss man sich tatsächlich fragen, was hier eigentlich los ist, auf diesem Planeten namens Erde.

Nun, manche sprechen von Übertritt in ein neues Zeitalter und einer „Transformation" unseres Bewusstseins. Ich glaube, das da etwas dran ist, wenn auch nicht so,wie viele entschiedene Christen und Esoteriker das zu glauben scheinen. Die Herausforderungen, die uns die Masernimpfpflicht, Corona, der Krieg in der Ukraine und noch zu erwartende Ereignisse präsentieren, werden meiner Ansicht nach letztlich zu einer grundlegenden Veränderung unserer Lebensweise führen. Und zwar zu einer positiven!

Unsere aktuelle Gesellschaft ist geprägt von dem Zwang, sich den meist nonverbalen Narrativen anzupassen, wenn man in Ruhe sein Leben leben will. Die künftige Gesellschaft wird dagegen die Unterschiedlichkeit aller Menschen wertschätzen und honorieren und als Bereicherung ansehen, statt als Bedrohung. Meine Publikationen sollen dabei helfen, sich bewusst mit den offiziellen und nicht so offiziellen Dogmen unserer Gesellschaft auseinanderzusetzen und sich einen eigenen Standpunkt, eine eigene Sichtweise zu erarbeiten. Dieses Überprüfen von „Selbstverständlichkeiten" ist meiner Ansicht nach der allererste Schritt in Richtung einer neuen, lebenswerteren, Gesellschaft, in der Psychopathen keine Chance mehr haben, Macht über uns zu gewinnen.

In dieser Neuauflage habe ich übrigens nicht sehr viel geändert, nur hier und da etwas geglättet und aktualisiert. Das große Novum ist vielmehr die Aufnahme meines Gutachtens zum Masernschutzgesetz, das alle Argumente gegen eine Impfpflicht noch einmal kompakt zusammenstellt.

Ich wünsche allen meinen Lesern erkenntnisreiche Lesestunden.

Herzliche Grüße
Ihr
Hans U. P. Tolzin

Herrenberg, der 31. Juli 2022

1 Die größte Gefahr geht vom Arzt aus

1.1 Ein merkwürdiges Gefälle zwischen Schulmedizinern und Naturheilkundlern

Hospitalisierungsrate: Also doch eine lebensgefährliche Krankheit?

Wir sind heute stolz auf die Errungenschaften der modernen Medizin und neigen dazu, ihr blind zu vertrauen. Also geben wir das Wertvollste was wir haben, nämlich unsere Kinder, vertrauensvoll in ihre Hände und lassen sie zum Beispiel, wie von der Ständigen Impfkommission (STIKO) empfohlen, gegen die Masern impfen.

Das wichtigste Argument für die Impfung stellt das angebliche Risiko einer schweren Komplikation oder gar eines tödlichen Krankheitsverlaufes dar. Den offiziellen Angaben zufolge kommt es unter tausend Erkrankten einmal zu einer Enzephalitis (Hirnhautentzündung), die bei 10 bis 20 Prozent der Betroffenen zum Tode und bei 20 bis 30 Prozent zu einer dauernden Schädigung führt.[1]

Bei der Masern-Epidemie in Nordrhein-Westfalen (NRW) im Jahr 2006 wurden ganze 16 Prozent der gemeldeten Masern-Fälle in NRW stationär behandelt, was als beeindruckender Beweis für die Gefährlichkeit der Erkrankung gewertet wurde.[2] Ist es also tatsächlich besser, Kinder dagegen zu impfen?

Wir wundern uns: Komplikationsrate bei Naturheilkundlern nahe null

Die genannte Komplikationsrate ist jedoch ein Durchschnittswert, der nicht alle tatsächlich aufgetretenen Masern-Fälle erfassen kann, sondern nur die gemeldeten. Zudem fallen die individuellen Unterschiede der Patienten mit schweren Verläufen und den ärztlichen Behandlungsmethoden gänzlich unter den Tisch.

So hatte Dr. Gabriele Zell, eine klassisch homöopathisch arbeitende Kinderärztin in Essen, während der Epidemie in ihrer Praxis mehr als 20 Masernfälle – und bei allen kam es weder zu schweren Komplikationen noch zu Krankenhauseinweisungen. Laut dem Krefelder Homöopathen Dr. Gottfried Klemp traten in seiner Gemeinschaftspraxis etwa 25 Fälle auf, ebenfalls ohne stationäre Behandlungen.

So weit zwei Stimmen aus dem „Epidemie-Gebiet NRW". Alle anderen von mir befragten Alternativmediziner in NRW hatten maximal zwei Masern-Fälle in ihrer Praxis – die jeweils ohne Komplikationen verliefen.[3]

Hier 16 Prozent, dort null Prozent Hospitalisierungsrate. Daraus könnte man schließen, dass das Risiko einer schweren Masern-Komplikation drastisch sinkt, wenn die Patienten nicht von Schulmedizinern, sondern von Homöopathen und Naturheilkundlern behandelt werden.

Aber vielleicht ist das ja nur ein einmaliger Zufall? Schließlich ist eine Telefonumfrage, wie ich sie durchgeführt habe, wenig repräsentativ...

Bei der Epidemie von Coburg (Bayern) im Winter 2001/2002 sah das Gefälle bei den Komplikationen jedoch interessanterweise ähnlich aus: Während die streng schulmedizinisch orientierten Arztpraxen eine Hospitalisierungsrate von etwa 10 Prozent aufwiesen,[4] waren es in den beiden teilweise alternativmedizinisch arbeitenden Praxen ganze 0,25 Prozent, also gerade einmal ein Vierhundertstel.[5] Und dieser eine eingelieferte Patient aus einer homöopathischen Praxis war, wie mir der Arzt damals am Telefon erklärte, nicht etwa wegen echter Komplikationen eingeliefert worden, sondern weil die Mutter in Panik geraten war (was ja auch kein Wunder ist angesichts der allgemeinen Masern-Panikmache).

Handelt es sich hier nur um einen doppelten Zufall? Vielleicht. Gegen einen Zufall spricht jedoch, dass auch andere Praxisstudien anthroposophisch beziehungsweise homöopathisch arbeitender Ärzte eine ähnlich niedrige Hospitalisierungsrate dokumentieren.[6]

Will man diesen Ärzten nicht grundsätzlich die Glaubwürdigkeit absprechen, dann scheint es, was die Komplikationen bei Masern angeht, ein enormes Gefälle zwischen rein schulmedizinisch und alternativmedizinisch arbeitenden Praxen zu geben.

Medikamente wegzulassen senkt das Masern-Sterberisiko!

Anders als in Westeuropa waren die Masern in den 1960er-Jahren in Afrika ein ernsthaftes Problem. Die Sterblichkeit der Patienten war mit 35 Prozent sehr hoch. Der holländische Arzt Dr. Bob C. Witsenburg berichtet, wie in den Jahren 1967 und 1968 die übliche Behandlung von Masern-Patienten aussah:[7]

- Beruhigungsmittel, um die in den Tropen gefürchteten Krämpfe zu verhindern
- Fiebersenker, um Fieberkrämpfe zu vermeiden
- Mittel gegen den Husten- und Juckreiz, gegebenenfalls kombiniert mit Schleimlösern.

Je nach Befund wurde zusätzlich auf Malaria behandelt, es wurden Antibiotika verabreicht oder in bestimmten Fällen auch Bluttransfusionen vorgenommen. Witsenburg und sein Kollege, beides Niederländer, versuchten im *Catholic Hospital St. John of God* in Ghana alles, um die jungen Patienten gut durchzubringen. Witsenburg wörtlich:

„Es fiel auf, dass merkwürdigerweise diejenigen Kinder, bei denen die Masern am heftigsten und hochfieberhaft verliefen (Continua von 40 bis 41 °C während 3 bis 4 Tagen, starkes Exanthem, subjektiv ausgeprägtes Krankheitsgefühl), dennoch die günstigste Prognose aufwiesen. Dies führte zu folgenden Überlegungen: Offenbar werden durch die Krankheitserscheinungen, besonders das Fieber, die Abwehrreaktionen des Körpers aktiviert, sodass die Krankheit mit Erfolg durchgestanden werden kann. Das Exanthem erscheint dann ebenso wie die Expektoration eine zweckmäßige Maßnahme der Ausscheidung des Organismus zu sein."

Es sei demnach gar nicht sinnvoll, so überlegte er, das Fieber und andere entzündliche Reaktionen zu unterdrücken:

„Ich schlug meinem Kollegen vor, sämtliche symptomatische Therapie abzusetzen. Er war aber überzeugt, dass diese Therapie in langjähriger Erfahrung aus der tropenmedizinischen Praxis erwachsen sei, sich bewährt habe und in allen Einzelheiten notwendig sei. Außerdem würden sich die Kinder ohne Antiphlogistika mit hohem Fieber und ständigem Husten sehr elend fühlen, und es sei doch die Aufgabe des Arztes, Leiden zu lindern. Ich meinte, dass das Überstehen der Krankheit doch wichtiger sei als zeitbedingtes Leiden. Allmählich wurden die Gespräche weniger freundlich. Ich schrieb an einen mir bekannten Kinderarzt in Holland, der auch meinte, dass man bei hohem Fieber Aspirin geben müsse. Wir hatten den Stationswechsel verabredet, als gerade die große Masern-Epidemie auf ihrem Höhepunkt war: Ab 1. Januar sollte ich die Kinderabteilung übernehmen. Mein Kollege legte mir aus-

drücklich ans Herz, an dem Therapieschema nichts zu ändern. Als ich erwiderte, ich wolle dies doch versuchen, gab es Krach: »Das wird Leichen geben«, schrie er zum Schluss. ‚Dann will ich die Leichen erst noch mal sehen ... ', versetzte ich und mein Herz klopfte bis zum Hals."

Das Ergebnis war, dass von den 56 vor dem Behandlungswechsel auf die übliche Weise medikamentös behandelten Kindern 20 Kinder starben, also 36 Prozent. Von den 56 nach dem Behandlungswechsel nicht mehr pauschal medikamentös behandelten Kindern starben jedoch nur 4, also 7 Prozent. Das war auch für Witsenburg überraschend: Die Vergabe von symptomunterdrückenden Medikamenten erhöhte demnach die Sterblichkeit auf mehr als das Fünffache!

Doch sein Kollege war davon nicht überzeugt. Witsenburg und die Kinder hätten einfach nur Glück gehabt, und die Studie müsse wiederholt werden. Doch kurz darauf übernahm Witsenburg ein anderes Krankenhaus und konnte deshalb die Untersuchungen nicht weiterführen.

Das Ergebnis und ein Aufruf, diese Studie unbedingt zu wiederholen, wurde im September 1975 in der Fachzeitschrift *Medicus tropicus* veröffentlicht.

Doch Witsenburgs Hoffnungen erfüllten sich nicht, denn es gab keine Reaktion auf seine Publikation. Wahrscheinlich ist die Studie bis heute nicht wiederholt worden.

Nicht behandelt ist meistens besser behandelt

Das Argument der „Unbehandelbarkeit" von Masern wird ebenfalls zum großen Teil dadurch entkräftet, dass naturheilkundlich begleitete Patienten die Krankheit nachweislich wesentlich besser überstehen. Welche Faktoren und Behandlungsmethoden hierbei eine Rolle spielen, wäre ein überaus interessantes Thema für weitere Forschungen. Ein wesentlicher Faktor scheint jedoch zu sein, das „nicht behandelt" in den meisten Fällen besser behandelt ist als „schulmedizinisch behandelt".

Hausgemachte Säuglings- und Erwachsenen-Masern

Ältere Generationen berichten, dass nahezu alle Kinder bis zum Eintritt in die Schule die Masern durchlebt hatten. Erkrankungen bei Jugendlichen oder gar Erwachsenen waren so gut wie unbekannt.[8]

Von der Epidemie in NRW (2006) aber heißt es jedoch, dass 60 Prozent der Erkrankten älter als 9 Jahre waren, 36 Prozent älter als 14 Jahre und 17 Prozent älter als 19 Jahre. Der Preis für diese Altersverschiebung ist eine deutliche Erhöhung des Komplikationsrisikos. Dies zeigt sich besonders deutlich an der Altersstruktur der hospitalisierten Fälle: Hier sind 63 Prozent älter als 9 Jahre, 52 Prozent älter als 14 Jahre und 31 Prozent, also fast noch ein Drittel, älter als 19 Jahre.[9]

Gleichzeitig gibt es auch eine Verschiebung der Krankheit und der Komplikationen ins Säuglingsalter. Als die Mütter noch ungeimpft waren, gaben sie ihren Säuglingen den sogenannten Nestschutz mit, sodass diese mindestens mehrere Monate bis hin zu einem Jahr vor einer Masern-Erkrankung geschützt waren. Bei Säuglingen kamen Masern deshalb so gut wie nicht vor. In NRW waren jedoch 6 Prozent der Patienten unter einem Jahr alt, ihr Anteil bei den hospitalisierten Fällen lag sogar bei 14 Prozent!

Dies bedeutet, dass die heutzutage auftretenden schweren Komplikationen nicht nur eine Folge regelmäßiger Fehlbehandlung, sondern eine Folge des Impfprogramms selbst sind! Hätten die heutigen Mütter die Masern noch auf natürliche Weise durchlebt, hätten wir heute keine Säuglings- und keine Erwachsenen-Masern mit ihrem stark erhöhten Komplikationsrisiko.

Interessanterweise fehlen im Epidemiologischen Bulletin (EpiBull), dem Veröffentlichungsorgan des Robert-Koch-Instituts (RKI), regelmäßig Angaben über den Anteil der Kinder unter einem Jahr und der über 19-Jährigen – obwohl sie nachweislich erhoben wurden, sodass man bei den Landesinstituten direkt nachfragen muss. Man könnte dies als einen Versuch interpretieren, die Risiken der Impfung zu verschleiern, um damit dem oft bemühten „Impfgedanken“ nicht zu schaden.

Wie Behörden ergebnisoffene Forschung blockieren

Im November 2001 nahm die Meldestelle Masern (MM) ihre Tätigkeit am Gemeinschaftskrankenhaus Herdecke, einer anthroposophisch orientierten Einrichtung, auf. In Zusammenarbeit mit dem Deutschen Grünen Kreuz (DGK) und dem Robert-Koch-Institut sollten die anonymisierten Meldedaten des RKI mit den Meldedaten der MM verglichen werden. Der MM waren 330 anthroposophisch und homöopathisch orientierte Ärzte angeschlossen, die monatlich ihre Masern-Fälle meldeten. Das Ziel war, bis zu 20.000 Masern-Fälle zu erfassen und die Erkrankungsverläufe der Patienten aus normalen Kinderarztpraxen mit jenen aus anthroposophisch beziehungsweise homöopathisch orientierten Praxen zu vergleichen.

Es zeigte sich bald, dass in den alternativmedizinischen Praxen im Gegensatz zu den schulmedizinischen Praxen kaum bis gar keine schweren Komplikationen auftraten. Doch das hatte nicht vorhergesehene Konsequenzen:

Je deutlicher dieser Unterschied wurde, desto mehr sank nun die Bereitschaft der Robert-Koch-Institut-Mitarbeiter zur Kooperation:

Ursprünglich war ja vereinbart worden, dass die MM und das RKI ihre anonymisierten Meldedaten austauschten. Während die MM ihr Versprechen einhielt, wurde der Informationsfluss vonseiten des Robert-Koch-Instituts immer spärlicher.

Dr. med. Stefan Schmidt-Troschke, der Leiter der MM, fasst in seinem Abschlussbericht das Fazit folgendermaßen zusammen:

1. Die behandelnden anthroposophischen beziehungsweise homöopathischen Ärzte fühlten sich sicherer im Umgang mit der Erkrankung als die benachbarten Kollegen, auch wenn beide die Impfung nicht dezidiert ablehnen.
2. Die diagnostische und therapeutische Sicherheit führte zu einem anderen Umgang mit den Patienten.
3. Die individuelle Bereitschaft der Ärzte, Verantwortung zu übernehmen, kann als ausgesprochen hoch angesehen werden, führt man sich vor Augen, wie groß auch seinerzeit der öffentliche Druck gewesen ist, mit dem vor Komplikationen gewarnt wurde.

Das Projekt musste leider nach weniger als drei Jahren eingestellt werden. Zum einen, weil die Masern in diesem Zeitraum wesentlich seltener aufgetreten waren als vorausgesehen, zum anderen wegen der anfangs zugesagten, dann aber fehlenden Kooperationsbereitschaft der zuständigen Bundesbehörde und der am Robert-Koch-Institut angesiedelten Arbeitsgemeinschaft Masern (AGM).

Obwohl die Ergebnisse deshalb eher ein Zwischenergebnis darstellen, deuten sie an, dass die bisherige Masern-Politik unserer Gesundheitsbehörden ein großer Fehlgriff sein könnte.

1.2 Wer hat Angst vorm bösen Monster SSPE?

Was ist eigentlich SSPE?

SSPE ist die Abkürzung für „Subakute Sklerosierende Panenzephalitis". Darunter wird eine schleichende, langsam fortschreitende („subakut") Gehirnentzündung („Enzephalitis") verstanden, die mit Verhärtung sowohl des weißen als auch des grauen Rückenmarks einhergeht.

Der Verlauf der Krankheit kann sich von wenigen Monaten bis zu mehreren Jahren hinziehen. Es beginnt in der Regel mit psychischen Störungen und einem Abbau der geistigen Fähigkeiten und geht dann in Muskelkrämpfe und/oder unkontrollierte Zuckungen bis hin zu epileptischen Anfällen über. Im letzten Stadium ist das Gehirn in einem solchen Ausmaß geschädigt, dass der Patient völlig apathisch, geistig abwesend und abhängig wird.

Typisch für eine SSPE-Diagnose sind die im Lichtmikroskop feststellbaren sogenannten „Einschlusskörperchen" in den Zellkernen und/oder dem Zellplasma. Dabei handelt es sich nach Ansicht der Experten um fehlerhaft im Zellkern produzierte Eiweißpartikel, die in Massen auftreten.

Gehirnentzündungen mit ähnlichen und gleichen Symptomen und Verläufen werden auch in anderem ursächlichen Zusammenhang beschrieben. Was SSPE als Diagnose ausmacht, ist die Ansicht, dass es sich hier um die Spätfolge einer frühkindlichen (in der Regel im ersten Lebensjahr auftretende) Masern-Infektion handelt. Dabei sind Masern-Viren im Nervengewebe verblieben und haben nach durchschnittlich 6 bis 8 Jahren erneut für einen Ausbruch der Masern gesorgt, der nun jedoch weitaus schwerer verläuft. Die Diagnose stützt sich auf das Durchleben der Masern als Kleinkind und auf den Nachweis des Masern-Virus in der Gehirnflüssigkeit durch einen Labortest.

SSPE-Zahlenspielereien und nicht gestellte Fragen

Um „impfmüde" Eltern zu motivieren, wird in der öffentlichen Diskussion gerne darauf verwiesen, dass etwa einer von tausend Masern-Patienten an einer Gehirnentzündung stirbt.

Selbst wenn wir nicht von der Sterberate, sondern von der Hospitalisierungsrate ausgehen, die laut Schönberger et al. bei knapp 5 Prozent liegen soll, behält die Frage ihre Berechtigung, warum man keine detaillierte Anamnese der betreffenden Fälle vornimmt und das Ergebnis mit den Kindern vergleicht, die die Masern ohne Komplikationen durchgemacht haben:

Schließlich bedeuten 5 Prozent Hospitalisierungsrate, dass bei immerhin noch 950 von 1.000 Masern-Patienten (also 95 Prozent) *keine* Einweisung notwendig war. Damit steht rein statistisch gesehen die Chance, dass ausgerechnet das eigene Kind aufgrund von Komplikationen in die Klinik muss, bei 1:20.

Wäre es nicht interessant zu erfahren, wie Eltern dieses Risiko weiter senken könnten, ohne zu einer mit Nebenwirkungen behafteten medizinischen Maßnahme mit ungewissem Ausgang greifen zu müssen?

Aber woher kommt eigentlich die oft zitierte Zahl von 1:1.000 Todesfällen durch Masern-Komplikationen? In der Regel ist dabei von einer SSPE die Rede. Das ist auch die Zahl, die Prof. Dr. Burkhard John, Chef der kassenärztlichen Verrechnungsstelle von Sachsen-Anhalt, in einer Live-Diskussion im MDR nannte, um seinen Standpunkt zu untermauern.[10]

Woher er diese Zahl konkret hernahm, wissen wir nicht. Möglicherweise ging er von durchschnittlich etwa 1.000 erfassten Masern-Fällen in Deutschland aus und durchschnittlich einem SSPE-Fall. Von der Größenordnung her würde das etwa hinkommen.

Auf der Webseite des Robert-Koch-Instituts, der zuständigen Bundesbehörde, finden wir folgende Angaben dazu:[11]

> *„Nach Literaturangaben kann es zu 1 bis 10 SSPE-Fällen pro 10.000 bis 100.000 Masern-Erkrankungen kommen, wobei das höhere Risiko bei Masern-Infektion im ersten Lebensjahr besteht."*

Hier ist also von einem Verhältnis zwischen 1:10.000 bis 1:100.000 die Rede. So genau weiß man das offenbar nicht und ist deshalb auf Schätzungen angewiesen.

Um bei unserem anfänglichen Gedankengang zu bleiben: Bei einem tatsächlichen Verhältnis von 1:100.000 bedeutet dies, dass 99.999 Fälle eben nicht an Masern sterben und dass es für Eltern entsprechend wahrscheinlich ist, dass ihr eigenes Kind zu dieser Mehrheit gehört!

Auch der Bundesverband der Kinder- und Jugendärzte (BVKJ), einer der lautesten Lobbyisten für eine Masern-Impfpflicht, ist auf Schätzungen angewiesen:[12]

> *„Hierüber gibt es keine eindeutigen Statistiken in Deutschland."*

Früher sei man von 1:100.000 ausgegangen. Weiter wird eine aktuelle deutsche Studie zitiert, wonach zwischen 2003 und 2009, also innerhalb von sieben Jahren, 39 SSPE-Fälle in Deutschland aufgetreten seien.[13]

Daraus errechneten die Autoren eine Wahrscheinlichkeit von einem SSPE-Fall unter 1.700 bis 3.300 akuten Masern-Patienten im Alter von unter fünf Jahren.

Ein kleines Problem besteht nun darin, dass wir nicht wissen, wie viele Kinder und Erwachsene jährlich *tatsächlich* an Masern erkranken. Die Dunkelziffer der nicht gemeldeten Masern-Erkrankungen ist völlig unbekannt, und meines Wissens versuchte bisher auch niemand, sie auch nur annäherungsweise zu ermitteln.

An Masern erkrankte Kinder, die von ihren Eltern nicht dem Arzt vorgestellt werden, kommen natürlich auch nicht zur Meldung: Es gibt nun mal eine unbekannte Anzahl von Eltern, die in Masern keine schwere Krankheit sehen.

Auch gibt es Masern-Fälle, die von vorn herein komplikationslos verlaufen sind oder bei denen es sich um sogenannte „stille Feiungen“ handelt, die ohne oder mit nur sehr schwachen Symptomen ablaufen. Falls Sie es noch nicht wussten:

Ja, auch aus schulmedizinischer Sicht kann Ihr Kind die Masern durchmachen, ohne dass Sie als Eltern etwas davon mitbekommen. Danach ist ein aus schulmedizinischer Sicht als schützend angesehener Antikörpertiter im Blut feststellbar, deshalb der Begriff „stille Feiung“. Das Robert-Koch-Institut, die deutsche Seuchenbehörde, schreibt dazu auf ihrer Webseite in ihrem Masern-Ratgeber für Ärzte:

> *„Abgeschwächte Infektionsverläufe [...] werden bei Menschen beobachtet, bei denen infolge mütterlicher [...] Antikörper [...] oder einer nicht vollständig ausgebildeten Impfimmunität die Virusreplikation beeinträchtigt beziehungsweise gestört ist und eine reduzierte Virämie vorliegt. Das Exanthem ist in diesen Fällen nicht voll ausgebildet, sodass eine klinische Diagnose erschwert ist; mit Ansteckungsfähigkeit muss jedoch gerechnet werden.“*

Die nicht gemeldeten oder sogar völlig symptomlos verlaufenen Masern-Infektionen – die ja im Übrigen ansteckend sein können - müssen wir natürlich in eine Wahrscheinlichkeitsberechnung mit einbeziehen. Nehmen wir einmal an, es wären 10.000 oder gar 100.000 Erkrankungen im Jahr, dann käme die Schätzung des Robert-Koch-Instituts in etwa hin.

Doch wir dürfen auch nicht vergessen, dass das Masern-Virus immer noch in der Bevölkerung vorhanden ist und als hochinfektiös gilt. Angesichts ungenügender Durchimpfung, eines bestimmten Anteils sogenannter Impfversager und eines über die Jahre nachlassenden Titers kommen wir nach meiner persönlichen Schätzung auf einen „nicht ausreichend geschützten" Bevölkerungsanteil von mindestens 33 Prozent, also einem Drittel der Bevölkerung.

Das wären in Deutschland mehr als 27 Millionen „ungeschützter" Menschen. Warum dieser Wert zumindest seiner Dimension nach wahrscheinlich korrekt ist, werden wir in einem späteren Kapitel noch genauer betrachten. Jedenfalls liegt die Wahrscheinlichkeit, innerhalb eines Jahres mit dem Masern-Virus in Kontakt zu kommen, bei nahezu 100 Prozent.

Jährlich kommen also etwa 83 Millionen Menschen in Deutschland mit dem Masern-Virus in Kontakt, und unter diesen erleidet durchschnittlich jedoch nur ein einziger Mensch eine masernbezogene SSPE. Und plötzlich haben wir ein SSPE-Risiko von nur noch 1:83.000.000!

Nun können Sie mit einer gewissen Berechtigung argumentieren, dass dies eine *Verharmlosung des Risikos* darstelle. Das mag sein, jedoch sind Zahlenangaben wie 1:1000 mindestens mit der gleichen Berechtigung als *reine Panikmache* zu verurteilen. Mit diesen Zahlenspielereien kommen wir also unserem Ziel, Klarheit in der Impffrage zu gewinnen, kaum weiter.

Bleibt noch festzuhalten, dass wir Eltern systematische Untersuchungen vermissen, die den Unterschied zwischen den Kindern mit schweren Komplikationen bis hin zur SSPE auf der einen Seite und komplikationslosen Kindern auf der anderen Seite zum Thema haben. Es wäre doch interessant, ob es irgendwelche Faktoren gibt, die wir Eltern selbst beeinflussen können, um das Risiko zu senken. Doch solche Fragen stellen sich unsere Behörden leider nicht...

Der Armutsfaktor

Weiterhelfen kann uns vielleicht dennoch eine Publikation des Sozialhygienikers Prof. Adolf Gottstein. Er berichtete bereits im Jahr 1929, dass die Masern-Sterberate in den Armenvierteln 6,4 Prozent gegenüber 0,5 Prozent in den vermögenden Stadtteilen betrug, also fast das 13-Fache![14]

Das liegt verblüffend nahe bei dem Wert, den Dr. Bob C. Witsenburg in den 60er-Jahren im afrikanischen Ghana ermittelt hat (7 Prozent).[7]

Es gibt also so etwas wie einen Armutsfaktor, der einen sehr starken Einfluss auf die Komplikationsrate hat. Woraus dieser genau besteht, werden wir noch näher betrachten, denn das könnte uns Eltern vielleicht helfen, das Komplikationsrisiko für unsere Kinder in Eigenverantwortung zu senken.

Warum die SSPE-Diagnose auf Sand gebaut ist

Aus den bisher besprochenen Aspekten ergibt sich folgende Frage: Könnte die gefürchtete SSPE-Erkrankung in Wahrheit auch eine Nebenwirkung von Paracetamol & Co. darstellen? Die der SSPE zugeordnete Symptomatik an sich ist ja durchaus als Folge von Medikamentennebenwirkungen und zudem auch als Vergiftungsfolge (zum Beispiel durch Pestizide) bekannt.

Um die wissenschaftlichen Grundlagen der SSPE-Diagnose zu verstehen, muss man sich dem Thema medizinhistorisch nähern: Laut Fachliteratur stammt die erste Beschreibung einer SSPE-Erkrankung aus dem Jahr 1933.[15]

Der Autor stellt in seiner Publikation Vermutungen darüber an, was die Ursachen sein könnten. Dazu zieht er als Informationsquelle die Ergebnisse von Übertragungsversuchen der Krankheit auf Versuchstiere heran. Diese Versuche sahen so aus, dass man Gehirngewebe des Erkrankten in die Augenhornhaut oder über ein Loch im Schädel ins Gehirn von Tieren, zum Beispiel von Versuchskaninchen, injizierte. Aus den daraus resultierenden Symptomen wurden dann Rückschlüsse gezogen, ob es sich um eine übertragbare Krankheit handelte oder nicht.

Ein großes Problem bei diesen Versuchen war jedoch, dass die Ergebnisse selten eindeutig waren. Und selbst wenn es keine sichtbaren Symptome gab, konnte man dies ja auch als Anwesenheit von schützenden Antikörpern interpretieren. Zeigten die Tiere jedoch Symptome und konnte man zudem aufgrund mikroskopischer Beobachtungen, Filterungen und Desinfizierung der Probe die Anwesenheit von Bakterien ausschließen, so wurde daraus kurzerhand geschlussfolgert, dass unsichtbare Viren im Spiel sein mussten.

Die Existenz von Viren und Antikörpern wurde von den Forschern 1933 zwar angenommen, war aber mangels eines Mikroskops mit ausreichender Empfindlichkeit bis dahin nicht nachweisbar: Das erste Elektronenmikroskop wurde ab etwa 1933 entwickelt und ging 1939 bei Siemens in Berlin in Serie.

In dieser Arbeit von 1933 wird die Möglichkeit diskutiert, ob es sich bei der Gehirnentzündung um diese oder jene Viruserkrankung handeln könnte. Dass die Gehirnentzündung die Folge einer akuten Vergiftung darstellen könnte, wird in der Arbeit von Anfang an nicht in Erwägung gezogen!

Auch wurde auf Kontrollversuche verzichtet, zum Beispiel mit der Gewebeprobe eines gesunden Menschen, um auszuschließen, dass *die Umstände des Tierversuchs* die Ursache für die Symptome sein könnten.

Das war auch bei allen ähnlichen von mir ausgewerteten Arbeiten der Fall. Dabei wissen wir heute, dass allein schon die Injektion von Fremdeiweiß schwere Erkrankungen bis hin zum Tod verursachen kann. Dazu kommen die Reste von Desinfektionsmitteln (zum Beispiel Phenol) oder sonstigen Chemikalien in der injizierten Probe, die Haltungsbedingungen der Versuchstiere und der enorme Stress, dem sie während der Versuche ausgesetzt waren.

Offenbar war das Einzige, was die Forscher interessierte, die Bestätigung ihrer Lieblingshypothesen über „erfolgreich“ durchgeführte Tierversuche, um sich damit einen Platz in der Medizingeschichte zu sichern.

Dieser *völlige Ausschluss anderer möglicher Ursachen* für das Symptombild der SSPE hat bis zum heutigen Tage Bestand. Dies bedeutet, dass wir selbst dann, wenn bei einem SSPE-Fall genetische Marker des Masern-Wildvirus im Gehirnwasser zu finden sind, dies nicht automatisch bedeutet, dass dieses Virus auch die Ursache der SSPE sein muss:

Erstens haben die Experten, wie beschrieben, niemals nach anderen Ursachen gesucht, und zweitens wissen wir ja gar nicht, wie viele Menschen trotz positivem Virus-Labortest im Gehirnwasser ein gesundes und glückliches Leben führen.[16]

SSPE als Medikamentennebenwirkung

So ist es also eigentlich kein Wunder, dass SSPE schulmedizinisch als unheilbar gilt: Wenn man die wahre Ursache einer Krankheit gar nicht erst sucht und somit ignoriert, kann man sie auch nicht erfolgreich behandeln. Vermutlich wird die Situation in vielen Fällen durch die Verabreichung weiterer symptomunterdrückender Medikamente sogar noch verschlimmert. Die Behauptung, die SSPE-Symptome seien die (Spät-) Folge einer Masern-Erkrankung, ist also mehr als fraglich. Denn in der Regel wird die Möglichkeit von Medikamenten-Nebenwirkungen oder anderweitigen Vergiftungen gar nicht mehr berücksichtigt, sobald ein positiver Masern-Labortest vorliegt.

Auch die Möglichkeit eines Zusammenhangs mit einer zuvor durchgeführten Impfung lässt sich auf diese Weise kategorisch ignorieren. Doch beides wäre plausibel, wenn man sich die routinemäßige Medikation bei Fiebererkrankungen ansieht und die in den Produktinformationen angegebenen möglichen Nebenwirkungen berücksichtigt.

SSPE als indirekte Folge der Masern-Impfung

Vor diesem Hintergrund ist es schon ein wenig verwunderlich, mit welcher Sicherheit kluge und gebildete Mediziner den Zusammenhang zwischen einer Gehirnentzündung und einer viele Jahre vorher durchgemachten Masern-Erkrankung herstellen.

Doch selbst wenn es sich bei SSPE wirklich wie behauptet um die Spätfolge einer Masern-Erkrankung im Säuglingsalter handeln sollte, wird das zu einem Bumerang für die Masern-Impfkampagne:

Denn dass unsere Säuglinge heutzutage keinen Masern-Schutz mehr durch ihre Mütter erhalten, ist ja selbst *eine Folge der Massenimpfungen*. Dazu ein offizielles Zitat des Robert-Koch-Instituts:[17]

„Geimpfte Mütter besitzen niedrigere Antikörperspiegel und übertragen demzufolge weniger Antikörper als Nestschutz auf ihre Kinder. Die Leihimmunität hält deshalb bei Kindern geimpfter Mütter durchschnittlich weniger lange an. Weitere beeinflussende Faktoren für die Höhe der mütterlichen Antikörper bei den Kindern stellen zum Beispiel das Nachlassen des natürlichen Booster-Effekts aufgrund eines selteneren Kontaktes mit dem Wildvirus durch steigende Impfquoten […] dar.“

Vor den Folgen eines nachlassenden Booster-Effekts warnte übrigens bereits 1969 der frühere Chef des Bundesgesundheitsamtes:[18]

„Die Ausmerzung würde – wenn sie tatsächlich gelänge – das natürliche Virusreservoir der Masern in der deutschen Bevölkerung zerstören; lückenhafte Impfaktionen würden die kollektive Abwehrlage gegen Masern schwächen.“

Geimpfte Mütter können ihren Säuglingen auch aus schulmedizinischer Sicht keinen ausreichenden Nestschutz bieten. Ohne die Massenimpfungen gäbe es möglicherweise gar keine SSPE-Fälle mehr in Deutschland! Um die ein bis zwei jährlichen SSPE-Fälle auf null zu senken, müssten wir also vielleicht nur die Masern-Impfung einstellen! Dass uns die Gesundheitsbehörden diesen Zusammenhang vorenthalten, zeigt einmal mehr, dass sie nicht wissenschaftlichen Fakten, sondern politischen Vorgaben folgen.[19]

SSPE als direkte Folge der Masern-Impfung

Aber woher weiß man, dass eine Gehirnentzündung mit positivem Virusbefund tatsächlich mit einer frühen Säuglings-Masern-Erkrankung zusammenhängt? Schließlich können die Masern auch unerkannt durchlebt werden. Die bekannte Impfkritikerin Angelika Müller hatte nachgefragt und schreibt:[20]

„Auf Nachfrage erfährt man in diesen Fällen, dass es Stand der Wissenschaft sei, dass bei dieser Art der Gehirnentzündung IMMER eine Masern-Erkrankung vorangegangen sein MUSS. Diese sei selbst dann die Ursache, wenn sie unbemerkt erfolgte und danach noch eine Masern-Impfung verabreicht wurde. Die Masern-Impfung sei nie die Ursache der SSPE. Der Hersteller des Masern-Impfstoffes betrachtet diesen Zusammenhang interessanterweise wesentlich differenzierter: ‚Es gab Berichte über SSPE bei Kindern, die sich laut Anamnese nicht mit dem Masern-Wildvirus infiziert, jedoch einen Masern-Impfstoff erhalten hatten. Einige dieser Fälle könnten die Folge einer unerkannten Masern-Infektion während des ersten Lebensjahres oder auch auf die Masern-Impfung zurückzuführen sein.‘ [21] Viele SSPE-Fälle sind geimpft, manche sogar mehrfach und manche kurz bevor die SSPE ausgebrochen ist.[22]“

Die Hersteller geben also in ihren Produktinformationen selbst zu, dass SSPE auch eine Impffolge sein könnte. Mitunter herrscht in Diskussionen Verwirrung darüber, ob die Laborbefunde bei SSPE wirklich spezifisch auf das Masern-Wildvirus und damit auf den entsprechenden Zusammenhang hinweisen. Angelika Müller schreibt dazu:[23]

> *„Im Gehirnwasser und Blut von SSPE-Fällen wird eine sehr große Menge an Antikörpern gefunden. Bei Untersuchungen von an SSPE Gestorbenen hat man im Gehirn mutierte, das heißt veränderte Masern-Viren gefunden. Die Antikörper greifen bei diesen veränderten Masern-Viren nicht. Durch die Nachahmung von natürlichen Bedingungen im Labor können sich sowohl die normalen Masern-Viren als auch die Impfviren zu SSPE-Viren verändern.“*

2013 erschien in der renommierten Fachzeitschrift PLOS eine Arbeit deutscher Wissenschaftler zur SSPE-Problematik. *Katharina Schönberger et al.* untersuchten insgesamt 31 SSPE-Fälle der Jahre 2003 bis 2009. Da die Symptomatik und Diagnostik von SSPE nicht nur als Folge einer Masern-Erkrankung, sondern auch als Folge einer Masern-Impfung auftreten kann, interessieren wir uns insbesondere für den Impfstatus der untersuchten Fälle.

Übrigens kann die Diagnose bei einer Impffolge auch MIBE heißen („Measles Inclusion Body Encephalitis“, oder auf deutsch „Masern-Einschlusskörper-Enzephalitis“). Die Befunde sind bei SSPE und MIBE identisch, werden aber mehr oder weniger willkürlich interpretiert.[24]

Von den 31 deutschen SSPE-Patienten der genannten Studie war in 17 Fällen der Impfstatus bekannt, in 14 Fällen nicht. Alle 17 SSPE-Opfer mit bekanntem Impfstatus waren *wenigstens einmal* gegen Masern geimpft, neun waren wenigstens zweimal geimpft und ein Kind sogar dreimal geimpft. Daraus ergeben sich zwei Fragen:

1. Wie ist es möglich, dass die Masern-Impfung nicht vor der schleichenden Infektion geschützt hat?
2. War womöglich die vorherige Impfung mit einem Lebendvirus die wahre Ursache für die schwere Gehirnentzündung?

Leider wurden im Rahmen der Studie nicht die zeitlichen Abstände zwischen den Impfungen und dem Ausbruch der schweren Erkrankung erhoben. Aber wenn sich das Wildvirus über Jahre hinweg im Gewebe verstecken kann, warum nicht auch das Impfvirus? So eindeutig, wie die „Impfologen“ behaupten, ist die ganze SSPE-Geschichte also eigentlich gar nicht. Da die SSPE als Folge von Säuglings-Masern wissenschaftlich nicht belegt ist, sondern vielmehr auf Konsens unter den Impfexperten beruht, ist es viel wahrscheinlicher, dass die uns als Masern-Spätfolge verkauften schweren Gehirnentzündungen in Wahrheit Medikamentenvergiftungen darstellen.

Die Rolle von Vitalstoffmangel bei SSPE

Dass der Mangel an Vitaminen und Vitalstoffen Komplikationen bei Infektionskrankheiten begünstigt, ist durchaus bekannt. Wir werden auch noch darauf zu sprechen kommen. Jedoch dürften nur wenige Menschen wissen, dass auch im Zusammenhang mit SSPE ein Mangel beobachtet wurde, zum Beispiel an Vitamin A.

Zitat aus einer Dissertation aus dem Jahr 2012:[25]

> *„Eine weitverbreitete Behandlungsmethode gegen akute Masern ist Vitamin A (D'Souza and D'Souza, 2002; Huiming et al., 2005). Eine Studie hat gezeigt, dass der Serumspiegel von Vitamin A bei SSPE-Patienten zum Teil vergleichsweise niedrig ist (Gungor et al., 2007), weshalb man vermutet, dass bei SSPE-Patienten eine Ergänzung der Interferon-Behandlung mit Vitamin A von Vorteil wäre."*

Wir Eltern haben also durchaus Möglichkeiten, das SSPE-Risiko für unsere Kinder zu beeinflussen – ohne auf die oft zweifelhaften Angebote der Gesundheitsindustrie angewiesen zu sein.

2 Effektive Vorsorge auch ohne Arzt

2.1 Frühzeitiges und massives Fiebersenken erhöht drastisch das Sterberisiko

Zwischen Dezember 2002 und September 2003 wurden in Miami, Florida, im Rahmen einer Studie die Auswirkungen aggressiven Fiebersenkens untersucht. Bei der einen Patientengruppe wurde das Fieber alle 6 Stunden gesenkt, sobald die Temperatur über 38,5 °C lag. Ab 39,5 °C wurde außerdem eine Kühldecke eingesetzt. Die andere Gruppe wurde erst ab 40 °C fiebersenkend behandelt und nur so lange, bis die Temperatur wieder auf unter 40 °C gefallen war.

Die Studie musste aus ethischen Gründen abgebrochen werden, nachdem in der frühzeitig fiebersenkend behandelten Gruppe sieben Todesfälle registriert wurden und im Vergleich dazu nur ein Todesfall in der moderat fiebergesenkten Gruppe auftrat.[26]

Laut einer Modellrechnung kanadischer Wissenschaftler der Mc-Master University in Hamilton haben Fiebersenker möglicherweise 5 Prozent mehr Grippeinfektionen und damit auch jährlich zusätzlich Tausende von Todesfällen zu verantworten. Der Grund liege wahrscheinlich darin, dass die natürliche Funktion des Fiebers behindert wird, Erreger an der Vermehrung zu hindern und das Immunsystem effektiver arbeiten zu lassen. Außerdem führe das Dämpfen der Symptome dazu, dass Erkrankte zu früh an ihren Arbeitsplatz oder in die Öffentlichkeit zurückkehren. Die Autoren fordern epidemiologische Studien zur Klärung der Sachlage. Womöglich seien die 5 Prozent nur ein Mindestwert.[27]

Eine andere Arbeit stellte fest, dass ein vorsichtigerer Einsatz von Antibiotika und Fiebersenkern das Allergierisiko senkt.[28]

In der Medical Tribune Austria erschien in der Ausgabe 43/2007 ein regelrechtes Plädoyer für das Fieber:

„Der Mensch von heute kann nicht mehr ordentlich fiebern – so das bedenkliche Resümee von Experten. Die Fähigkeit, innere Hitze zu erzeugen, ist entwicklungsgeschichtlich unser ältester Abwehrmechanismus. Und bis heute Prognosefaktor für den Ver-

lauf und oft auch das Überleben von Krankheiten. ‚Und trotzdem wird sofort das bisschen Fieber, das die Leute zusammenbringen, abgesenkt', wetterte Univ.-Prof. Dr. Wolfgang Graninger, Uniklinik für Innere Medizin, Wien, kürzlich auf einer Fachtagung zur Hyperthermie."

Der Kinderarzt Dr. Till Reckert schreibt in einem wissenschaftlich sehr fundierten Artikel:[29]

„Fieber als Teil einer komplexen Antwort des Organismus auf abzuwehrende Infektionen kommt schon bei Fischen vor, verhilft zum Überleben und ist daher in der Evolution konserviert. Die gesundheitlichen Gefahren durch Fieber bei grundsätzlich sonst gesunden Kindern werden dagegen oft überschätzt. Im Extremfall kann dies zu Fieberangst führen. Die oft geübte Praxis, Fieber ab einer bestimmten Temperatur routinemäßig zu senken, entspricht insbesondere im Zusammenhang mit Infektionserkrankungen nicht dem Forschungsstand der Fieberphysiologie. Fieber sollte nur dann gesenkt werden, wenn das Befinden dies erfordert oder bei Risiken des Fiebers für bestimmte Patientengruppen."

Weiter heißt es im Fazit des Artikels:

„Die Angst, dass bei sonst gesunden Kindern Fieber bis knapp über 41 °C durch sich selbst schadet, ist unbegründet. Eher schadet die Krankheit, die das Fieber verursacht. Diese muss dann zeitgerecht und ursächlich behandelt werden. Eine gefährliche Krankheit wird durch gesenktes Fieber nicht ungefährlicher. [...] Es gibt ernst zu nehmende Hinweise dafür, dass eine fiebersenkende Therapie ungünstig auf Krankheitsverläufe wirken kann; auch dies muss in der Beratung bedacht werden."

Es wäre sehr wünschenswert, dass sich mehr Kinderärzte dies zu Herzen nehmen und die zutiefst verunsicherten Eltern beruhigen, anstatt noch eins draufzulegen.

2.2 Mangel an Vitamin A kann bei Masern tödlich enden

Aus Sicht der meisten Impfexperten und Gesundheitsfunktionäre gibt es keine Alternativen zur Impfung, und wir Eltern haben auch keinerlei andere Möglichkeit, das Risiko eines schweren Krankheitsverlaufs selbst positiv zu beeinflussen.

Wer sich allein auf die deutschen Gesundheitsbehörden und die Ständige Impfkommission verlässt, der weiß es auch nicht besser. Schauen wir jedoch nur ein wenig über den deutschen Tellerrand hinaus, werden wir beispielsweise bei der Weltgesundheitsbehörde WHO sehr schnell fündig.

Die Weltgesundheitsorganisation empfiehlt schon seit Jahrzehnten hoch dosiertes Vitamin A zur Behandlung der Masern, vor allem in den unterentwickelten Ländern der Dritten Welt:[30]

> *„Der positive Effekt von zwei Dosen Vitamin A bei der Behandlung der Masern ist wohlbekannt. Die aktuelle Politik der WHO sieht die Verabreichung von zwei Dosen Vitamin A bei allen akuten Masern-Fällen vor. Hochdosiert sofort bei der Diagnosestellung, Wiederholung einen Tag später. Dosis abhängig vom Alter: 50 000 IU < 6 Monate, 100 000 IU 6 bis 11 Monate, 200 000 IU ab 12 Monaten. Bei Zeichen von Vitamin-A-Mangel nochmals 4 bis 6 Wochen später. Auch in Ländern, in denen die Masern normalerweise nicht schwer verlaufen, sollte Vitamin A allen schweren Masern-Fällen gegeben werden."*

In einer WHO-Publikation aus dem Jahr 1995 heißt es sogar:[31]

> *„Vitamin-A-Therapie reduziert die Komplikationen und das Sterberisiko bei Masern. Die Verbesserung der Versorgung der Bevölkerung mit Vitamin A verringert das Risiko, aufgrund von Masern zu sterben. Deshalb empfehlen die WHO und die UNICEF die Ergänzung der Vitamin-A-Versorgung als Teil des Fallmanagements in Bevölkerungen, in denen Vitamin-A-Mangel als Mitursache für Todesfälle angesehen wird. Es wird geschätzt, dass jährlich wenigstens eine Million Todesfälle unter Kindern durch eine Verbesserung der Vitamin-A-Versorgung verhindert werden können."*

In Bezug auf die Masern-Komplikation Lungenentzündung verweist die WHO explizit auf den schützenden Effekt von hoch dosiertem Vitamin A.[32]

Selbst nach intensiver Recherche konnte ich diese ausdrückliche und wissenschaftlich begründete Empfehlung der WHO bei unseren Gesundheitsbehörden nirgendwo finden, auch nicht im Kapitel *Therapie* des *Ratgebers Masern* auf der Webseite des Robert-Koch-Instituts.[33]

Ein 1990 veröffentlichter placebokontrollierter Versuch mit 189 Kindern in Südafrika ergab, dass die Behandlung mit Vitamin A die Komplikationen und Todesfälle deutlich senken konnte.[34]

Zum gleichen Schluss, allerdings nicht nur auf die Masern bezogen, kam eine Übersichtsstudie aus dem Jahr 2011.[35]

Eine andere Übersichtsstudie aus dem Jahr 2010 kam zu dem Ergebnis, dass die Behebung von Vitamin-A-Mangel bei schwangeren Frauen zu einer deutlichen Verringerung der Neugeborenen-Sterblichkeit führte.[36]

Der bekannte dänische Epidemiologe Dr. Peter Aaby fand jedoch in einer Reihe von Studien in Guinea-Bissau, Afrika, keine nennenswerten Vorteile einer Vitamin-A-Behandlung. Allerdings muss man dazu sagen, dass er diese Vitamin-Gaben ausschließlich im Zusammenhang mit Impfungen untersuchte. Angaben darüber, aus welchen Quellen das Vitamin konkret stammte, habe ich bei ihm leider ebenfalls nicht gefunden.[37]

Bemerkenswert ist die Einschätzung von Vitamin A durch die Online-Enzyklopädie Wikipedia, deren Einträge ja in der Regel von Industrie-Lobbyisten dominiert werden. Offenbar waren sich die entsprechenden Redakteure der Tragweite dieser Informationen nicht bewusst: [38]

> *„Zum einen erhöht Retinol die Widerstandsfähigkeit gegenüber Infektionen, da, wie bereits erwähnt, Vitamin A Haut und Schleimhäute gesund hält und somit wirkungsvolle Barrieren gegen Bakterien, Viren und Parasiten unterstützt. Des Weiteren erhöhen Retinol und Beta-Carotin Wirksamkeit und Zahl der weißen Blutkörperchen und erleichtern zusätzlich die Produktion von Antikörpern. Schon ein leichter Mangel erhöht das Risiko, an Lungenentzündung zu erkranken oder Durchfall zu bekommen, um das Zwei- bis Dreifache."*

Laut einer Information des bayerischen Landesamtes für Gesundheit und Lebensmittelsicherheit ist insbesondere in der Vormilch, dem sogenannten Kolostrum, neben anderen Vitalstoffen auch besonders viel Vitamin A enthalten. Mutter Natur weiß also sehr gut, was unsere Kinder, insbesondere die Neugeborenen, benötigen, und hat entsprechend vorgesorgt.[39]

Die Impfkritikerin Angelika Müller fasst ihre Rechercheergebnisse folgendermaßen zusammen:[40]

„Die WHO empfiehlt zur Behandlung der Masern hoch dosiertes Vitamin A. In den Entwicklungsländern wird damit die Sterblichkeit drastisch gesenkt. Auch in manchen Industrieländern wird hoch dosiertes Vitamin A zur Vermeidung von schwierigen Verläufen und langsamer Genesung empfohlen. Die WHO empfiehlt seit 2009 Vitamin A zur Behandlung der Masern, und zwar zweimal, gegebenenfalls sogar dreimal, Dosis je nach Alter. [...] Hoch dosierte Vitamin A-Präparate sind in Deutschland verschreibungspflichtig, da eine Überdosierung schädlich sein soll. [...] Der menschliche Organismus kann Vitamin A aus der in Pflanzen enthaltenen Vorstufe Beta-Carotin selber bilden. Besonders viel Beta-Carotin ist in folgenden Pflanzen enthalten: Aprikosen, Karotten, Süßkartoffeln, Grünkohl, Spinat, Fenchel, Feldsalat, Mangold, Rucola und natürlich vor allem in Wildkräutern!

Es liegt auf der Hand, dass Menschen, die sich ausgewogen ernähren, eine bessere Abwehrlage haben, die auch auf eine Masern-Erkrankung einen positiven Einfluss hat. Der Grund, warum die deutschen Gesundheitsbehörden uns die Informationen über Vitamin A bei Masern vorenthalten, ist mir nicht bekannt. Natürlich liegt die Vermutung auf der Hand, dass ein so billiges und wirksames Mittel dem Impfgedanken Konkurrenz machen würde. Die Aussage, dass die Medizin keine wirksame Therapie der Masern kennt, muss vor dem Hintergrund, dass selbst in Entwicklungsländern mit zwei Gaben Vitamin A die Masern-Sterblichkeit halbiert werden kann, als reine Impfpropaganda betrachtet werden.“

2.3 *„Wasch mir den Pelz, aber mach mich nicht nass!“* Die Schizophrenie der Experten

Selbst ein Prof. Ulrich Heininger, Mitglied der Ständigen Impfkommission und einer der bekanntesten Impf-Lobbyisten, muss in seinem Buch *Handbuch Kinderimpfung* einräumen: [41]

„Man weiß aus früheren Zeiten, dass gewisse Mangelzustände Infektionskrankheiten begünstigen können: Hungernde Kinder erkranken zum Beispiel öfter und schwerer an Infektionskrankheiten als gut ernähr-

te Kinder, weil ihre Abwehrkräfte durch das Hungern stark beeinträchtigt sind. Auch ein Mangel an Vitamin C begünstigt das Auftreten von Infektionskrankheiten, insbesondere Erkältungskrankheiten. Unter unseren heutigen Lebensbedingungen treten bei einer normalen Ernährung derartige Mängel nicht auf."

Wir Eltern haben es demnach sehr wohl in der Hand, die Erkrankungsrisiken unserer Kinder etwa durch eine gesunde Ernährung stark zu beeinflussen! Vielleicht ist sich Prof. Heininger der Schizophrenie seiner Aussagen gar nicht bewusst, wenn er obiges Zitat einleitet mit:

> *„Macht eine gesunde Lebensweise Impfungen überflüssig? Nein! Die populäre These, dass bei einer gesunden Lebensweise Impfungen nicht notwendig seien, beruht auf einem grundlegenden Missverständnis."*

Und anschließend:

> *„Das Missverständnis entsteht durch den Umkehrschluss: Man meint, durch besonders gute Ernährung die Infektionsabwehr aus dem Normalzustand auf ein höheres Niveau (im Sinne eines »Superschutzes«) versetzen zu können. Das ist jedoch leider nicht möglich. Selbst bei optimaler Ernährung können Infektionskrankheiten wie die Masern oder auch die echte Grippe (Influenza) ihr Unheil anrichten."*

Dies ist aus meiner Sicht zutreffend, da, wie wir im Verlauf dieses Buches noch sehen werden, die Anwesenheit eines Erregers nicht allein über Gesundheit und Krankheit entscheidet. Heininger führt weiter aus:

> *„Selbstverständlich fördert eine gesunde Lebensweise – zum Beispiel ausgewogene, abwechslungsreiche Ernährung, körperliche Bewegung, ausreichender Schlaf – nachweisbar das Wohlbefinden und damit die Gesundheit. Sie bietet jedoch keinen Schutz vor schweren, lebensbedrohlichen Infektionskrankheiten, wie zum Beispiel eine eitrige Hirnhautentzündung oder Sepsis (Blutvergiftung) durch Meningokokken. Gerade Letztere treten sogar überdurchschnittlich häufig bei Jugendlichen auf, die sich in einem sehr gesunden Lebensabschnitt (das heißt durch wenige Krankheiten belastet) befinden."*

Ich finde es bemerkenswert, wie sich Heininger hier dreht und windet, um besorgten Eltern die Idee auszureden, sie könnten selbst und ohne ärztliche Hilfe etwas für das Immunsystem ihrer Kinder tun. Er spricht das Thema ganz offensichtlich nicht deshalb an, um Eltern zu mehr Eigenkompetenz bei der Impfentscheidung und der Gesunderhaltung der Kinder zu verhelfen.

Vielmehr will er denjenigen, die angefangen haben, Eigenverantwortung zu übernehmen, dies wieder ausreden. Auch einem Heininger muss doch bekannt sein, welche Rolle Unter- und Mangelernährung für die Leistungsfähigkeit des gesamten Immunsystems spielen – und das sind nicht nur die Antikörper!

Somit kann dieses Wissen für Ihre individuelle Nutzen-Risiko-Abwägung von großer Bedeutung sein!

2.4 Fazit

Jetzt wird vielleicht auch verständlicher, warum Kinder, die bei Masern naturheilkundlich beziehungsweise homöopathisch behandelt werden, eine wesentlich niedrigere Hospitalisierungsrate aufweisen, als Masern- Patienten aus schulmedizinischen Praxen:

In den naturheilkundlichen beziehungsweise homöopathischen Praxen wird nämlich mit Fiebersenkern und anderen symptomunterdrückenden Medikamenten wesentlich zurückhaltender umgegangen.

Eltern, die sich unsicher fühlen, sollten sich in ihrer Umgebung möglichst noch vor der ersten Erkrankung ihres Kindes einen erfahrenen Naturheilkundler suchen und sich von ihm beraten lassen. Es gibt auch sehr gute Bücher von Naturheilärzten mit hilfreichen Ratschlägen für den Umgang mit Erkrankungen und natürlich auch mit Fieber.

Das, was unsere Kinder in erster Linie brauchen, ist – neben einer ausreichenden Versorgung mit Vitalstoffen – Zuwendung und seelische Wärme. Wenn die Masern normal verlaufen, ist kein Arzt nötig.

Ganz wichtig ist zudem aus Sicht der Naturheilkunde, den Ausschlag voll herauskommen zu lassen. Zur Unterstützung werden von manchen auch Waschungen mit lauwarmem Salzwasser empfohlen. Falls notwendig, können homöopathische Mittel wie Pulsatilla oder Spongia gegeben werden. Diese Empfehlungen stammen aus dem Buch *Kinderkrankheiten natürlich behandeln* von zwei bekannten Münchner Kinderärzten.[42]

Sicherlich sind der Verzicht auf Fiebersenker und eine ausreichende Versorgung mit Vitamin A nicht die einzigen Faktoren, die das Komplikationsrisiko bei Masern mindern. Schließlich sind Fiebersenker nicht die einzigen Giftstoffe, mit denen unsere Kinder konfrontiert werden, und die Vitamine A, C oder D sind nur einige von vielen Vitalstoffen, die unser Körper für die Immunabwehr, zur Gewebereparatur und zur Erhaltung seiner Gesundheit benötigt. Der entscheidende Punkt, auf den ich in diesem Kapitel hinauswill, lautet:

1. Sie sind als Eltern bei Weitem nicht so ohnmächtig und abhängig, wie Ihnen die Gesundheitsindustrie, die ja von Ihrer Abhängigkeit lebt, glauben machen will!

2. Entscheidend ist für Sie herauszufinden, welchen der sich gegenseitig widersprechenden Lehrmeinungen und Erfahrungswerten Sie vertrauen können. Hören Sie auf, den falschen Leuten zuzuhören, und das am besten sofort!

3 „Glaube keiner Statistik, die Du nicht selbst gefälscht hast"

3.1 Die Masern-Viren trauen sich schon was – ignorieren einfach die Durchimpfungsrate!

Unsere Gesundheitsbehörden, sowohl die deutschen als auch die europäischen und die Weltgesundheitsorganisation WHO, gehen davon aus, dass die Masern eine potenziell tödliche Erkrankung sind und dass Impfungen hocheffektiv sind und darüber hinaus die einzige Möglichkeit der Vorsorge darstellen.

„Die Weltgesundheitsorganisation (WHO) schätzt, dass im Jahr 2013 rund 146.000 Kinder an den Masern starben, das bedeutet, 400 Kinder sterben pro Tag und 16 Kinder jede Stunde weltweit an den Masern. Durch die Impfungen gegen Masern konnte die Zahl der Masern-Todesfälle allerdings zwischen den Jahren 2000 und 2013 bereits um 75 Prozent gesenkt werden. Die Impfungen haben somit nach Schätzungen der WHO 15,6 Millionen Todesfälle verhindert. Alle Regionen der WHO haben sich zum Ziel gesetzt, die Masern spätestens bis zum Jahr 2020 weltweit zu eliminieren. Die europäische WHO-Region hatte dieses Ziel bis 2015 angestrebt, wird jedoch die hierfür geforderten Kriterien in diesem Jahr sicher nicht erfüllen. (EpiBull 10/2015, S. 69)"

Um die weltweite Wirksamkeit der Masern-Impfung zu belegen, werden häufig die Daten der WHO herangezogen und die Durchimpfungsraten mit der Entwicklung der Fallzahlen verglichen (siehe **Abb. 1**). Die zentrale Aussage: *„Je höher die Durchimpfungsrate, desto weniger Masern-Erkrankungen treten auf, und entsprechend weniger durch masernbedingte schwere Komplikationen und Todesfälle sind zu beklagen."*

Nun, wenn die Masern-Impfung tatsächlich gegen eine Erkrankung schützen sollte, wäre es natürlich nur logisch, dass die Erkrankungsrate in einem Land umso niedriger ist, je höher die Durchimpfungsrate liegt. Die WHO-Statistik (**Abb. 1**) scheint das zu bestätigen. Also doch lieber

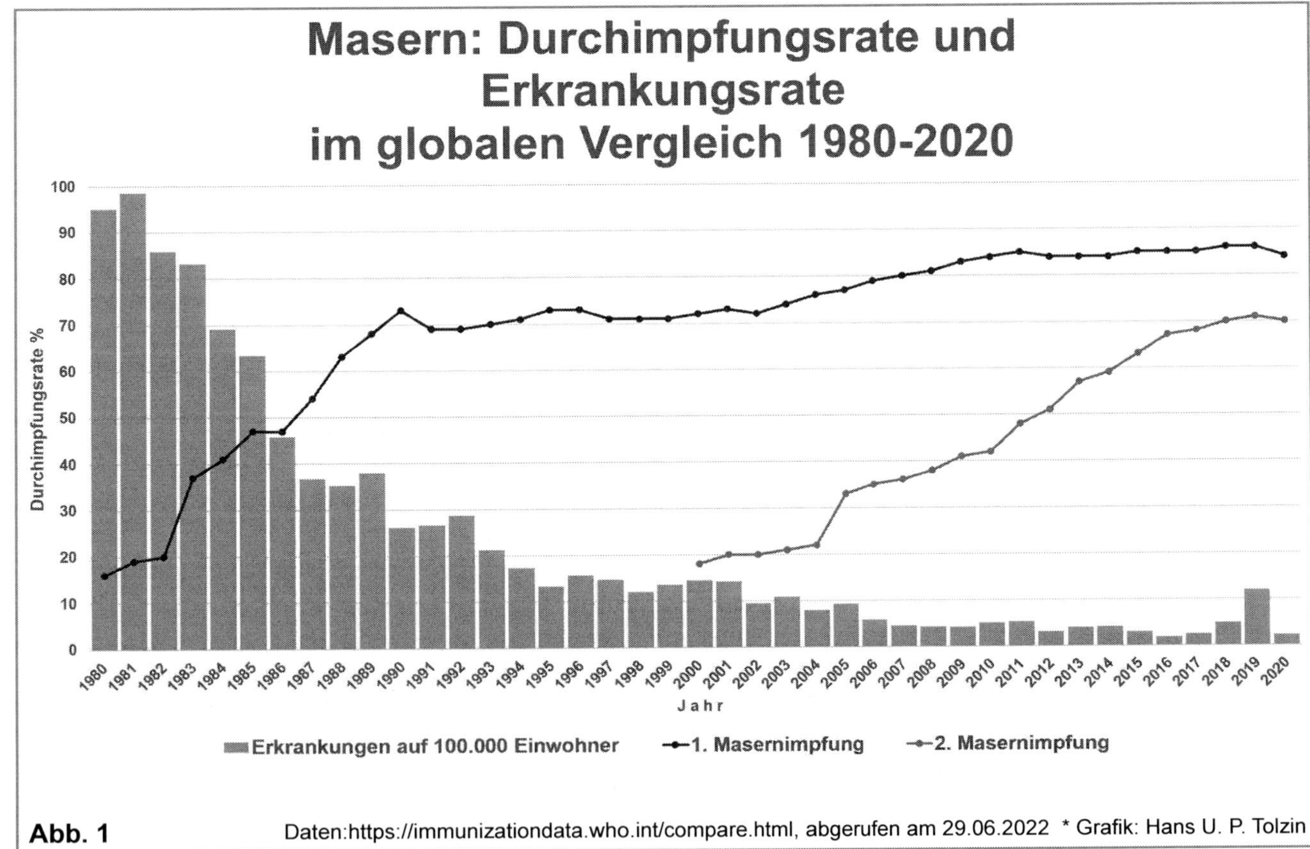
Masern: Durchimpfungsrate und Erkrankungsrate im globalen Vergleich 1980-2020
Durchimpfungsrate %
Jahr
Erkrankungen auf 100.000 Einwohner
1. Masernimpfung
2. Masernimpfung
Daten:https://immunizationdata.who.int/compare.html, abgerufen am 29.06.2022 * Grafik: Hans U. P. Tolzin
Abb. 1

impfen? Nicht so schnell...! Eine Korrelation (zeitlicher Zusammenhang) bedeutet ja nicht automatisch auch eine Kausalität (ursächlicher Zusammenhang). Denken wir doch einmal an das Beispiel der zurückgehenden Störchenanzahl und der gleichzeitig zurückgehenden Geburtenrate. Als Kind hatte ich ja auch noch geglaubt, dass die Babys von den Störchen gebracht werden...

Interessant wäre beispielsweise auch der Verlauf der Erkrankungsrate *vor* Einführung der Impfung. Gingen die Erkrankungen bereits vorher in ähnlichem Maße zurück? Dann wäre der Zusammenhang möglicherweise rein zufällig.

Des Weiteren wäre es gut zu wissen, wie sich der Impfstatus auf das Diagnoseverhalten der Kinderärzte auswirkt. Neigen Ärzte dazu, bei geimpften Kindern eine andere Diagnose zu stellen, wäre dies bereits eine plausible Erklärung für den (offiziellen) Rückgang der Fallzahlen.

Die Statistik, die gerne als Begründung für den Sinn der Impfung angeführt wird, ist also ohne weitere Belege für einen kausalen Zusammenhang, also für eine Wirksamkeit der Impfung, ohne Beweiskraft.

Jürgen Fridrich, der kürzlich leider verstorbene Vorsitzende von Libertas & Sanitas e. V., hat einmal die Durchimpfungsraten der europäischen Länder recherchiert und diesen die Inzidenzen, also Erkrankungshäufigkeiten, gegenübergestellt. Idealerweise müsste die Grafik aussehen wie in **Abb. 2** dargestellt:

Jeder Punkt stellt ein europäisches Land dar, und die Position des Punktes bezeichnet die Durchimpfungsrate sowie die Inzidenz. Je weiter rechts ein Länderpunkt angebracht ist (je höher also die Durchimpfungsrate), desto weiter unten müsste der Länderpunkt erscheinen (desto niedriger müsste demnach die Inzidenz sein).

Wenn wir also ganz links mit einer Durchimpfungsrate von 70 Prozent starten (weil es laut den Statistiken kein europäisches Land mit einer niedrigeren Impfquote gibt), müsste die Inzidenz vergleichsweise am höchsten sein, in diesem Falle bei 100 Fällen je 100.000 Einwohnern als dem insgesamt höchsten erfassten Länderwert. Das Land mit dem Punkt ganz rechts unten hätte demnach die höchste Durchimpfungsrate (100 Prozent) und auch die niedrigste Inzidenz. Das wäre, wie gesagt, der plausible Verlauf der Kurve, wenn die Masern-Impfung eine tatsächliche Wirksamkeit hätte.

Die Realität sieht jedoch völlig anders aus: In **Abb. 3** auf mit den tatsächlichen offiziellen Inzidenzen und Durchimpfungsraten gehen die Punkte „wie Kraut und Rüben" völlig durcheinander. Die Ergebnisse sind also mehr oder weniger zufällig beziehungsweise hängen von Faktoren

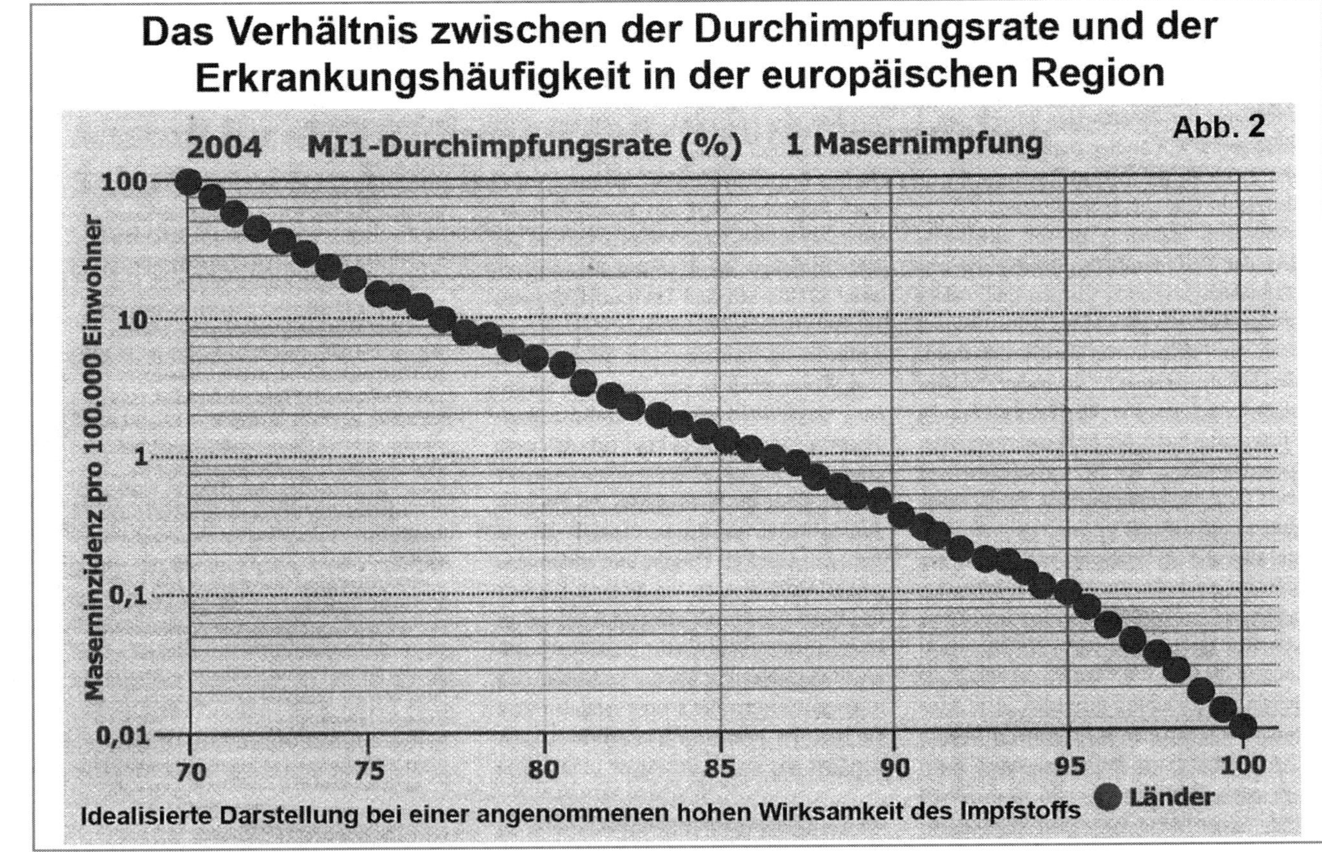
Das Verhältnis zwischen der Durchimpfungsrate und der Erkrankungshäufigkeit in der europäischen Region
Abb. 2
2004
MI1-Durchimpfungsrate (%)
1 Masernimpfung
100
10
1
0,1
0,01
Maserninzidenz pro 100.000 Einwohner
70
75
80
85
90
95
100
Idealisierte Darstellung bei einer angenommenen hohen Wirksamkeit des Impfstoffs
Länder

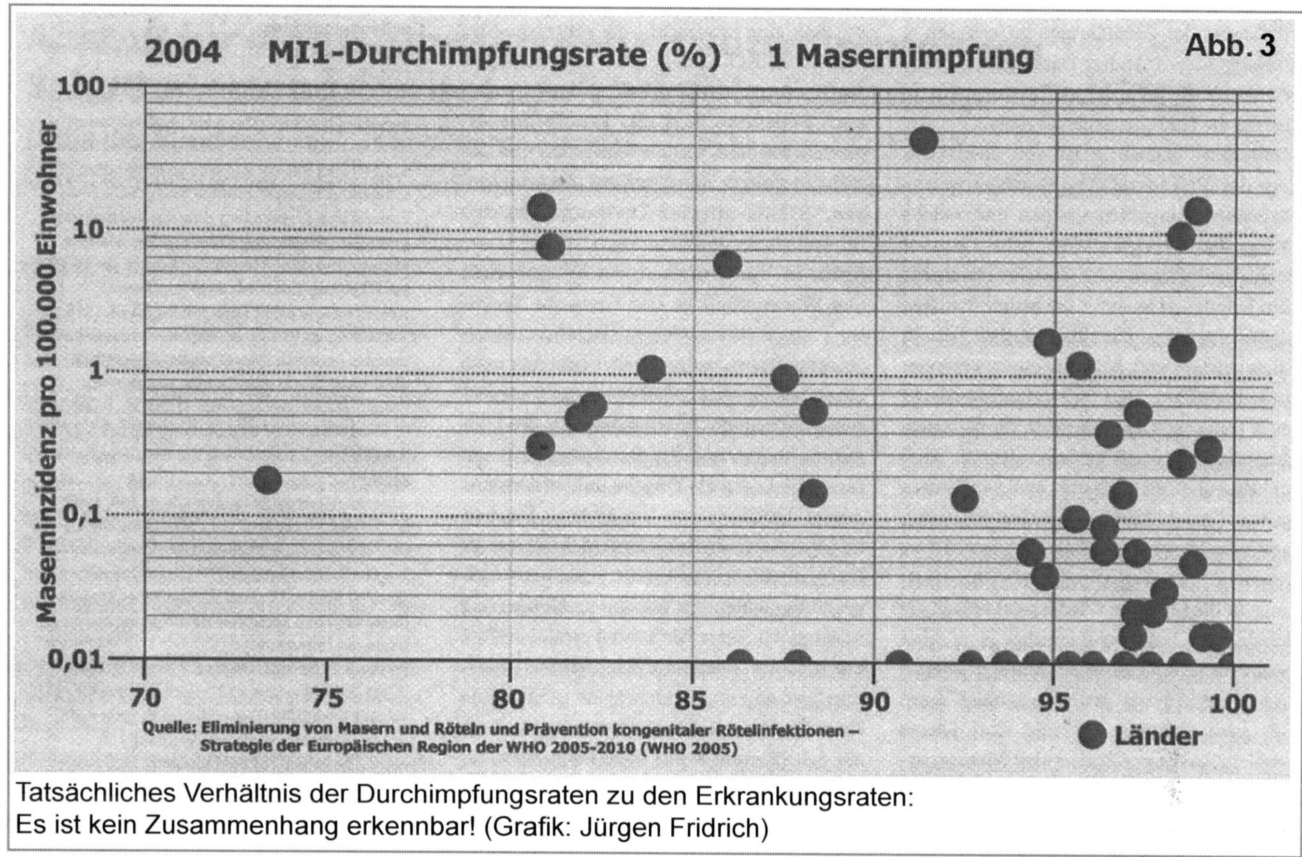

Tatsächliches Verhältnis der Durchimpfungsraten zu den Erkrankungsraten: Es ist kein Zusammenhang erkennbar! (Grafik: Jürgen Fridrich)

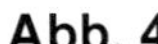

Abb. 4

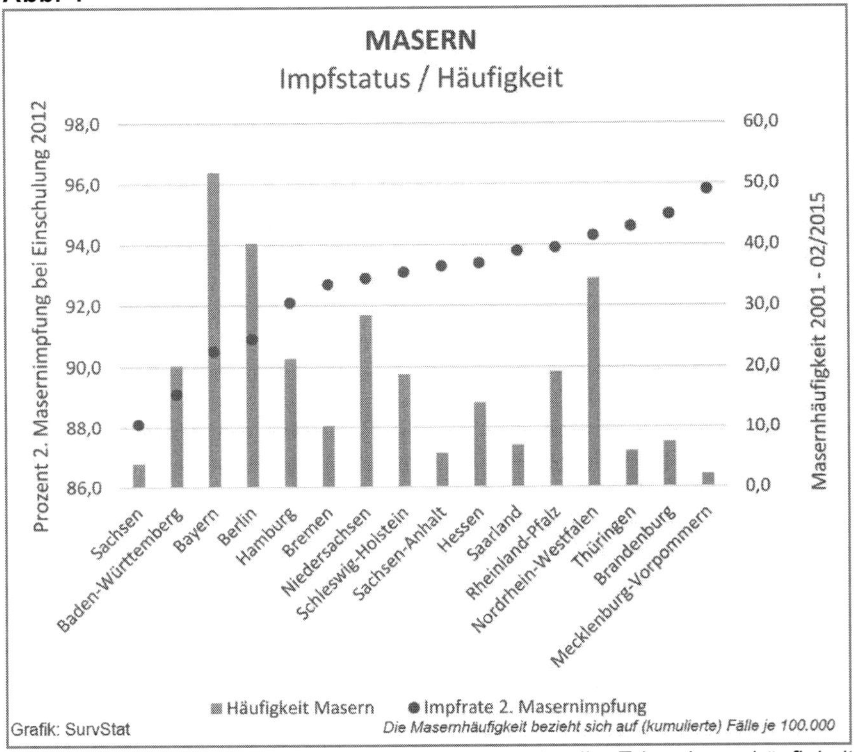

Wenn die Masernimpfung wirksam wäre, müsste die Erkrankungshäufigkeit (Säulen) um so niedriger sein, je höher die Durchimpfungsrate in dem jeweiligen Bundesland ist. Wir sehen jedoch anhand der gemeldeten Fallzahlen keinen eindeutigen Zusammenhang.

ab, die man nicht kennt oder die systematisch ignoriert werden. Sofern diese statistischen Werte korrekt erfasst wurden, ist dies eigentlich nur durch eine fehlende Wirksamkeit erklärbar.

Bitte beachten Sie dabei den logarithmischen Maßstab der Grafik – bei einer linearen Darstellung wäre die Grafik zu hoch, um auf einer einzigen Buchseite Platz zu finden.

Vergleichen wir die Europa-Grafik des Jürgen Fridrich mit der WHO-Grafik, ist der Widerspruch auffallend. Nur eine der Grafiken kann die Wahrheit abbilden, denn in ihrer Aussage widersprechen sie sich völlig.

Schauen wir uns nach weiteren verfügbaren Daten um. Damit wir zu mehr Klarheit kommen, werden wir wieder einmal bei Angelika Müller

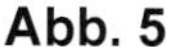
Abb. 5

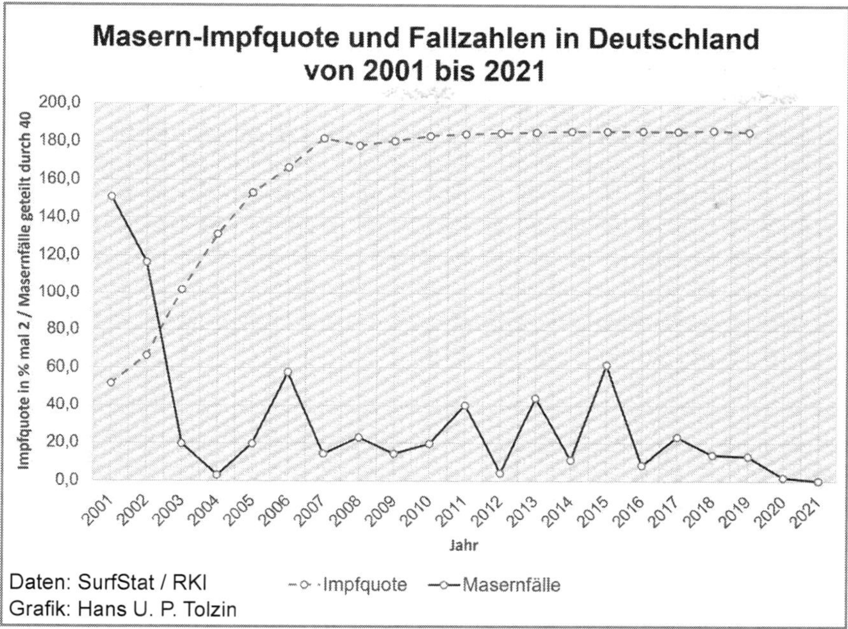

Hier noch einmal die Zahlen für Gesamt-Deutschland. Selbst eine extrem hohe Durchimpfungsrate (laut der bei der Schuleingangsuntersuchung abgegebenen Impfpässe) kann die regelmäßigen saisonalen Schwankungen nicht unterbinden.

fündig. Denn sie hat einmal auf ähnliche Weise die Durchimpfungsraten der einzelnen deutschen Bundesländer den jeweiligen Inzidenzen gegenübergestellt (**Abb. 4**):

In dieser Grafik sind die einzelnen Bundesländer nach der Höhe ihrer Durchimpfungsraten gegen Masern sortiert. Dies wird durch die Punktlinie angedeutet. Das Land mit der niedrigsten Impfquote ist demnach Sachsen und das mit der höchsten Impfquote Mecklenburg-Vorpommern. Auch hier geht es, wie in der europäischen Grafik, völlig durcheinander. Während Sachsen theoretisch die höchste Masern-Rate haben müsste, weist es in Wirklichkeit die zweitniedrigste auf.

Eine eindeutige Tendenz, die für die Hypothese „Je höher die Impfquote (Punkte), desto niedriger die Inzidenz (Säule)“ spricht, ist beim besten Willen nicht zu beobachten.

Die Höhe der Inzidenzen hat also merkwürdigerweise mit der Impfquote nichts zu tun. Schauen wir uns am Schluss in **Abb. 5** noch die gesamtdeutschen Zahlen an. Wir sehen mehr oder weniger starke Schwankungen der Inzidenz, obwohl sich die Durchimpfungsrate recht kontinuierlich in Richtung 100 Prozent bewegt. Zunächst fällt bei dieser Kurve der enorme Rückgang der Fälle ab 2001 im Vergleich zu den Folgejahren auf. Gab es in dieser Zeit besonders starke Steigerungen der Impfquote? Im Vergleich zum Zeitraum 2001 bis 2004 lässt die Zuwachsrate von 2004 bis 2007 etwas nach, aber insgesamt wird ja viel mehr geimpft – und dennoch kommt es 2006 zu einem bemerkenswerten Ausschlag der Inzidenz.

Die Masern-Viren trauen sich schon was – sie ignorieren doch einfach die hohe Impfquote!

Die nächsten beiden Grafiken, Original-Diagramme des Robert-Koch-Instituts (**Abb. 6)** zeigt, wie die Masern-Häufigkeit innerhalb eines jeden Jahres im Frühjahr anschwillt, mal mehr, mal weniger, und dann im Sommer wieder in Richtung null zurückgeht – ohne dabei Rücksicht auf irgendwelche Durchimpfungsraten zu nehmen.

Die Masern sind demnach eine stark saisonale Infektionskrankheit. Das könnte ein Hinweis darauf sein, dass die Verfügbarkeit von Vitamin D, dem „Sonnen-Vitamin“, eine nicht unwesentliche Rolle beim Erkrankungsrisiko spielt. Gegen Jahresende und nach Ende des Winters, wenn unsere Vitamin-D-Reserven weitgehend aufgebraucht sind, steigt das Masern-Risiko, während es umso mehr fällt, je mehr wir diese Reserven durch die hochstehende Sonne wieder aufgefüllt haben. Vitamin D spielt für das Immunsystem eine wichtige Rolle (weitere Infos unter www.impf-kritik.de/vitamin-d).

Fazit

Es gibt eine bemerkenswerte Diskrepanz zwischen den grafischen Auswertungen, mit denen offizielle Stellen den angeblichen Nutzen von Impfungen bewerten, und unabhängigen Auswertungen, die jedoch auf den gleichen offiziellen Statistiken beruhen.

In diesem Falle bedeutet dies, dass die Behauptung der Behörden, hohe Durchimpfungsraten würden geringe Inzidenzen, sprich weniger Erkrankungsfälle bedeuten, keineswegs bewiesen ist.

Die jahreszeitlichen Schwankungen der Masern

Abb. 6a

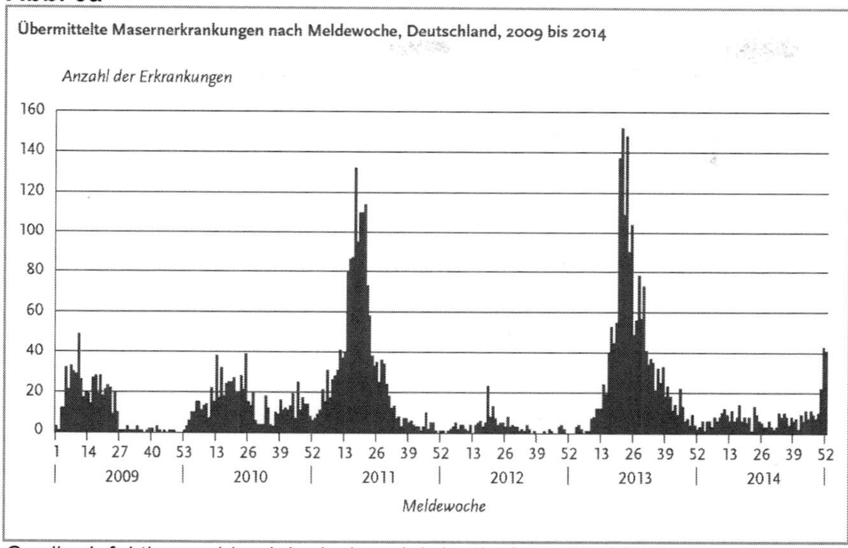

Quelle: *Infektionsepidemiologisches Jahrbuch, Ausgabe 2014, www.rki.de*

Abb. 6b

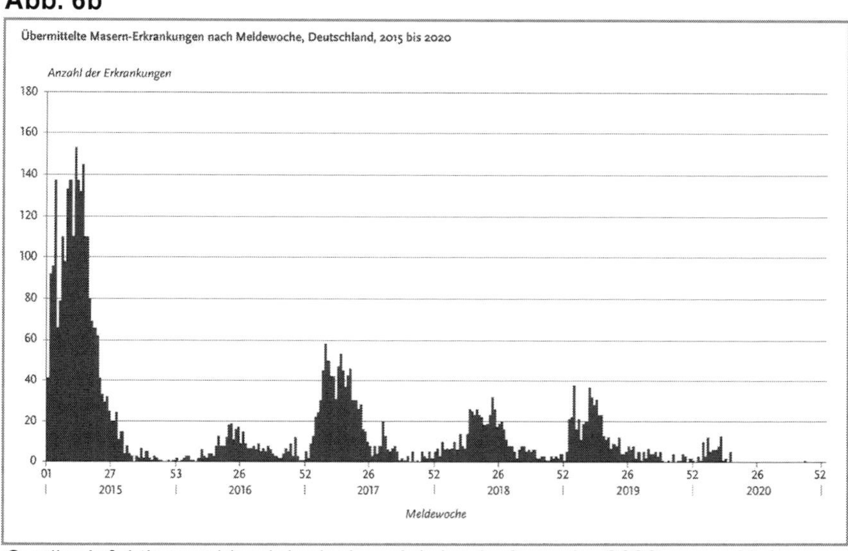

Quelle: *Infektionsepidemiologisches Jahrbuch, Ausgabe 2020, www.rki.de*

3.2 Vom richtigen Umgang mit Erkrankungsstatistiken

„Glaube keiner Statistik, die du nicht selbst gefälscht hast“, lautet ein geflügeltes Wort im Zusammenhang mit Statistiken. Leider ist dieser Satz mehr als nur ein pauschales Vorurteil. Demjenigen, der mit der Präsentation von Daten eine bestimmte Absicht oder bestimmte Interessen verfolgt, stehen zahlreiche Möglichkeiten zur Verfügung, die Aussage einer Statistik in seinem Sinne zu beeinflussen. Nachfolgend ein paar Aspekte, die es bei der Beurteilung solcher Statistiken zu beachten gilt und die auch ein Laie nachvollziehen kann. Lassen Sie sich also von vermeintlichen „Experten“ kein X für ein U vormachen!

Der plausible Kurvenverlauf

Die Einführung von Impfungen soll die Erkrankungs- und Todesrate sichtbar senken. Wenn die Impfung funktioniert, also wirksam ist, dann sollte bald nach Beginn der Massenimpfung eine Reaktion im Kurvenverlauf zu sehen sein, und zwar muss sich die Kurve natürlich nach unten neigen. Da in der Regel immer nur bestimmte Jahrgänge geimpft werden und nicht die gesamte Bevölkerung auf einmal, wird sich die Kurve auch bei einem 100-prozentig wirksamen Impfstoff nicht von einem Jahr zum nächsten auf das niedrigere Endniveau senken, sondern etwa 5 bis 10 Jahre dafür benötigen (siehe **Abb. 7**).

Wenn es sich nicht um Kinderkrankheiten, sondern um Infektionskrankheiten handelt, die auch Erwachsene betreffen können, kann es natürlich auch länger dauern, bis in der gesamten Bevölkerung die erhoffte Immunität hergestellt wurde.

Ein urplötzlicher steiler Absturz der Kurve, wie in **Abb. 8** dargestellt, ist deshalb unplausibel. Solche Verläufe haben wir zum Beispiel in Deutschland bei den Poliostatistiken (siehe dazu impf-report Nr. 98, Seite 7ff.).

Grafische Manipulationen

Ein derart extremer Verlauf kann verschiedene Ursachen haben. Beispielsweise könnten die zugrunde liegenden Zahlen reell, jedoch die Grafik an sich manipuliert worden sein. Eine solche Manipulation könnte aus einer Verzerrung der x-Achse (Jahre) oder der y-Achse (Anzahl) bestehen, wie beispielshaft in **Abb. 9** dargestellt. In der Grafik wurde, um den unplausibel steilen Abfall der Kurve optisch abzuschwächen, das

Abb. 7

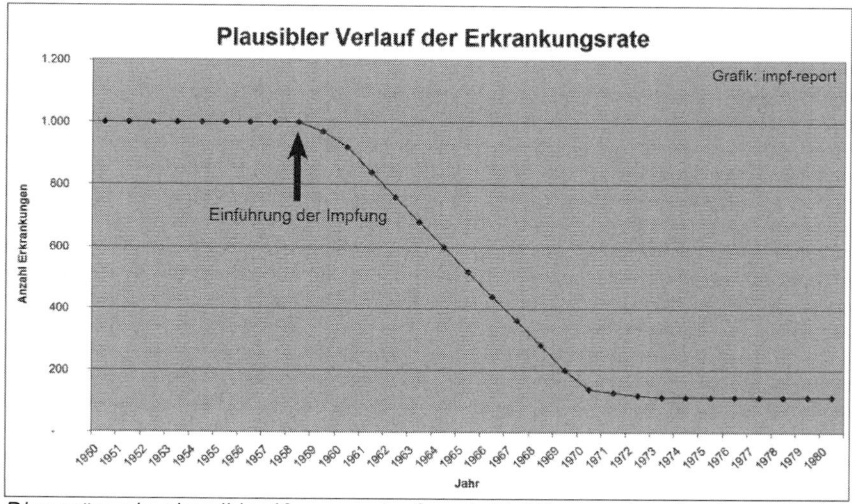

Dies wäre ein plausibler Kurvenverlauf nach Einführung einer Impfung, die tatsächlich wirksam ist

Abb. 8

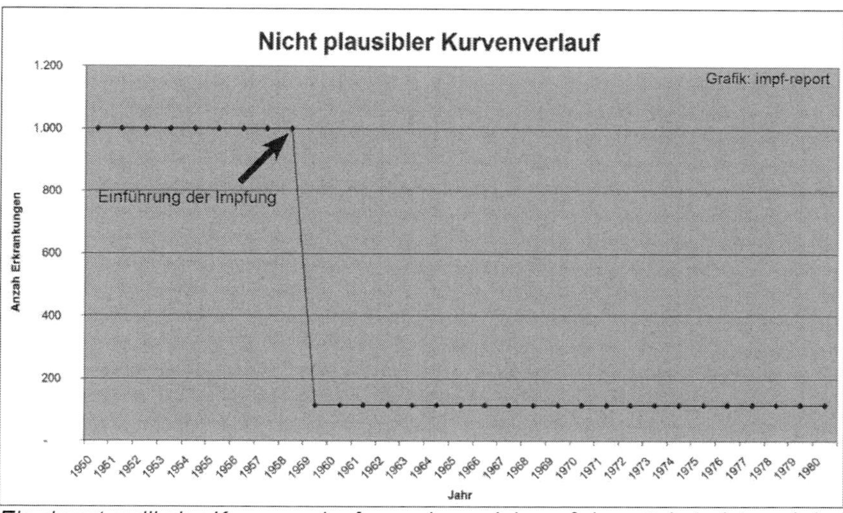

Ein derart radikaler Kurvenverlauf von einem Jahr auf das nächste ist auch bei einer hochwirksamen Impfung sehr unrealistisch, da ja in der Regel nicht die ganze Bevölkerung von heute auf morgen geimpft wird, sondern vielmehr im Laufe eines Jahres einzelne Geburtenjahrgänge.

Abb. 9

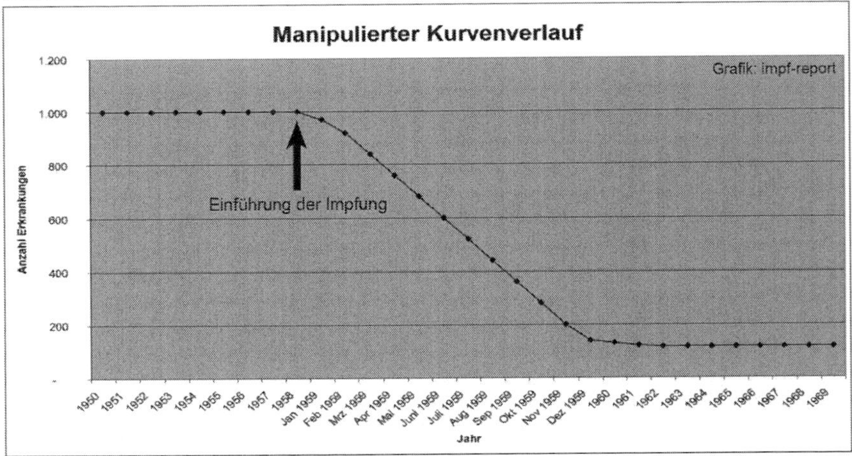

Diese Grafik basiert auf den gleichen Daten wie Abb. 8, allerdings wurde das Jahr 1959 so gestreckt, dass der Kurvenverlauf plötzlich plausibel erscheint.

Abb. 10

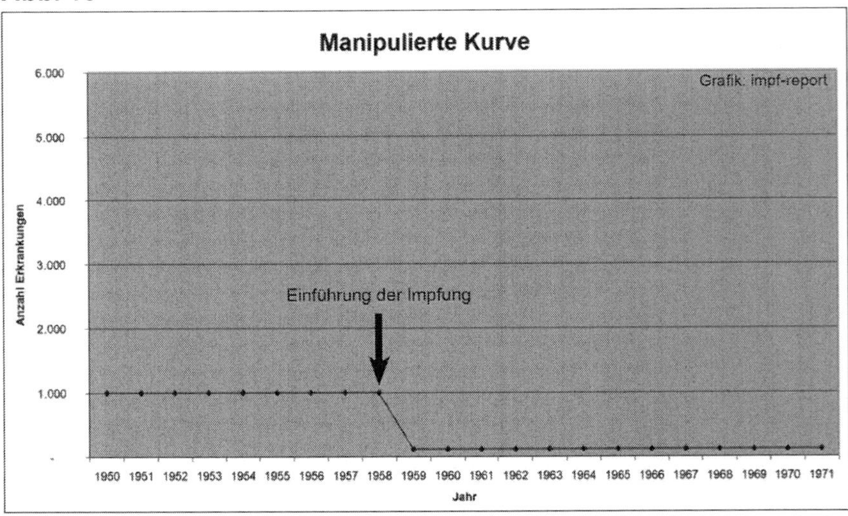

Auch diese Grafik basiert auf den gleichen Daten wie Abb. 8. Nun wurde jedoch die Y-Achse so gestaucht, dass der Kurvenverlauf sehr viel abgeflachter erscheint. Die Gestaltung einer Grafik hängt immer von dem ab, was ihr Ersteller damit bezwecken will.

entscheidende Jahr nach Einführung der Impfung auf der x-Achse auf das Zwölffache ausgedehnt, sodass es so wirkt, als sei der Kurvenverlauf plausibel. In Wahrheit sind jedoch die zugrunde liegenden Daten für **Abb. 8** und **Abb. 9** völlig identisch.

Ein weiteres Beispiel für eine willkürliche Verzerrung finden Sie in **Abb. 10**. Hier ist die y-Achse derart gestaucht, dass der Unterschied zwischen „vorher“ und „nachher“ wesentlich kleiner ausfällt als bei Abb. 8 – obwohl auch hier die gleichen Daten zugrunde liegen.

Solche bewussten Verzerrungen sind relativ leicht zu durchschauen und kommen in wissenschaftlichen Publikationen oder Veröffentlichungen der Behörden eigentlich kaum vor. Die Grafiken sind in der Regel entsprechend der Datengrundlage korrekt dargestellt.

Wozu offizielle Stellen jedoch gerne greifen, ist die Wahl eines Ausschnittes aus einem Gesamtverlauf, wie in **Abb. 11 und 12** dargestellt:

In **Abb. 11** beginnt die Kurve im Jahr 1950 und endet im Jahr 1980. Sie stellt einen kontinuierlichen Rückgang dar, der auch durch die Einführung der Impfung im Jahr 1965 nicht beeinflusst wird. Es ist offensichtlich, dass die hypothetische Impfung auf den Kurvenverlauf keinerlei positiven oder negativen Einfluss hat – und somit augenscheinlich wirkungslos ist.

Werden jedoch die Jahre vor 1965 ausgeblendet (**Abb. 12**), so entsteht der Eindruck, als hätte der Rückgang der Erkrankungsrate etwas mit der Impfung zu tun.

Zusammenstauchen einer Grafik durch logarithmische Abstände

Eine weitere Möglichkeit, die Aussage einer Grafik zu verändern, ist die Verwendung eines logarithmischen statt eines linearen Maßstabs. Mit „linear“ ist gemeint, dass jeder Millimeter beziehungsweise Zentimeter auf der Skala auch immer den gleichen Wert repräsentiert, sprich immer die gleiche Streckenlänge auf einer Achse erhält. Bei **Abb. 12** entspricht jeder vertikal angeordnete Abschnitt immer dem Wert „100“.

Manchmal muss man eine Grafik zusammenstauchen, weil sie sonst nicht auf eine Seite passen würde. Dazu wird in der Regel ein logarithmischer Maßstab verwendet, die Zahlenfolge wäre dann also nicht „0, 100, 200, 300, 400, 500, ...“, sondern „1, 10, 100, 1000, 10 000 ....“, also jeweils das 10-Fache des vorherigen Wertes auf der Skala. Damit wird natürlich nicht nur die Grafik, sondern es wird auch der Kurvenverlauf stark gestaucht. Manchmal ist das aus praktischen Erwägungen heraus notwendig, manchmal ist es aber auch eine bewusste Manipulation, um

Abb. 11

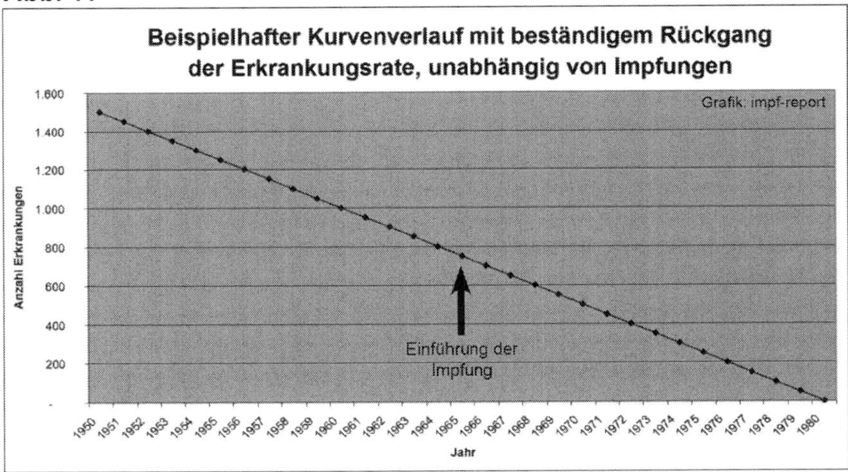

Angenommen, die Erkrankungsrate einer beimpfbaren Krankheit würde über Jahrzehnte gleichmäßig zurückgehen, unabhängig von der Einführung einer Impfung, dann würde eine entsprechende Grafik so aussehen.

Abb. 12

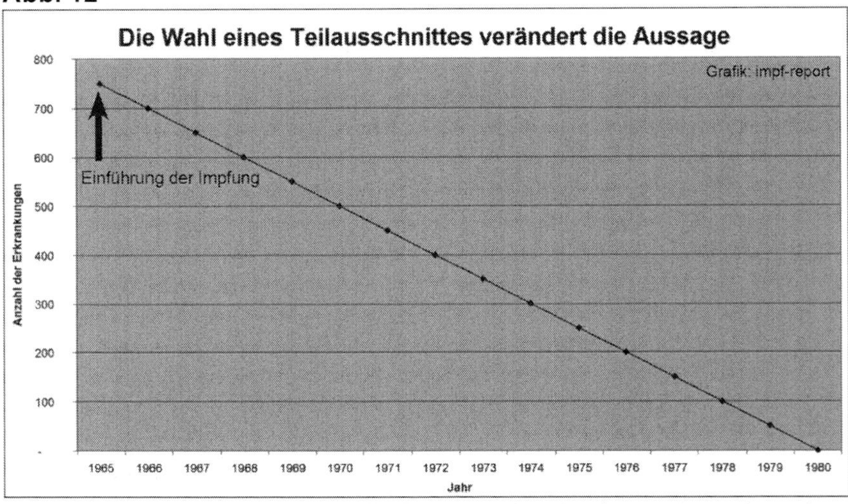

Möchte jedoch derjenige, der die Grafik präsentiert, Impfungen bewerben, dann wird er vermutlich den Kurvenverlauf vor Einführung der Impfung einfach ausblenden.

die Aussage einer Grafik abzuschwächen oder zu verändern. Wir werden uns dazu noch ein entsprechendes Beispiel im nächsten Kapitel ansehen.

Der Glaube des Arztes und sich selbst erfüllende Prophezeiungen

Schwieriger wird es, wenn nicht die Art der grafischen Darstellung, sondern die Datengrundlage selbst verfälscht wurde – sei es bewusst oder unbewusst. Ein einfaches und relativ leicht nachzuvollziehendes Beispiel:

Solange es keine Masern-Impfung gab, wurden alle Kinder mit einem typischen Masern-Ausschlag auch als an Masern erkrankt diagnostiziert. Sobald jedoch die Impfung eingeführt wurde, wurde die Diagnose für den Arzt komplizierter. Glaubt er an den Segen der Impfung, wird er dazu neigen, bei ungeimpften Kindern mit typischen Symptomen auch tatsächlich Masern zu diagnostizieren, während er bei geimpften Kindern dazu neigen wird, eine andere Diagnose zu stellen, zum Beispiel Scharlach, Windpocken, Neurodermitis etc.

Selbst wenn ein Arzt bemüht ist, sich nicht von seiner Erwartungshaltung leiten zu lassen, wird das Wissen um den Impfstatus seiner Patienten seine Diagnose beeinflussen. Dies hat zur Folge, dass bei Einführung einer Impfung allein schon durch diese Erwartungshaltung bestimmte Diagnosen seltener gestellt werden als vorher. Damit haben wir unter Umständen eine sich selbst erfüllende Prophezeiung: Die Erwartung eines Impfnutzens führt indirekt zum Beweis des Nutzens.

Das Problem besteht nun nicht darin, dass Ärzte auch nur Menschen sind und somit durch unbewusste Faktoren beeinflusst werden, sondern, dass dieser psychische Einflussfaktor bisher in keiner einzigen offiziellen Publikation berücksichtigt wurde! Die Behörden tun einfach so, als sei ein Rückgang der Erkrankungsraten, die im zeitlichen Zusammenhang mit der Einführung von Impfungen stehen, ausschließlich durch die Impfungen erklärbar. Dadurch verlieren jedoch automatisch alle Statistiken, die für eine Wirksamkeit von Impfungen zu sprechen scheinen, an Aussagekraft.

Von Äpfeln, Birnen und Erregerverschiebungen

Ein weiterer Aspekt, der in offiziellen Statistiken gerne übersehen wird, ist die Vergleichbarkeit der Daten vor und nach Einführung der Impfung. Jede Änderung der Erfassungskriterien, der Meldekriterien und

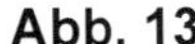

Abb. 13

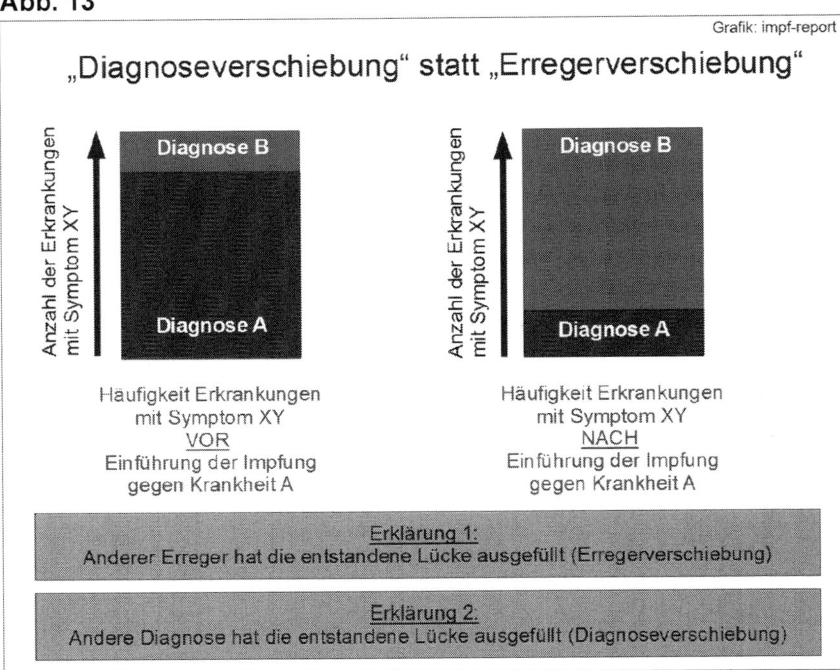

Wenn wir beobachten, dass eine Diagnose A, z. B. Polio, abnimmt, während eine Diagnose B mit vergleichbarer Symptomatik, z. B. Meningitis, im gleichen Ausmaß zunimmt, dann haben wir eine typische Diagnoseverschiebung. Die Gesamtanzahl der Erkrankungen mit einem bestimmten Symptomspektrum hat sich dann nicht geändert, weshalb eine Impfwirksamkeit fraglich ist.

der Falldefinitionen muss automatisch einen Einfluss auf die Anzahl der gemeldeten und erfassten Erkrankungen und Todesfälle haben. Wenn zum Beispiel die Falldefinition vorher auch leichtere Fälle einschloss, danach jedoch nur noch schwerere Fälle gezählt wurden, so muss die Kurve natürlich fallen. Wenn gleichzeitig auch eine Impfung eingeführt wurde, kann die Ursache für den (statistischen) Rückgang fälschlicherweise der Impfung zuerkannt werden. Dies habe ich an anderer Stelle am konkreten Beispiel Polio (Kinderlähmung) besprochen (impf-report Nr. 98, S. 7ff.).

Einer entsprechenden Manipulation kommt man am leichtesten auf die Spur, indem man sich von der eigentlichen Diagnose löst und überprüft, wie sich die Erkrankungsrate aller Fälle mit einem entsprechenden Symptombild – unabhängig von der Diagnose – entwickelt hat. Wenn zum Beispiel eine Influenzaimpfung eingeführt wird und diese tatsächlich wirksam wäre, dann müsste nicht nur die Rate der Influenzapatienten sinken, sondern gleichzeitig auch die Summe aller Erkältungskrankheiten – und zwar völlig unabhängig von der Diagnose!

Ändert sich die Gesamtzahl nicht spürbar, hat die neue Impfung logischerweise auch nichts gebracht. Es wäre ungefähr so, als würde ich die Frage stellen, ob es im Jahr 2021 mehr oder weniger Obst gegeben hat als im Vorjahr, und die Antwort würde lauten: *„Ja, es hat mehr Äpfel gegeben."*

Doch die Birnen gehören ja auch zum Obst, und sie bleiben dann unberücksichtigt. Hier kommen wir nun zum Phänomen der sogenannten „Erregerverschiebung" (siehe auch **Abb. 13**). Von Erregerverschiebung spricht man dann, wenn die Anzahl der Erkrankten mit der Diagnose „Infektionskrankheit Erreger A" sichtbar zurückgeht, die Gesamtanzahl der Erkrankungen sich jedoch nicht ändert, weil gleichzeitig die Diagnosen „Infektionskrankheit Erreger B" zunehmen, wobei beide Erreger „A" und „B" im Grunde einfach nur zwei Namen für das gleiche Symptombild darstellen.

Als Eltern möchten Sie vermutlich das Erkrankungsrisiko insgesamt senken – reine statistische Verschiebungen der Diagnosewahrscheinlichkeit von Diagnose „A" nach Diagnose „B" interessieren Sie im Zusammenhang mit einer Impfung weniger.

Solche angeblichen Erregerverschiebungen können verschiedene Ursachen haben. Womöglich ist es zu Veränderungen der Falldefinitionen gekommen, womöglich wurden die Ärzte ermuntert, eine bestimmte neue Diagnose zu stellen, oder es wurden neue Labortests eingeführt, mit denen sich erstmals ein bestimmter Erreger-Subtyp feststellen lässt, der zuvor nicht berücksichtigt wurde.

Im Zusammenhang mit den Masern kann ich im Moment nicht mit einem konkreten Beispiel dienen, weil hier bisher „Erregerverschiebung" noch kein entscheidendes Thema war. Das kann sich aber schnell ändern.

Zusammenfassend gibt es also eine ganze Reihe von Aspekten, die man bei der Beurteilung der Statistiken im nächsten Kapitel im Auge behalten muss, wenn man nicht manipuliert oder getäuscht werden möchte.

4 Wenn wir ab sofort nicht mehr gegen Masern impfen würden

4.1 War es wirklich die Impfung?

Wir haben in einem der vorherigen Kapitel festgestellt, dass es keinen sichtbaren statistischen Zusammenhang zwischen der Durchimpfungsrate und der Erkrankungsrate gibt. Spricht man jedoch überzeugte Impfbefürworter und Impfexperten darauf an, wird in der Regel damit argumentiert, dass allein schon der offensichtliche Rückgang der Komplikationen und Todesfälle während der vergangenen Jahrzehnte ein Beweis für den Nutzen der Impfung sei.

Diese Schlussfolgerung ist jedoch nicht zwingend korrekt. Wie die von Dr. Witsenburg gemeldete verbleibende Sterberate von 7 Prozent in einer afrikanischen Klinik bereits vermuten lässt, stellen insbesondere die allgemeinen Lebensumstände einen wesentlichen Faktor dar – und die Lebensumstände haben sich zweifelsohne während der zurückliegenden rund 150 Jahre gewaltig verändert.

Interessant sind in diesem Zusammenhang die Untersuchungen des Sozialhygienikers Prof. Adolf Gottstein, wonach in den 1920er-Jahren die Sterberate in reicheren Stadtteilen 0,5 Prozent betrug. In den ärmeren Stadtvierteln lag sie jedoch bei 6,4 Prozent, also fast dem Dreizehnfachen.[43]

Die Lebensumstände haben sich auch in Deutschland seit damals enorm verbessert. Zur Zeit des Wirtschaftswunders, also noch vor dem Einsetzen der Massenimpfungen, zeigen die Statistiken deutlich einen ständigen Rückgang der Masern-Todesfälle.[44]

Wenn also erfahrene Homöopathen und Naturheilärzte heutzutage selbst unter ungeimpften Kindern kaum noch die Masern diagnostizieren, muss das nicht unbedingt eine Folge der Massenimpfungen sein, sondern es könnte auch damit zusammenhängen, dass die Masern aus anderen offensichtlichen Gründen allgemein seltener geworden sind beziehungsweise unauffälliger verlaufen. Schauen wir uns die verfügbaren Statistiken nachfolgend etwas genauer an:

4.2 Zunächst: Die aktuellen Erkrankungsfälle in Deutschland

Wir haben derzeit in Deutschland im Jahresdurchschnitt etwa 500 erfasste Masern-Erkrankungen (siehe **Abb. 14**), wenn man die Ausnahmejahre 2020 und 2021 nicht mitrechnet. „Viel zu viel", sagen die Impfexperten und propagieren eine „Impfmüdigkeit" der Deutschen und verlangen noch mehr Druck auf die Eltern, damit sie auch ja ihre Kinder impfen lassen.

Das Hauptargument für die Massenimpfungen gegen Masern und die Ausrottung des Virus ist nicht die für gewöhnlich harmlos verlaufende Masse der Erkrankungen, sondern es sind vielmehr die schweren Verläufe und Todesfälle. Da jede – für gewöhnlich leicht verlaufende – natürliche Masern-Erkrankung aus Sicht der Impfexperten mit einer lebenslangen Immunität einhergeht, müsste man die Masern an sich ja nicht fürchten. Darüber hinaus gibt es ja auch Hinweise, dass eine auf natürliche Weise durchgestandene Masern-Erkrankung zum Beispiel auch ein lebenslang niedrigeres Allergie- und Krebsrisiko bedeuten kann (dazu mehr im entsprechenden Kapitel).

In Deutschland haben wir pro Jahr im Durchschnitt einen Todesfall als Folge einer Masern-Erkrankung zu melden.[45] Impfbefürworter benutzen diese erfassten Todesfälle gerne als Argument für die Impfungen. Zum einen sei die Sterberate nur aufgrund der Masern-Impfung so niedrig, zum anderen seien die Impfmuffel daran schuld, dass es überhaupt noch Masern-Tote gebe. Keine Sorge, liebe Leser, wir werden uns alle Argumente noch genau anschauen.

Daten über die Masern-Häufigkeit in Deutschland stehen uns seit 2001 zur Verfügung, denn seit Inkrafttreten des Infektionsschutzgesetzes (IfSG) haben wir nicht nur eine Meldepflicht für Todesfälle, sondern auch für das Auftreten von Masern-Erkrankungen. Vorher hielt man die Masern nicht für bedeutend genug, und folglich gab es auch keine Meldepflicht für Erkrankungen. Der Hintergrund ist vielmehr politisch zu sehen: Die Bundesregierung hat sich öffentlich verpflichtet, im Zuge der weltweit propagierten Ausrottung der Masern dies auch in Deutschland umzusetzen.[46]

Abb. 14

Jahr	gemeldete Masernfälle	Erkrankungen auf 100.000 Einwohner (Inzidenz)
2001	6.038	7,4
2002	4.656	5,7
2003	777	0,9
2004	123	0,1
2005	781	1,0
2006	2.308	2,8
2007	566	0,7
2008	912	1,1
2009	572	0,7
2010	780	1,0
2011	1.608	2,0
2012	165	0,2
2013	1.769	2,2
2014	442	0,5
2015	2.465	3,1
2016	327	0,4
2017	926	1,1
2018	545	0,7
2019	516	0,6
2020	76	0,1
2021	10	0,01

Quelle: Epidemiologische Jahrbücher 2001 bis 2020, rki.de

Abb. 15

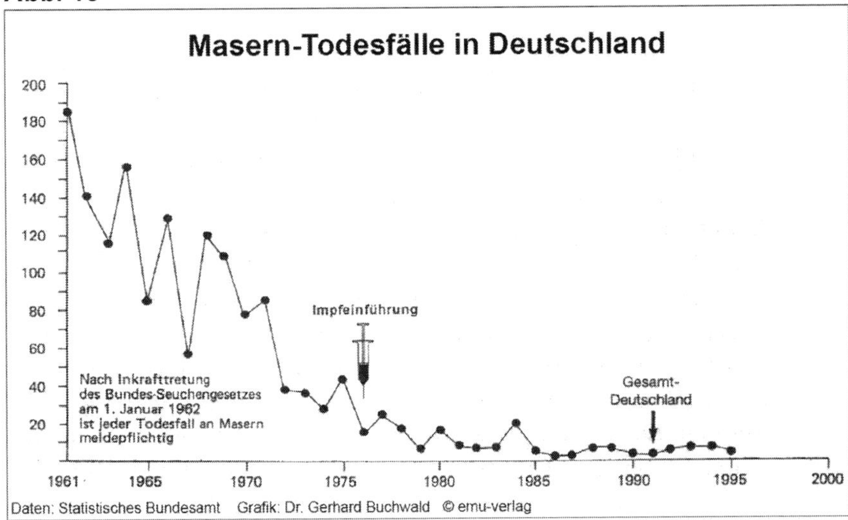

Würden wir die Masernimpfung komplett einstellen, würde Deutschland allenfalls zu der Zahl der Todesfälle zurückkehren, die zum Zeitpunkt der Einführung der Lebendimpfung erfasst wurden. Uns drohen dann also keineswegs „Tausende" von Todesfällen. Zum Zeitpunkt der Verfügbarkeit der Lebendimpfung im Jahr 1973 waren es noch 30.

Abb. 16

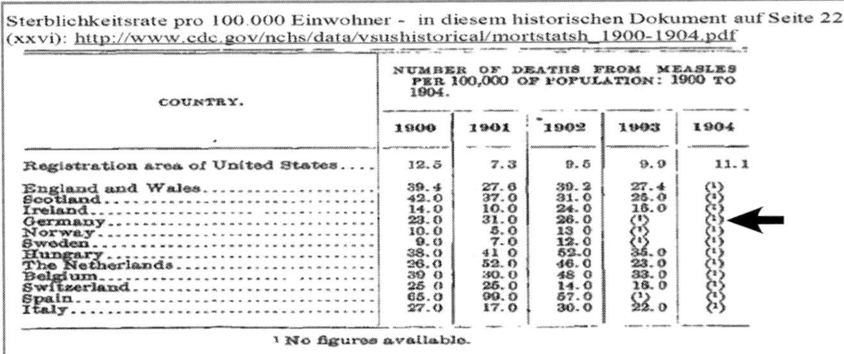

Sterblichkeitsrate pro 100.000 Einwohner - in diesem historischen Dokument auf Seite 22 (xxvi): http://www.cdc.gov/nchs/data/vsushistorical/mortstatsh_1900-1904.pdf

COUNTRY.	NUMBER OF DEATHS FROM MEASLES PER 100,000 OF POPULATION: 1900 TO 1904.				
	1900	1901	1902	1903	1904
Registration area of United States	12.5	7.3	9.5	9.9	11.1
England and Wales	39.4	27.6	39.2	27.4	(1)
Scotland	42.0	37.0	31.0	25.0	(1)
Ireland	14.0	10.0	24.0	15.0	(1)
Germany	23.0	31.0	26.0	(1)	(1)
Norway	10.0	5.0	13 0	(1)	(1)
Sweden	9.0	7.0	12.0	(1)	(1)
Hungary	38.0	41 0	52.0	35.0	(1)
The Netherlands	26.0	52.0	46.0	23.0	(1)
Belgium	39 0	30.0	48 0	33.0	(1)
Switzerland	25 0	25.0	14.0	18.0	(1)
Spain	65.0	99.0	57.0	(1)	(1)
Italy	27.0	17.0	30.0	22.0	(1)

[1] No figures available.

Im Jahr 1900 wurden im Deutschen Kaiserreich hochgerechnet noch etwa 13.000 Maserntodesfälle erfasst, bei einer Bevölkerungsgröße von ca. 56 Millionen. 1973, als die Lebendimpfung eingeführt wurde, waren es noch 30 Todesfälle. Wie ist dieser enorme Rückgang zu erklären?

4.3 Die historische Entwicklung in Deutschland

Schauen wir uns als Nächstes einmal die historische Tendenz der Erkrankungs- und Todesfälle näher an. Wenn wir aufhören würden, gegen die Masern zu impfen, wenn wir also wieder die Zustände der Vor-Impf-Ära hätten: Womit müssten wir dann rechnen? Mit Tausenden von Todesfällen jährlich, wie uns die Impfbefürworter einreden wollen?

Dann wäre es vielleicht tatsächlich völlig unverantwortlich, das Impfen einzustellen. **Abb. 15** stammt aus dem Buch *Impfen, das Geschäft mit der Angst* von Dr. med. Gerhard Buchwald, dem sicherlich bekanntesten deutschen Impfkritiker der Nachkriegszeit. Basierend auf Daten des statistischen Bundesamtes zeigt die Kurve die in Deutschland erfassten Masern-Todesfälle von 1962 bis 1995. Frühere Jahreszahlen stehen uns aus dieser Quelle leider nicht zur Verfügung, da die Meldepflicht für Masern-Todesfälle erst 1962 mit dem damaligen Bundesseuchengesetz eingeführt wurde.

Diese Grafik zeigt nun deutlich, dass die Zahl der Todesfälle bereits lange vor Einführung der Masern-Lebendimpfung im Jahr 1973 stark zurückging.

Man könnte als Impfbefürworter höchstens noch mit der Verfügbarkeit des allerersten Masern-Impfstoffs, eines sogenannten Totimpfstoffs, ab 1963 argumentieren. Doch dieser Impfstoff war auch in Expertenkreisen umstritten, weshalb er innerhalb weniger Jahre vom Lebendimpfstoff abgelöst wurde. Zudem müsste dieser Totimpfstoff auch in relevanten Mengen verimpft worden sein, um diesen rapiden Rückgang an Todesfällen verursachen zu können. Das ist jedoch sehr unwahrscheinlich, da in der Regel sowieso nicht sämtliche Kinder innerhalb eines Jahres durchgeimpft werden, sondern üblicherweise mit einer bestimmten Altersgruppe begonnen wird.

Und da die Masern von Experten und Eltern früher als harmlos angesehen wurden, bedurfte es anfangs auch enormer Überzeugungsarbeit, um den Menschen den Sinn der Impfung nahe zu bringen.

Dennoch wäre es sehr hilfreich, die Anzahl der Masern-Todesfälle aus früheren Jahren und Jahrzehnten zu kennen. Einer der Impfkritiker, die so wie ich auf Dr. Buchwald aufbauen und nach weiteren Quellen statistischer Daten forschen, ist Wolfram Klingele.

Ihm ist es gelungen, weitere Daten zu Masern-Todesfällen in Deutschland ausfindig zu machen und auszuwerten, zum Beispiel die Tabelle in **Abb. 16**, die Daten der Jahre 1900 bis 1903 enthält. Daraus geht eine Masern-Sterberate von 23 Todesfällen unter 100.000 Einwohnern her-

Abb. 17

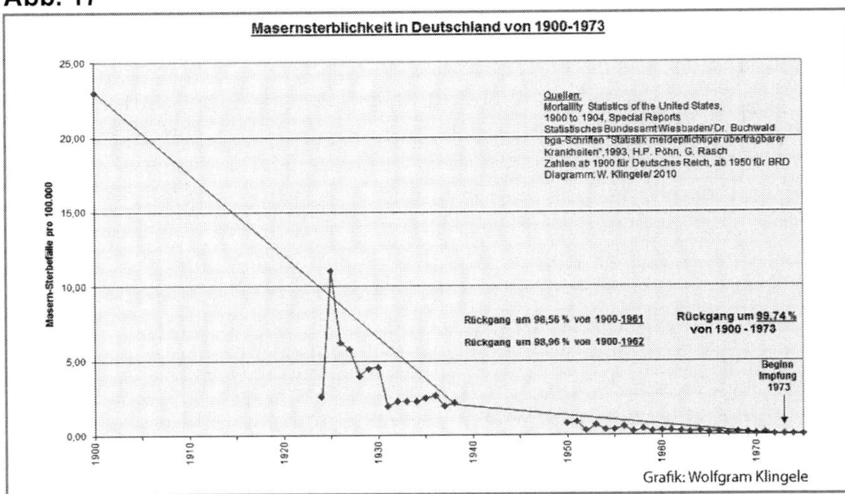

Die verfügbaren Statistiken über Masernsterblichkeit belegen den phänomenalen Rückgang der Todesfälle bereits lange vor Einführung der Impfung.

Abb. 18

Weltweiter Rückgang der Maserntodesfälle lange vor Einführung der Impfung

Tab. 13. Masernmortalität (Todesfälle/100 000 Einwohner) verschiedener Länder (nach Bonin).

Land	Jahr 1901	1906–1910	1921	1923–1929	1941	1958
Belgien	30,2		10,4		1,7	0,2
Brasilien	22,9		23,0		12,0	5,5
Chile						21,6
Deutschland		18,3		7,2	(1952–1958)	> 0,3
England	27,7		5,9		2,9	0,1
Frankreich			4,2		1,4	0,4
Indien					(1959)	19,8
Italien	17,8		11,9		4,5	0,4
Norwegen	4,6		2,8		1,2	0,3
Schweden	7,3		3,6		1,1	0,2
Schweiz	24,8		4,0		0,4	0,1
USA			8,9		0,6	0,2

Quelle: Prof. Dr. med. Wolfgang Ehrengut: „Die Impffibel", 1964, S. 197, Tab. 12, Schattauer Verlag

Die Daten aus Abb. 17 werden zusätzlich noch von Zahlen bestätigt, die der renommierte Impfexperte Ehrengut 1964 veröffentlichte.

vor. Bei damals etwa 56 Millionen Menschen waren das circa 13.000 Todesfälle.

1961, also kurz vor Verfügbarkeit irgendeines Masern-Impfstoffs, waren es nur noch circa 180 Todesfälle, ein Jahr später noch 140. 1973, und als dann erstmals der noch heute verwendete und angeblich hocheffektive Lebendimpfstoff eingesetzt wurde, waren es sogar nur noch 30 Todesfälle (**Abb. 15**).

Dies bedeutet im Klartext: Die flächendeckende Masern-Impfung verhindert in Deutschland keinesfalls „Tausende" von Todesfällen, sondern allenfalls 29 (30, die vor der Einführung noch auftraten – minus einem restlichen jährlichen Todesfall). Dazu ein bemerkenswertes Zitat aus dem Jahr 1962 von Prof. Dr. med. Henneberg, damals Vizepräsident des Bundesgesundheitsamtes und Präsident des Robert-Koch-Instituts:

> *„Eine Impfung gegen Masern ist zurzeit auch aus dem Grunde nicht ratsam, weil die Masern nur in seltenen Fällen, die therapeutisch behandelt werden können, gefährlich werden. Eine Massenprophylaxe ist daher nicht gerechtfertigt."*
>
> (Bundesgesundheitsblatt Nr. 4/1962, S. 55-58)

Henneberg hatte offenbar noch einen Blick für die historischen Dimensionen der Masern-Frage, einen Blick, den unsere Impfexperten und Politiker heute nicht mehr zu haben scheinen. Würde Henneberg dieses Zitat heute öffentlich wiederholen, würde er ungeheure Empörung der Impfexperten und der Pharma-Lobbyisten ernten – und als „offensichtlicher Impfschwurbler" vermutlich sofort in den Ruhestand versetzt werden.

Wolfram Klingele hat die verfügbaren Daten in einer Grafik veranschaulicht (**Abb. 17**). Wir haben also in Deutschland spätestens seit dem Jahr 1900 einen mehr oder weniger kontinuierlichen Rückgang der Masern-Todesfälle – also lange bevor der erste Impfstoff überhaupt auf den Markt kam.

Dieser Rückgang kann definitiv nichts mit den Impfungen zu tun haben – damals gab es ja noch keine Impfung gegen Masern. Vielmehr ist er der Beweis, dass andere sehr wesentliche Faktoren eine Rolle spielen müssen. Damit ist jeglicher Behauptung, die heutige relative Harmlosigkeit der Masern sei (allein) auf die Impfung zurückzuführen, die Grundlage entzogen, zumindest, was die deutschen Zahlen betrifft.

Eine weitere statistische Quelle finden wir bei Prof. Dr. med. Wolfgang Ehrengut, einem früheren Mitglied der Ständigen Impfkommission (siehe dazu **Abb. 18**): Ergänzend zu den bisher besprochenen Statisti-

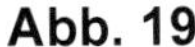

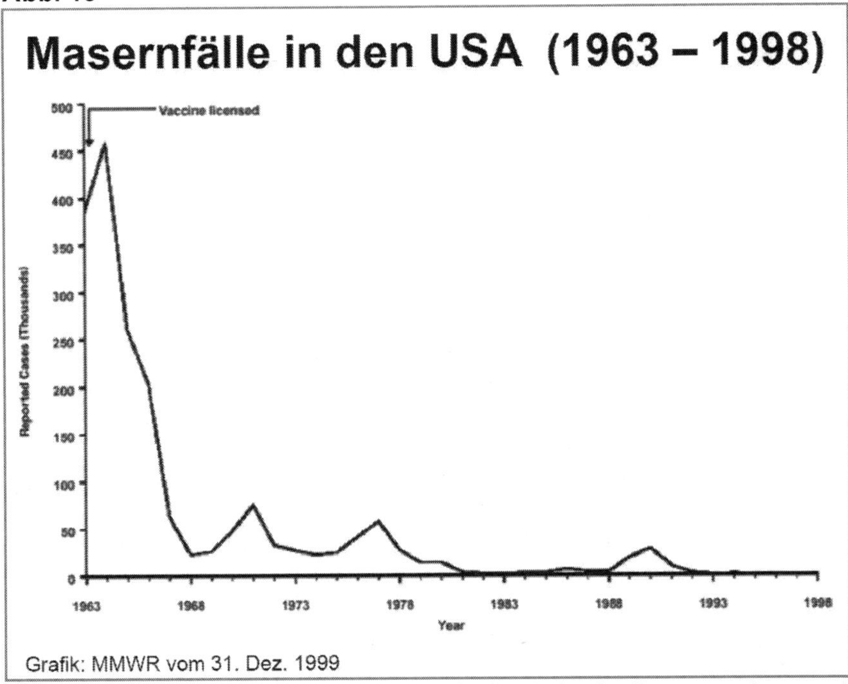

Grafik: MMWR vom 31. Dez. 1999

In dieser Grafik der US-Seuchenbehörde CDC scheint der Zusammenhang zwischen Einführung der Totimpfung im Jahr 1963 und der Rückgang der Masernfälle offensichtlich. Doch wie war der Verlauf vor 1963...?

ken fügen sich diese Masern-Sterberaten der Jahre 1906 bis 1910 und 1923 bis 1929 passend in den Rückgang ein, der schon lange vor Einführung der Impfung einsetzte.

4.4 Andere Länder, andere Sitten?

So weit die deutschen Statistiken. Stellen sie nur einen Sonderfall dar oder können sie ohne Weiteres auf andere Länder übertragen werden? Schauen wir uns also weitere Statistiken an.

Wir beginnen mit den USA. Vor ein paar Jahren hatte ich auf der Website der US-Seuchenbehörde Centers for Disease Control and Prevention (CDC) eine Grafik gefunden, die einen eindeutigen Zusammenhang zwischen der Einführung der Masern-Impfung und dem Rückgang

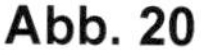

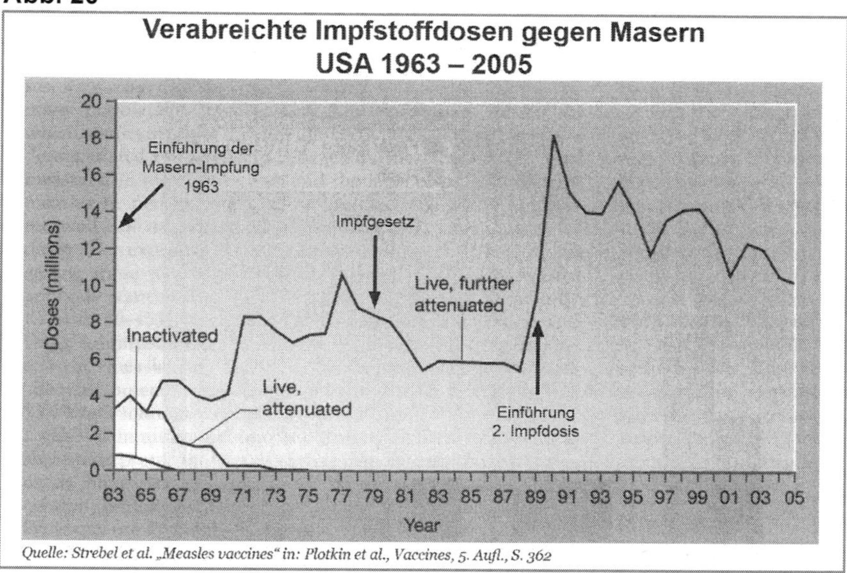

Quelle: Strebel et al. „Measles vaccines" in: Plotkin et al., Vaccines, 5. Aufl., S. 362

Auch die Anzahl der verabreichten Impfstoffdosen ab 1963 liefert kein Indiz für einen Zusammenhang mit der eingeführten Impfung.

der erfassten Masern-Fälle nahelegt (**Abb. 19**). Wir sehen den Beginn der Impfungen im Jahr 1963 markiert und kurz darauf einen enormen Abstieg der Anzahl der erfassten Masern-Erkrankungen, bis sich die Kurve etwa ab dem Jahr 1968 auf deutlich niedrigerem Niveau stabilisiert.

Ein eindeutiger Beweis für den Nutzen der Impfung? Sicher nicht. Aber doch zumindest ein starkes Indiz dafür? Nun, es ist auffallend, dass nicht die Einführung des auch heute noch als wirksam und sicher angesehenen Lebendimpfstoffs markiert ist, sondern des bereits nach wenigen Jahren fallen gelassenen Totimpfstoffs.

Der Rückgang durch Impfung ab 1963 ist deshalb nicht automatisch plausibel. Zumal, wie **Abb. 20** zeigt, keineswegs sämtliche Kinder bis 10 Jahre innerhalb eines Jahres durchgeimpft wurden, sondern allenfalls ein einziger Jahrgang, der aus einer Geburtenkohorte von circa 3 Millionen Kindern bestanden haben muss.

Berechtigte Zweifel an der Wirksamkeit der Masern-Impfung beweisen natürlich nicht automatisch das Gegenteil. Es stellt sich hier die Frage, welche Faktoren Einfluss nehmen können.

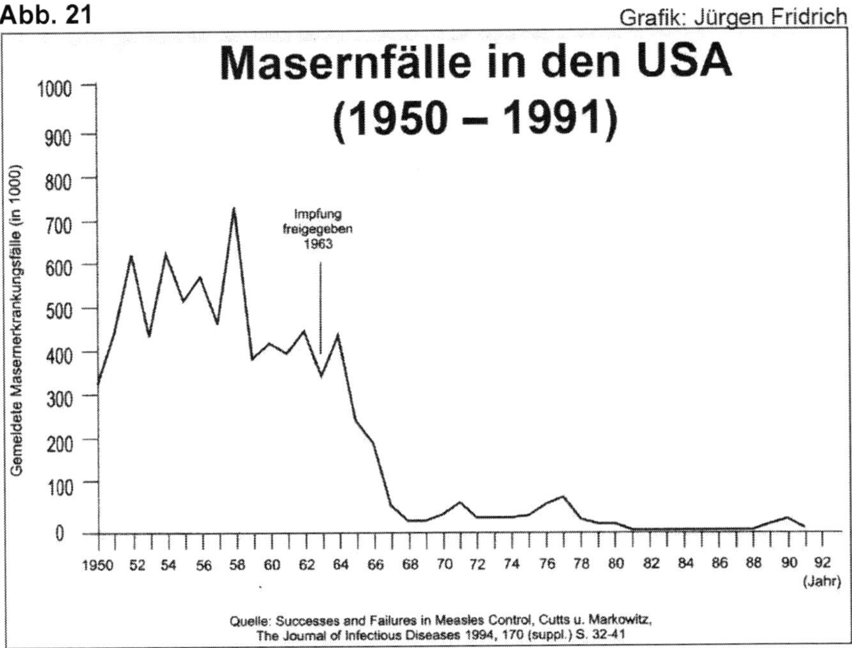

Nimmt man auch die Masernfälle vor Einführung der ersten Masernimpfung in die Grafik auf, sieht der Rückgang der Fallzahlen nicht mehr ganz so krass aus.

Da wäre als Erstes die Möglichkeit, dass der Rückgang reiner Zufall war und zum Beispiel eine natürliche Schwankung darstellt, wie wir sie ja auch heute noch jährlich bei den Masern beobachten. Das scheint jedoch weniger plausibel, da die Erkrankungsrate ja nach diesem starken Rückgang dauerhaft auf niedrigem Niveau bleibt, wobei es natürlich sehr interessant wäre, auch die Jahre vor der Impfeinführung in der Statistik zu betrachten.

Eine weitere Möglichkeit wäre, dass mit Einführung der Impfung die Falldefinitionen oder Erfassungskriterien geändert wurden, so dass von dem Tag an weniger Fälle als Masern-Erkrankungen gezählt wurden. Derlei ist mir bisher zwar bei anderen Infektionskrankheiten wie Polio, nicht aber im Zusammenhang mit dieser Masern-Statistik der USA bekannt.

Eine dritte Erklärung erscheint vermutlich am plausibelsten: Geimpfte Kinder wurden von impfgläubigen Ärzten einfach mit einer anderen Diagnose versehen.

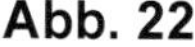

Abb. 22

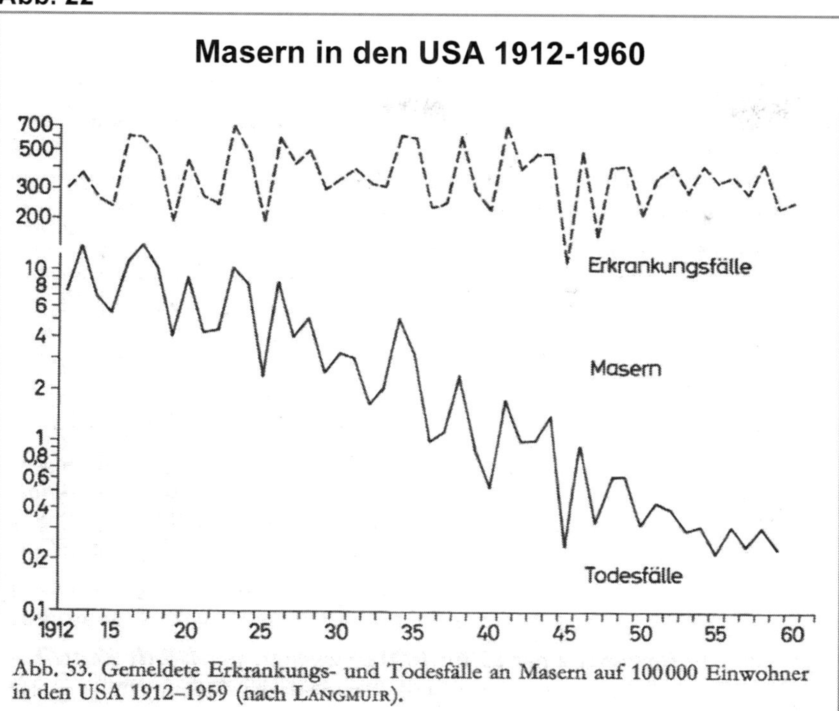

Abb. 53. Gemeldete Erkrankungs- und Todesfälle an Masern auf 100000 Einwohner in den USA 1912–1959 (nach LANGMUIR).

In den USA ging noch vor Einführung der ersten Masernimpfung die Sterberate kontinuierlich zurück. Quelle: Prof. Dr. Wolfgang Ehrengut, „Impffibel“, Schattauger-Verlag, 2. Auflage, S. 228

Betrachten wir doch zunächst einmal die offiziellen Erkrankungszahlen der USA aus einer anderen offiziellen Quelle, dem *Journal of Infectious Diseases* von 1994 (siehe **Abb. 21**). Jetzt sieht der Rückgang der Erkrankungszahlen schon nicht mehr ganz so überzeugend aus. Die vorherige – verstümmelte – Statistik sollte offenbar gezielt als Argumentation für die Masern-Impfung dienen.

Eine weitere Informationsquelle liefert das Buch „Impffibel“ von Prof. Ehrengut (**Abb. 22**). Dort stellt er die Erkrankungsrate der Sterberate gegenüber, und zwar ab dem Jahr 1912 bis kurz vor Einführung der ersten Masern-Impfung. Während die Erkrankungsrate relativ stabil bei 300 von 100.000 Einwohnern bleibt, fällt die Sterberate von 10:100.000 auf etwa 0,3:100.000 und somit auf etwa ein Dreißigstel. Und das ganz ohne Impfungen!

Abb. 23

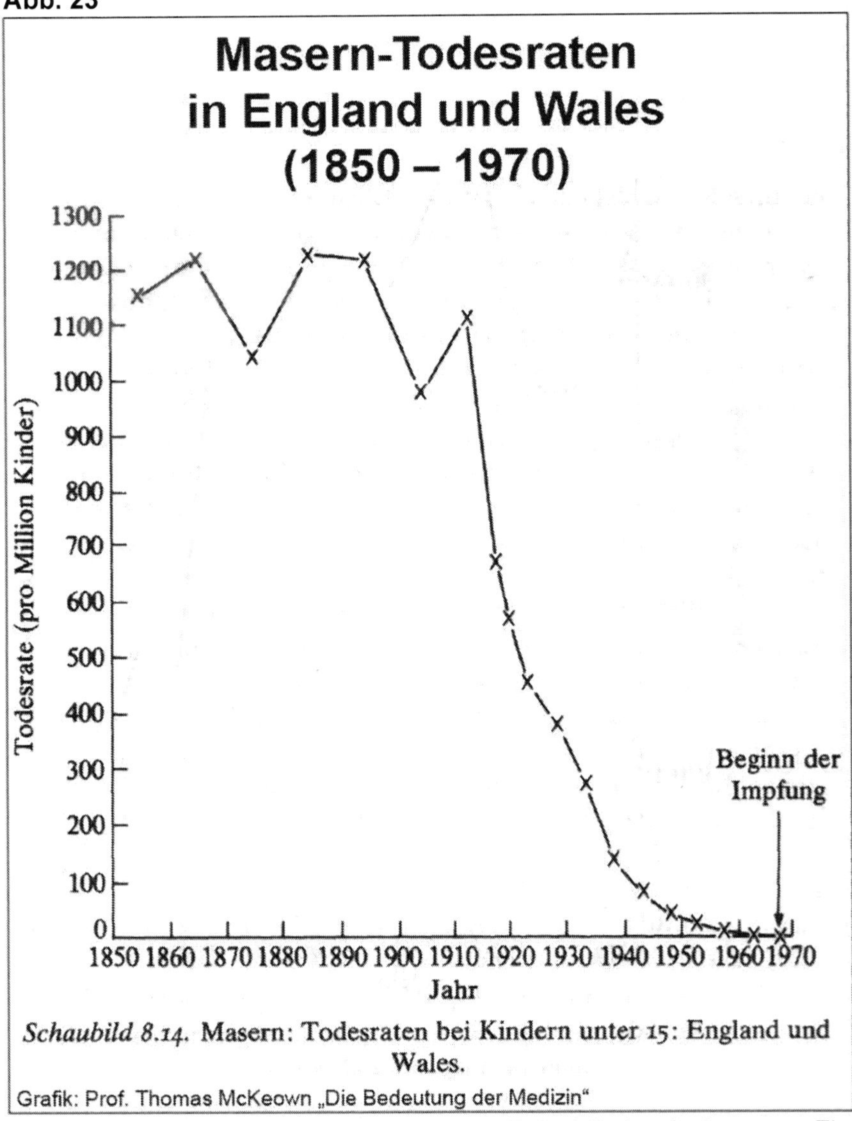

Schaubild 8.14. Masern: Todesraten bei Kindern unter 15: England und Wales.

Grafik: Prof. Thomas McKeown „Die Bedeutung der Medizin"

Auch in England und Wales sind die Masern-Todesfälle bereits lange vor Einführung der ersten Impfung drastisch zurückgegangen.

Masern, Mumps und Röteln in Finnland von 1960 – 1993 (logarithmischer Maßstab)

Abb. 24

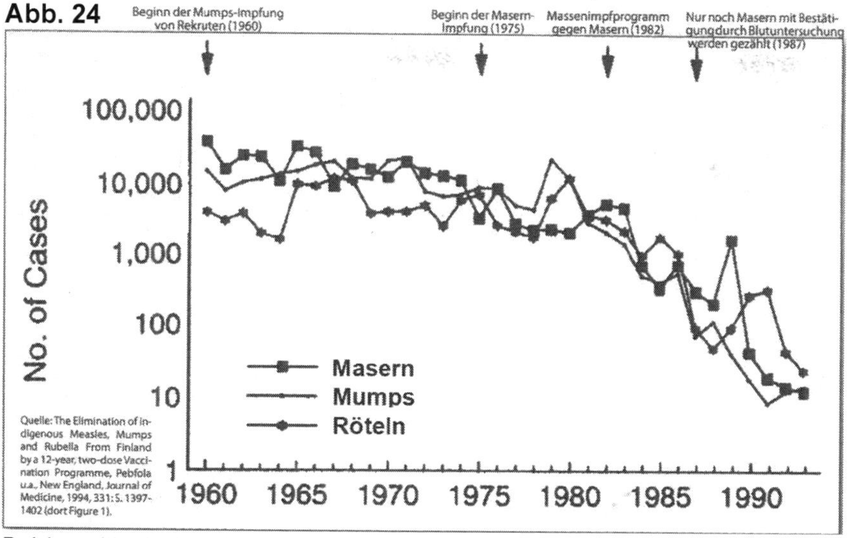

Beginn der Mumps-Impfung von Rekruten (1960)
Beginn der Masern-Impfung (1975)
Massenimpfprogramm gegen Masern (1982)
Nur noch Masern mit Bestätigung durch Blutuntersuchung werden gezählt (1987)

No. of Cases
100,000
10,000
1,000
100
10
1
1960 1965 1970 1975 1980 1985 1990

Masern
Mumps
Röteln

Quelle: The Elimination of indigenous Measles, Mumps and Rubella From Finland by a 12-year, two-dose Vaccination Programme, Pebfola u.a., New England, Journal of Medicine, 1994, 331: S. 1397-1402 (dort Figure 1).

Bei logarithmischer Darstellung vermittelt die finnische Statistik durchaus den Eindruck, dass die Masernimpfung einen Einfluss auf die Fallzahlen hatte.

Der Arzt und Medizinhistoriker Prof. Thomas McKeown veröffentlichte 1976 ein in Fachkreisen Aufsehen erregendes Buch mit dem Titel „The Role of Medicine: Dream, Mirage or Nemesis?" (Deutsch: „Die Bedeutung der Medizin: Traum, Trugbild oder Nemesis?"). Bemerkenswert ist das Buch deshalb, weil hier ein renommierter Schulmediziner die Rolle der modernen Medizin beim Rückgang der Seuchen infrage gestellt hat.

Grundlage seiner Recherchen waren die Bevölkerungsstatistiken von England und Wales, die bis in die Mitte des 19. Jahrhunderts zurückreichen. In **Abb. 23** sehen wir die Masern-Todesraten dieser Länder von 1850 bis 1970. Im Anschluss an den Ersten Weltkrieg ist ein geradezu phänomenaler Rückgang der Sterbefälle zu beobachten – viele Jahrzehnte vor dem Einsetzen der Masern-Impfung.

Kommen wir nun zu Finnland, einem viel beachteten Vorzeigeland für vorbildliche Bevölkerungs-Durchimpfung. **Abb. 24** ist die einzige mir bekannte Statistik, die in die Zeit vor der Impfeinführung zurückreicht und so einen Vergleich der Zustände vorher und nachher ermöglicht.

Übernommen habe ich sie von Jürgen Fridrich, der sie im *New England Journal of Medicine* (NEJM), einem der renommiertesten Fachjour-

Abb. 25

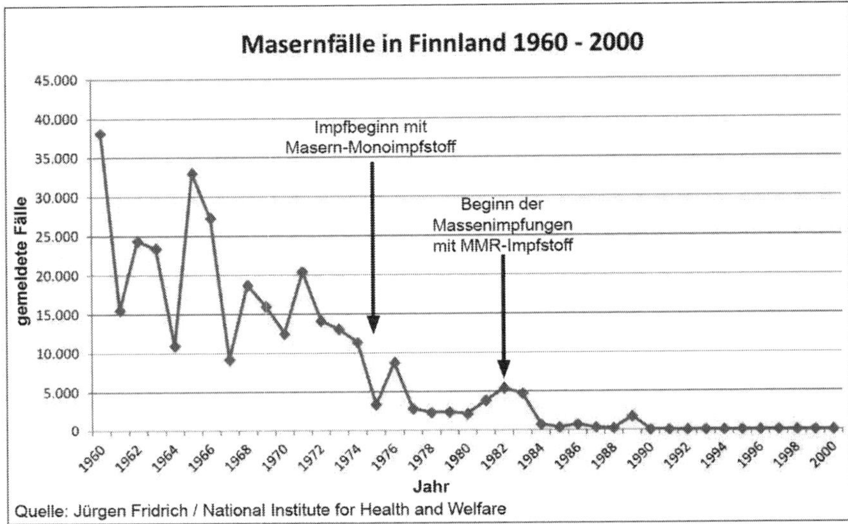

Nimmt man für die Darstellung der finnischen Masernstatistik einen linearen statt einen logarithmischen Maßstab wie in Abb. 24, wird ein Rückgang der Fallzahlen bereits Jahre vor Einführung der Impfung sichtbar.

nale, gefunden und ergänzt hat. Die Statistik scheint zu zeigen, dass mit Beginn der Impfung im Jahr 1975 und dem Massen-Impfprogramm im Jahr 1982 die Anzahl der Masern-Fälle deutlich zurückgegangen ist. Doch wir haben es hier mit einem logarithmischen Maßstab zu tun, der die Kurve umso mehr zusammenstaucht, je höher sie steigt. Jürgen Fridrich hat anhand der Original-Meldedaten eine normale, also eine lineare, Grafik erstellt (**Abb. 25**). Diese zeigt enorme Ausschläge, aber ebenso einen starken Rückgang der Fallzahlen lange vor Einführung der Impfung. Damit bleibt auch vom „Masern-Mythos Finnland" nicht viel übrig.

Warum allerdings die erfassten Fallzahlen in den USA im Gegensatz zu Finnland über Jahrzehnte stabil blieben (**Abb. 25**), ist eine Frage, die wohl nur durch intensive Recherchen durch einen qualifizierten Fachmann beantwortet werden kann. Doch da von offizieller Seite niemand an der Klärung solcher Widersprüche interessiert ist, werden entsprechende Forschungen auch nicht in Auftrag gegeben und bezahlt.

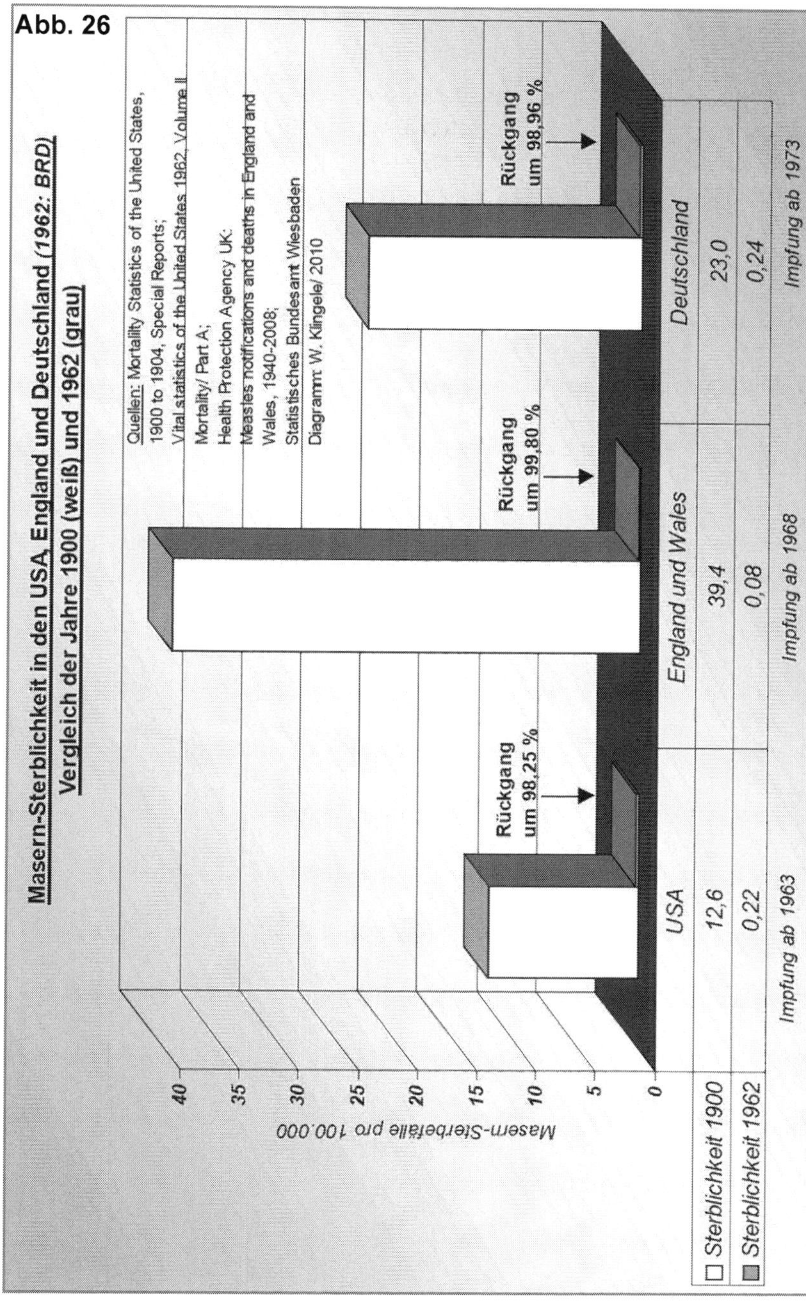

Abb. 26

Grafik: Wolfgang Klingele

4.5 Fazit

Wolfram Klingele hat sich in **Abb. 26** dankenswerterweise die Mühe gemacht, den Rückgang der Todesfälle vor Einführung der Masern-Impfung in den USA, in England/Wales und in Deutschland von 1900 bis 1962 grafisch darzustellen. Wir sehen hier Rückgänge um 98,25 Prozent (USA), 99,80 Prozent England/Wales und 98,96 Prozent (Deutschland).

Diese Rückgänge haben definitiv nichts mit der Masern-Impfung zu tun, und zwar weder mit der Tot- noch mit der Lebendimpfung. Daraus ergeben sich wenigstens zwei Fragen:

1. Wenn es nicht die Impfung war, was war es dann?

2. Ist die Masern-Impfung überhaupt wirksam?

Die erste Frage haben wir im Grundsatz bereits in Kapitel 2 beantwortet. Der zweiten Frage gehen wir in den nächsten Kapiteln genauer auf den Grund.

5 Die drei Säulen einer mündigen Impfentscheidung

Ausgangsbasis für eine Impfentscheidung ist die Feststellung, dass auch öffentlich empfohlene Impfungen rechtlich gesehen zunächst einmal eine Körperverletzung darstellen, die der mündigen Einwilligung bedürfen. Diese Einwilligung können wir im Rahmen unserer persönlichen Impfentscheidung jedoch nur geben, wenn Wirksamkeit, Sicherheit und Notwendigkeit dieser Impfung zweifelsfrei nachgewiesen sind (**Abb. 27**). Ist auch nur eine einzige dieser drei Argumentations-Säulen nicht belastbar, fällt die Impfentscheidung in sich zusammen.

Wie ein Hocker wenigstens drei Beine benötigt, um stabil zu stehen, so muss auch die Impfentscheidung stabil auf drei Säulen stehen. Ist eine dieser Argumentations-Säulen nicht stabil, kann die Entscheidung im Grunde nicht für die Impfung ausfallen.

Abb. 27

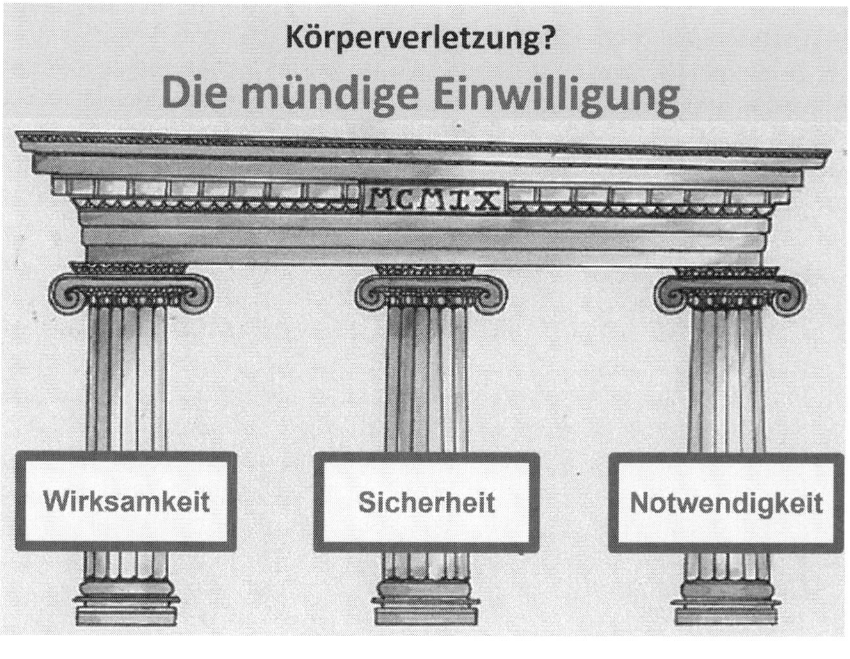

5.1 Nachweis eines gesundheitlichen Vorteils

Die erste Säule, auf der die offizielle Durchimpfungspolitik bei Masern beruht, ist die Behauptung ihrer Wirksamkeit. Wie können wir diese überprüfen? Dazu müssen wir zunächst einmal definieren, was wir als Eltern unter Wirksamkeit verstehen.

Natürlich möchten wir an allererster Stelle, dass unser Kind nicht an Masern erkrankt, zumindest nicht mit schweren Komplikationen. An zweiter Stelle steht, dass nicht, wie das Sprichwort sagt, „der Teufel mit dem Beelzebub ausgetrieben wird“, das heißt, dass der Vorteil der Nichterkrankung nicht durch Nebenwirkungen oder gar einen dauerhaften Impfschaden zunichte gemacht oder gar in einen Nachteil verkehrt wird.

Kurz gesagt: Wir versprechen uns von der Masern-Impfung einen gesundheitlichen Vorteil gegenüber dem Nicht-Impfen. Nun wird uns ja von den Herstellern und Behörden eine *individuelle Wirksamkeit* gar nicht versprochen. Was versprochen wird, ist eine vielmehr *statistische Wirksamkeit*. Dies bedeutet, dass beispielsweise 100 000 Geimpfte im Durchschnitt und unter dem Strich nachweislich gesünder sein sollten als 100 000 Ungeimpfte.

Aber einige müssen dafür halt unter Umständen in puncto Gesundheit einen Preis bezahlen. Dieser Preis muss insgesamt deutlich unter den gesundheitlichen Vorteilen liegen.

Wie genau wir diesen gesundheitlichen Vorteil letzten Endes definieren, kann individuell verschieden sein. Jedoch können wir sicherlich erwarten, dass uns Hersteller und Zulassungsbehörde die notwendigen Daten aus vergleichenden Studien zwischen Geimpften und Ungeimpften zur Verfügung stellen, die es uns ermöglichen, eine persönliche Beurteilung vorzunehmen.

5.2 Anforderungen an eine Zulassungsstudie

In den entsprechenden Vergleichsstudien sollte natürlich der echte Impfstoff mit einem Scheinimpfstoff, einem wirkungslosen Placebo, verglichen werden, um den sogenannten Placebo-Effekt auszuschalten.

Es sollte sich um eine sogenannte Doppelblindstudie handeln. Das bedeutet, dass weder die Testperson noch das Studienpersonal wissen dürfen, ob im Einzelfall der Impfstoff oder das Placebo verimpft wurde.

Darüber hinaus sollten der tatsächliche Gesundheitszustand, das tatsächliche allgemeine Wohlbefinden und die gegebenenfalls tatsächlich auftretenden Krankheitssymptome der Probanden vollständig erfasst werden. Um ein aussagefähiges Ergebnis zu erhalten, muss die Studie groß genug sein, also mehrere zehntausend Teilnehmer haben und lange genug laufen.

Des Weiteren wäre Transparenz wichtig. Damit sind das sogenannte Studiendesign und die Studienprotokolle gemeint, also alle Unterlagen, die uns Aufschluss darüber geben können, ob die Studie ergebnisoffen aufgesetzt wurde und ob die Verantwortlichen mit den Daten korrekt umgegangen sind. Ist das Studiendesign jedoch geheim, so müssen wir uns damit auseinandersetzen, ob die Begründung dafür für uns plausibel klingt.

Und zu guter Letzt sollte eine solche Zulassungsstudie natürlich sowohl personell als auch finanziell unabhängig vom jeweiligen Hersteller durchgeführt werden: Es ist eine Binsenweisheit, dass herstellerfinanzierte Studien tendenziös sind. Sollte die Studie doch herstellerfinanziert sein, ist die Transparenz umso wichtiger.

5.3 Sicherheit des Impfstoffs

Im Grunde ist das Thema „Sicherheit" bei seriös aufgesetzten Vergleichsstudien zwischen Geimpften und Ungeimpften ja schon enthalten. Das gilt zumindest dann, wenn der gesamte Gesundheitszustand in die Auswertung einbezogen wird.

Es gibt jedoch noch einen weiteren Aspekt, den wir als Anforderung an den Impfstoff definieren können: die Kalkulierbarkeit des Impfrisikos. Wie häufig treten schwere Nebenwirkungen auf?

Dies wäre eine wichtige Größe, um den behaupteten Nutzen der Erkrankungsvermeidung gegen das Risiko einer Nebenwirkung abzuwägen. Kann das Paul-Ehrlich-Institut das Risiko statistisch nicht ausreichend bestimmen, wäre eine Abwägung gegenüber dem Nutzen nicht möglich.

5.4 Notwendigkeit einer Impfung

Natürlich wäre es sinnlos, gegen eine Infektionskrankheit zu impfen, wenn uns diese Krankheit keinerlei Kopfzerbrechen bereitet, wie beispielsweise die Windpocken, die selbst von vielen Schulmedizinern als nicht relevant angesehen werden.

Doch natürlich sind Masern aufgrund der manchmal schweren Verläufe und Todesfälle eine Krankheit, über die wir uns zumindest einmal Gedanken gemacht haben sollten. Die Frage lautet in diesem Zusammenhang:

Ist das behauptete Risiko eines schweren Verlaufs wirklich so hoch, wie die Gesundheitsbehörden behaupten?

Doch nicht nur der mögliche schwere Verlauf einer Infektionskrankheit könnte für eine Impfung sprechen, sondern darüber hinaus fehlende Alternativen bei Behandlung und Vorsorge. Ist also die Krankheit durch alternativmedizinische Maßnahmen sehr schnell und gut in den Griff zu bekommen? Kann der Ausbruch durch bestimmte alternative Vorsorgemaßnahmen mit großer Wahrscheinlichkeit verhindert oder zumindest abgeschwächt werden? Wenn ja, stellt sich die Frage nach der Notwendigkeit einer Impfung völlig neu.

5.5 Fällt eine Säule weg, fällt die Impfung

Können wir auch nur eine der drei Säulen nicht mit einem klaren »Ja« belegen, kann die Impfentscheidung nicht zugunsten einer Masern-Impfung ausfallen.

Wie wir gesehen haben, reicht die Furcht vor möglichen schweren Verläufen nicht aus, vor allem dann nicht, wenn es Alternativen der Behandlung und/oder Vorsorge gibt oder wenn wir feststellen, dass bestimmte Menschen sowieso nicht anfällig sind. Dies gilt selbst unter der Prämisse, dass wir die Wirksamkeit und auch die Sicherheit als gegeben ansehen.

Ist jedoch das Impfrisiko (zweite Säule) nicht kalkulierbar, so kann auch keine Abwägung zwischen dem statistischen Risiko und Nutzen der Impfung und dem Risiko der Erkrankung vorgenommen werden:

Wir wissen ja nicht, welches Gewicht wir in die Waagschale legen müssen. Und fehlt stattdessen ein uns überzeugender Wirkungsnachweis, dann nützen uns weder gegebene Notwendigkeit noch die Kalkulierbarkeit der Risiken:

Fällt auch nur eine der Argumentationssäulen, fällt die Impfung!

Wie Sie, lieber Leser, die einzelnen Aspekte innerhalb der drei Säulen gewichten, bleibt Ihnen überlassen. Was ich Ihnen anbieten kann, sind im Folgenden ein paar Hintergrundinformationen, die Ihnen die Meinungsbildung stark erleichtern können. Eine Möglichkeit, die Impfentscheidung anzugehen, ist deshalb, Argumente und Fakten jeweils einer der drei Säulen zuzuordnen.

5.6 Gibt es Beweise für den Nutzen der Impfung?

Laut den offiziellen Zahlen waren während der NRW-Epidemie (2006) mindestens 79 Prozent der Erkrankten ungeimpft und mindestens 9,5 Prozent wenigstens einmal geimpft.[47]

Das spräche für einen Nutzen der Impfung im Rahmen der offiziellen Erwartungen, die bei Einfach-Geimpften von einer Impfversager-Quote in Höhe von etwa 10 Prozent ausgehen, einem Wert, der Schätzungen zufolge durch eine zweite Impfung noch einmal auf die Hälfte reduziert wird.

Der Anteil der Geimpften ist jedoch aus mehreren Gründen nicht sicher: Erstens ist sowohl bei den Geimpften als auch bei den Ungeimpften die Dunkelziffer der nicht gemeldeten Masern-Fälle völlig unbekannt. Erfahrungsgemäß neigen insbesondere standardmäßig impfende Ärzte dazu, bei Geimpften trotz typischer Symptome eine andere Diagnose zu stellen – und umgekehrt bei Ungeimpften besonders zur Masern-Diagnose zu neigen.

Dazu kommen zweitens mögliche Falschdiagnosen aufgrund der Nebenwirkungen der bereits erwähnten symptomunterdrückenden Medikamente: Diese können zum Beispiel Fieber und Hautausschläge verursachen. Immerhin liegt nur bei weniger als einem Drittel aller Fälle eine Laborbestätigung der Diagnose vor.[48]

Kann man sich wirklich darauf verlassen, dass ein Arzt, der wenig oder gar keine Erfahrung mit Masern hat, die Krankheit immer richtig diagnostiziert?

6 Unethische Zirkelschlüsse – Baron von Münchhausen lässt grüßen

6.1 Willkommen im Märchenland des Impfens

Wie wir anhand des Drei-Säulen-Modells gesehen haben, ergibt eine wirkungslose Impfung selbst dann keinen Sinn, wenn sie sicher wäre und als notwendig betrachtet werden könnte. Wie die Statistiken zeigen, hat der Rückgang der Masern als Todesursache lange vor der Einführung der Impfungen begonnen. Das wirft Fragen nach der tatsächlichen Wirksamkeit der Impfungen auf. Die Wirksamkeit von Masern-Impfstoffen wird im Rahmen von Zulassungsstudien erfasst und vom Paul-Ehrlich-Institut (PEI), der deutschen Zulassungsbehörde, geprüft.

Eine individuelle Garantie für Wirksamkeit und Sicherheit wird uns weder von Herstellern noch von den Behörden gegeben. Wirksamkeit aus Sicht der Eltern besteht dann, wenn sich ein deutlicher gesundheitlicher Vorteil bei den Geimpften gegenüber den Ungeimpften nachweisen lässt. Demnach müssen Geimpfte und Ungeimpfte in einer Studie miteinander verglichen werden. Den wissenschaftlichen Goldstandard stellen die sogenannten placebokontrollierten Doppelblindstudien dar. Sie müssen, wie bereits erwähnt, unabhängig und ergebnisoffen aufgesetzt sein und eine ausreichende Laufzeit sowie Größe aufweisen. Ihr Design muss transparent sein und die Studien müssen herstellerunabhängig finanziert und durchgeführt werden.

Sicher kennen Sie die Lügengeschichten von Baron Münchhausen. Zum Beispiel diejenige, in der er sich selbst mitsamt seinem Pferd am eigenen Kragen aus einem Sumpf herauszieht und so vor dem sicheren Tod rettet. Oder vielleicht waren Sie so wie ich als Kind ein Fan der Augsburger Puppenkiste, zum Beispiel von Jim Knopf und Lukas, dem Lokomotivführer. Die hatten vor ihrer Lok an einer Stange ein geheimnisvolles Mineral, einen „Magnetfelsen“, angebunden, wodurch die Lokomotive sich, von dem Magneten angezogen, nach vorne bewegen und sogar fliegen konnte.

Was das mit dem Impfen zu tun hat? Ganz einfach: Die Impfwissenschaft bewegt sich auf dem gleichen Niveau wie diese Märchengeschichten: Die offizielle Begründung dafür, dass die Impfexperten der Welt konsequent auf ordentliche placebokontrollierte Doppelblindstudien verzichten, basiert auf einem sogenannten Zirkelschluss. Und Zirkelschlüsse sind in der Wissenschaft ein absolutes No-Go, ein berechtigtes Tabu, ein Logikfehler, der sogar von den kleinen Besuchern der Augsburger Puppenkiste durchschaut werden kann.

6.2 Der wissenschaftliche Anspruch

Für uns Eltern ist doch die entscheidende Frage beim Impfen, ob Geimpfte im Vergleich zu Ungeimpften einen deutlichen gesundheitlichen Vorteil haben, unter dem Strich und unter Einbeziehung aller gesundheitsrelevanten Daten.

Um dies herauszufinden, muss man also Geimpfte und Ungeimpfte miteinander vergleichen. Um den sogenannten Placebo-Effekt und jede Beeinflussung oder Verzerrung des Ergebnisses auszuschalten, müsste man die Gruppe der Ungeimpften ebenfalls zum Schein impfen, indem man einen Scheinimpfstoff verabreicht, eben ein Placebo. Dieser Scheinimpfstoff muss genauso aussehen, aber in Wahrheit beispielsweise aus einer harmlosen Kochsalzlösung bestehen.

Doppelte Verblindung bedeutet, dass weder die Testpersonen, „Probanden“ genannt, noch das Studienpersonal wissen dürfen, wer was erhalten hat. Heutzutage geht man sogar davon aus, dass Dreifach-Verblindung notwendig ist, das heißt, dass auch die Statistiker, von denen die Daten ausgewertet werden, nicht wissen, welche Gruppe hinter den jeweiligen Werten steckt.

6.3 Ethik-Ausrede: Zeit für eine Kaffeepause

Obwohl solche Vergleichsstudien weltweit den wissenschaftlichen Goldstandard darstellen, werden sie von den Herstellern nicht durchgeführt, aber auch nicht von den nationalen Zulassungsbehörden verlangt.

Stattdessen zieht man in der Regel reine Laborwerte zu Rate, zum Beispiel den „Antikörpertiter“ (die Anzahl der im Blut durch indirekte Verfahren nachgewiesenen Antikörper gegen den Erreger) oder die sogenannte „Viruslast“ bzw. PCR (angeblich ein direkter Erregernachweis). Es handelt sich hierbei, wie die Behörden selbst zugeben, um unzuverlässige Ersatzmessgrößen (Fachausdruck: „Surrogat-Parameter“).

Fragt man einen Impfexperten oder die Hersteller, warum sie diese von Impfkritikern seit Jahrzehnten geforderten Doppelblindstudien nicht durchführen, bekommt man regelmäßig zur Antwort, dies sei „ethisch nicht vertretbar".

Die Pressesprecherin des Paul-Ehrlich-Instituts (PEI), der deutschen Zulassungsbehörde, wurde von der Kölner Rundschau vom 30. Oktober 2006 folgendermaßen zitiert:

„Studien, die dabei helfen, einen Placebo-Effekt auszuschalten, hält Susanne Stöcker vom Paul-Ehrlich-Institut für unethisch: Man könne es nicht verantworten, jemandem einen Schutz vorzuenthalten, nur um zu sehen, wie gut dieser Schutz wirkt."

Wir sind es vielleicht gewohnt, über Sätze, die keinen Sinn ergeben oder die wir nicht verstehen, einfach hinwegzulesen, insbesondere wenn der Autor einen akademischen Titel trägt. Bitte tun Sie dies in diesem Fall nicht! Lesen Sie den Satz noch einmal durch und noch einmal – so lange, bis Sie das Gefühl haben, ihn zu verstehen und seinen Sinn zu erkennen. Vielleicht machen Sie dazu eine kleine Pause und holen sich einstweilen einen Kaffee (oder natürlich alternativ einen Kräutertee etc.).

Sollte dieser Satz dann jedoch immer noch keinen Sinn für Sie ergeben – *willkommen im Club!*

6.4 Beispiele für Zirkelschlüsse

Der Satz ergibt natürlich keinen Sinn, denn er basiert wie die Geschichte von Baron Münchhausen oder die Lok von Lukas dem Lokomotivführer auf einem Zirkelschluss. Einen „Zirkelschluss" (oder auch „Kreisschluss") definiert der Duden folgendermaßen: *„Beweisführung, in der das zu Beweisende bereits als Voraussetzung enthalten ist."*

Als Beispiel führt der Duden den Satz an: *„Kaffee regt an, weil er eine anregende Wirkung hat."* Weitere Beispiele finden sich in Wikipedia: *„Die Bibel ist Gottes Wort, denn es steht geschrieben, alle Schrift ist von Gott eingegeben."*

Molière verspottete in einer seiner Komödien treffend diese Art von logischen Fehlern: *„Der Vater einer stummen Tochter möchte wissen, warum seine Tochter stumm ist. ‚Nichts einfacher als das', antwortet der Arzt, ‚das hängt vom verlorenen Sprachvermögen ab.' ‚Natürlich, natürlich', entgegnet der Vater, ‚aber sagen Sie mir bitte, aus welchem Grun-*

de hat sie das Sprachvermögen verloren?' Darauf der Arzt: ‚Alle unsere besten Autoren sagen uns, dass das vom Unvermögen abhängt, die Sprache zu beherrschen.'"

„Wenn beispielsweise ein Gericht feststellt, ein Zeuge sei glaubwürdig, sich dabei aber nur auf die Aussagen des Zeugen selbst bezieht, um dessen Glaubwürdigkeit es gerade geht, so liegt zumindest der Verdacht nahe, dass hier das Urteil über die Glaubwürdigkeit des Zeugen schon gefällt war, bevor seine Aussage näher in Betracht gezogen wurde." (Joerden: Logik im Recht)

6.5 Ethik-Ausrede: Verzweiflungsakt der Behörden?

Das Argument der Zulassungsbehörde, wonach es unethisch sei, einer Gruppe von Probanden den Wirkstoff vorzuenthalten, bewegt sich exakt auf der gleichen sinnlosen Logikebene, denn es ist ein Zirkelschluss: Der Sinn einer placebokontrollierten Doppelblindstudie ist es ja, Klarheit über die Wirksamkeit zu gewinnen. Die Wirksamkeit muss also erst noch bewiesen werden.

Das Paul-Ehrlich-Institut geht jedoch in seiner Argumentation bereits von einer Wirksamkeit aus. Wie Baron von Münchhausen zieht sich das Paul-Ehrlich-Institut damit am eigenen Kragen aus dem Sumpf der wissenschaftlichen Frage nach der Wirksamkeit.

Nun kann man dem Pressesprecher einer Bundesbehörde nicht unbedingt unterstellen, dass sein logisches Denkvermögen sich auf dem Niveau eines 3-Jährigen bewegt. Es sind im Gegenteil in der Regel gebildete und hochintelligente Menschen. Ihre Aufgabe besteht jedoch nicht darin, immer und unter allen Umständen die Wahrheit zu sagen, sondern vielmehr, die Vorgaben ihres Dienstherren zu erfüllen und Schaden von ihrer Behörde abzuwenden.

Wenn also eine Behörde in einem offiziellen Interview auf Fragen mit Zirkelschlüssen antwortet, die im Grunde jedes gesunde Vorschulkind durchschauen kann, dann ist die Antwort einfach nur ein reiner Verzweiflungsakt.

Die „moderne Impfmedizin" basiert auf einer ganzen Reihe von Zirkelschlüssen, darunter auch das Ethik-Argument. Doch das Impfen generiert Jahr für Jahr Milliardengewinne für die Hersteller, und ein Kurswechsel kommt für die herrschende Politikerkaste allein schon wegen des Risikos eines Gesichtsverlustes nicht infrage.

6.6 Wenn der Kaiser keine Kleider anhat

Das Ethik-Argument ist im Zusammenhang mit dem Impfen bei Weitem nicht der einzige Zirkelschluss. Sie hätten gerne weitere Beispiele?

- *„Impfungen sind wirksam, da die Mehrheit der Menschheit daran glaubt."*
- *„Aluminium und Quecksilber im Impfstoff sind sicher, denn beides wird ja seit 100 Jahren verimpft."*
- *„Impfungen sind wirksam, denn es sterben heute viel weniger Menschen durch impfpräventable Infektionskrankheiten als früher."*

Na gut, das letzte Argument ist vielleicht nicht direkt ein Zirkelschluss, es bewegt sich aber auf dem gleichen Niveau wie die Behauptung, mit der Geburtenrate sei gleichzeitig die Storchenpopulation zurückgegangen, also gibt es zwangsläufig einen ursächlichen Zusammenhang.

Intellektuell bewegen sich solche Aussagen auf Kindergartenniveau. Damit will ich selbstredend Ihre Kinder, sollten sie zufällig gerade im entsprechenden Alter sein, nicht beleidigen.

Lassen Sie sich also nicht für dumm verkaufen. Wenn Sie das nächste Mal offizielle Verlautbarungen zum Impfen – und zu anderen Themen – lesen, die keinen Sinn ergeben, dann könnten Sie sich ja zum Beispiel ganz spontan in den Helden eines anderen Märchens verwandeln und zu dem kleinen Jungen werden, der in der dumpfen Menschenmenge als Einziger laut wagt zu rufen: *„Der Kaiser ist ja nackt!"*

Und vielleicht sind Sie ja diesmal nicht der Einzige, der ruft. Tun Sie sich mit Gleichgesinnten zusammen! So gibt es bereits mehr als 250 impfkritische Elternstammtische in Deutschland, bei denen Eltern und Betroffene sich regelmäßig treffen und austauschen, einer davon ist vielleicht auch in Ihrer Nähe. Eine aktuelle Liste finden Sie unter:

http://www.impfkritik.de/stammtische

6.7 Weitere Gründe, warum das Ethik-Argument reiner Unsinn ist

1. Man könnte eventuell über das Ethik-Argument diskutieren, nachdem eine vergleichende Placebo-Studie einen eindeutigen gesundheitlichen Vorteil durch die Masern-Impfung aufzeigen konnte. Vor der erfolgreichen Durchführung solch einer Studie ergibt dieses Argument

jedoch überhaupt keinen Sinn! Auch der Verweis auf den Rückgang der Masern als indirekter Beweis für die Wirksamkeit hilft hier nicht weiter, wie wir noch zeigen werden.

2. Selbst wenn wir das Ethik-Argument für die Human-Impfungen akzeptieren würden, könnte es keineswegs im gleichen Ausmaß für die Tier-Impfstoffe gelten. Doch auch hier werden solche Placebo-Studien nicht durchgeführt. Diese wären auch hier unabdingbar, da die Ergebnisse ansonsten – ob bewusst oder unbewusst – von dem Studienpersonal beeinflusst werden könnten. Man muss also davon ausgehen, dass das Ethik-Argument nur vorgeschoben ist.

3. 2006 sind mit den HPV-Impfstoffen gegen Gebärmutterhalskrebs die ersten Impfstoffe zugelassen worden, die eben doch auf placebokontrollierten Doppelblindstudien beruhen. Auch wenn es sich in Wahrheit um aluminiumhaltige Schein-Placebos handelt, wird damit das Ethik-Argument völlig ad absurdum geführt. Die Zulassungsbehörde hält sich somit selbst nicht an ihre eigene „eiserne" Regel!

7 Babylonische Sprachverwirrung rund um eine Ersatz-Messgröße

7.1 Wie Eltern und Kinderärzte aneinander vorbeireden

Aber wie wird denn nun die Wirksamkeit im Rahmen einer Zulassungsstudie festgestellt, wenn der Vergleich zwischen Geimpften und Ungeimpften aus „ethischen Gründen" nicht infrage kommt?

Nun, man misst einfach bei den Testpersonen vor und nach der Impfung den sogenannten Antikörperspiegel im Blut. Antikörper sind hochkomplexe Eiweißverbindungen, die vom Organismus bei Infektionskrankheiten ausgeschüttet und aus Sicht der Schulmedizin zur Abwehr von spezifischen Fremdstoffen und Erregern gebildet werden.

Der Impfstoff enthält den Erreger, gegen den er schützen soll, in einer „abgeschwächten" Version. Die Abschwächung wird zum Beispiel mithilfe von Formalin herbeigeführt, einer hochgiftigen Chemikalie, welche die Hülle des Erregers chemisch verändert. Dadurch ist das Virus nicht mehr in der Lage, in eine Zelle einzudringen und sich dort zu vermehren. Denn die Hülle von Viren ist so gebaut, dass diese leicht in Körperzellen eindringen können.

Eigentlich sollten derart behandelte Impfviren gar nicht mehr in der Lage sein, sich zu vermehren. Doch bei den sogenannten Lebendimpfstoffen, zu denen auch die Masern-Impfung gehört, kann sich das sogenannte Antigen, also der Impferreger, eben doch im Organismus vermehren, er wird aber im Gegensatz zur Wildform des Erregers als relativ harmlos angesehen. Diese Harmlosigkeit wird durch zahlreiche „Passagen" erzeugt, das heißt der Erreger wird immer wieder in neue Zellkulturen verpflanzt, bis er seine Eigenschaften im Sinne der Impfexperten verändert hat.

Je mehr Antikörper das Immunsystem gegen den Impferreger bildet, desto größer die Schutzwirkung, so die Hypothese der Impfexperten – und natürlich der Zulassungsbehörde.

Wenn Sie nun während einer Visite beim Kinderarzt die harmlose Frage stellen: *„Herr Doktor, ist der Impfstoff wirklich wirksam?"*, dann verstehen Sie in der Regel darunter den Nachweis, dass Geimpfte im Vergleich zu Ungeimpften einen deutlichen gesundheitlichen Vorteil haben. Wenn der Arzt Ihnen mit aller ihm zur Verfügung stehenden Zuversicht antwortet: *„Ja selbstverständlich ist die Impfung wirksam"*, dann versteht er darunter etwas ganz anderes, nämlich den Laborwert.

Der Impfexperte spricht also eine andere Sprache als der Laie. Während wir Eltern in der Regel davon ausgehen, dass bei der Zulassungsstudie nachgewiesen wurde, dass die Geimpften einen gesundheitlichen Vorteil gegenüber den Ungeimpften haben, meint der Impfexperte damit nur einen unzuverlässigen Laborwert, der bei Gesunden erhoben wird.

Mich erinnert das immer an die Friedensverhandlungen während des Kalten Krieges zwischen Ost und West. Während der Westen im Allgemeinen unter Frieden vor allem Gewaltfreiheit versteht, folgte der Osten der Lehre des Marxismus. Und im Marxismus ist „Frieden" als ein Zustand definiert, der eintritt, sobald die herrschende Klasse der Kapitalisten ausradiert ist. Jeder Akt, die bösen Friedensfeinde auszulöschen, ist somit ein Friedens-Akt und, um dieses Ziel zu erreichen, ist jedes Mittel erlaubt. Nun saßen beide Seiten am runden Tisch und verhandelten über den „Frieden" – und jeder verstand darunter etwas ganz anderes.

Auf diese Weise kann man ewig aneinander vorbeireden. Das gilt natürlich nicht nur für die politische Ebene, sondern auch für Beziehungen. Oft wäre es einfach nur nötig, von vornherein die Begriffe und ihre Bedeutung zu klären, um eine Einigung herbeizuführen.

Wenn Sie also um diese Hintergründe wissen und es gerne vermeiden möchten, dass Sie und Ihr Kinderarzt aneinander vorbeireden, dann könnten Sie ihn also beim nächsten Mal ganz unschuldig fragen: *„Geimpfte sind also unterm Strich gesünder als Ungeimpfte?"*

7.2 Was von der „Wirksamkeit" übrig bleibt

Die entscheidende Frage im Hinblick auf unser Urteil zur Wirksamkeit ist nun, ob die Höhe des Antikörperspiegels tatsächlich etwas mit der Empfänglichkeit für bestimmte Krankheiten zu tun hat.

Vielleicht mag Ihnen diese Frage nach etwas derartig Selbstverständlichem absurd vorkommen. Das mag sein, aber dann müssten die Mitarbeiter des Paul-Ehrlich- und des Robert-Koch-Instituts die entsprechenden wissenschaftlichen Arbeiten, die dies belegen, gewissermaßen „mit einem müden Lächeln" aus dem Ärmel schütteln können. Ich stellte also die entsprechende Frage an beide Behörden.

Hier die Antwort des Robert-Koch-Instituts vom 1. Februar 2005 – ich hatte mich damals fast geschämt, derart banale Fragen zu stellen. Nach einigem Hin und Her erhielt ich vom Robert-Koch-Institut die folgende Antwort:

> *„Weder das RKI noch die STIKO betrachten die Höhe der AK-Konzentration als alleiniges Kriterium für eine Immunität und definieren diese auch so nicht.*
>
> *Die für eine langfristige Immunität besonders wichtige zelluläre Immunität (immunologisches Gedächtnis) ist von den nachweisbaren AK-Titern nicht abhängig, und deshalb dienen AK-Titer häufig nur als ‚Surrogatmarker' für die Immunität.*
>
> *Die STIKO empfiehlt zum Beispiel nach Impfungen keine routinemäßige Testung auf Antikörper.*
>
> *Bei bestimmten Krankheiten mit langfristig stabilen AK-Titern nach Impfung oder Erkrankung kann man allerdings aus dem Nachweis spezifischer Antikörper auf eine erfolgte Infektion mit bestimmten Erregern oder eine erfolgte Impfung schließen und damit indirekt auch auf eine vorliegende Immunität.*
>
> *Nicht nachweisbare oder niedrige AK-Titer sind jedoch kein Beweis für eine nicht vorhandene Immunität."*

Bitte lesen Sie diesen Text noch einmal in Ruhe durch und lassen Sie sich jeden Satz auf der Zunge zergehen. Was die Bundesseuchenbehörde hier sagt, relativiert die Aussagekraft des Antikörpertiters enorm:

Es handelt sich also demnach nur um eine „unzuverlässige Ersatzmessgröße", und ein fehlender Titer sagt nichts über eine fehlende Immunität aus, weil es ja neben den Antikörpern auch noch das „zelluläre Immunsystem" gibt.

Gleichzeitig soll jedoch ein hoher Antikörpertiter eine Art Garantie für eine zukünftige Nichterkrankung darstellen? Dieser Logik konnte ich nicht ganz folgen, weshalb ich beim Robert- Koch-Institut nachhakte und nach entsprechenden wissenschaftlichen Publikationen fragte, die diese Behauptung untermauern. Noch einmal:

Ich fragte die Behörden nach offenkundigen Selbstverständlichkeiten: Aber bedenken Sie bitte, dass wie schon besprochen die Erkrankungsstatistiken keinen eindeutigen Zusammenhang zwischen dem Rückgang der Masern und den Massen-Impfungen zeigen und dass die Behörden mit nicht nachvollziehbaren Begründungen auf einen direkten Wirkungsnachweis in Form von vergleichenden Studien verzichten.

Die Frage nach den wissenschaftlichen Grundlagen des Impfens – und speziell der Aussagekraft des Antikörpertiters – schien mir also vollauf berechtigt.

Ich musste dann mehrmals nachhaken, bis ich vom Robert-Koch-Institut in dieser – eigentlich zentralen – Frage die lapidare Antwort erhielt:

„Wir hatten ausführlich geantwortet. Aus Kapazitätsgründen können wir die Diskussion nicht weiterführen."

Diese Auskunft war natürlich ebenfalls nicht zufriedenstellend, und so hakte ich nach einiger Zeit erneut nach, bis mir das Robert-Koch-Institut schließlich drei Publikationen nannte, in denen die gewünschte Antwort enthalten sei (siehe **Abb.28**). Dazu schrieb die Behörde:

„Wie Sie aus den Literaturangaben ersehen können, handelt es sich dabei um anerkanntes medizinisches Lehrbuchwissen. Eine eigene Dokumentation zu diesem Zusammenhang, auf die Ihre Anfrage abzielt, wird daher von uns nicht geführt."

Mit anderen Worten: Wir sollen an die Schutzwirkung der Antikörper glauben, weil die Mehrheit der Experten daran glaubt. Aber ein wissen-

Abb. 28

Drei vom RKI angeführte Publikationen	Seiten	Preis
Plotkin SA, Orenstein WA, editors. Vaccines. Third ed. Philadelphia: W. B. Saunders Company; 1999	1.230	€ 200,-
Thomas L, editor. Labor und Diagnose, Frankfurt/ Main: TH-Books Verlagsanstalt mbH; 1998	2.000	€ 149,-
Mandell GL, Benett JE, Dolin R, editors. Principles and practice of infectious diseases. 5th ed. Philadelphia: Churchill Livingstone; 2000	4.000	€ 400,-

Auf meine Frage an die Bundesseuchenbehörde RKI, wo ich denn wissenschaftliche Belege für die Schutzeigenschaft von Antikörpern finden könne, nannte man mir diese drei Publikationen.

schaftlicher Beweis dafür ist den Behörden offensichtlich nicht bekannt! Hier haben wir also wieder einen typischen Zirkelschluss:

„Die Aussage, dass Antikörper vor Erkrankung schützen, ist automatisch wahr, weil die meisten Experten sie für wahr halten."

Da mich auch diese Auskunft keineswegs befriedigte, schaltete ich schließlich meinen Rechtsanwalt ein, um das Robert-Koch-Institut im Rahmen des Informationsfreiheitsgesetzes (IFG) dazu zu „überreden", mir entweder die genauen Seitenzahlen zu nennen, auf die es sich bezog, oder aber einen Offenbarungseid abzulegen. Zu diesem kam es dann auch durch folgendes Schreiben:

„Auf Ihre Nachfrage weisen wir darauf hin, dass es in den biomedizinischen Wissenschaften keineswegs üblich ist, bei einer Quellenangabe auch die Seitenzahl anzugeben, auf der sich eine verwendete Einzelaussage findet."

Das ist natürlich völlig lächerlich, wie mir von Akademikern vielfach bestätigt wurde: Selbstverständlich wird in einer wissenschaftlichen Arbeit in der Fußnote die genaue Fundstelle angegeben – *inklusive Seitenzahl!*

Eine ähnliche Anfrage hatte ich auch an das Paul-Ehrlich-Institut (PEI) als die zuständige Zulassungsbehörde gestellt. Hier erhielt ich – nach einigem Hin und Her – letztendlich folgende Antwort vom 1. April 2011 (kein Aprilscherz!):

„Es gibt keine allgemeine Aussage des PEI, dass ein als ausreichend hoch angesehener spezifischer Antikörpertiter eine Garantie für eine Nichterkrankung sei. Diese Aussage ist undifferenziert und entspricht nicht wissenschaftlichen Standards, entsprechend gibt es hier auch keine behördeninternen Unterlagen. Wie die Wirksamkeit zu prüfen ist, legt das Europäische Arzneibuch für die verschiedenen Impfstoffe genau fest."

7.3 Wissen die Behörden wirklich, was sie tun?

Liest man im Europäischen Arzneibuch nach, was dort bei der Masern-Impfung als Anforderung für die Wirksamkeit definiert ist, findet man folgende Formulierung: [49]

„Das Produktionsverfahren sollte verlässlich Lebendimpfstoff von angemessener Immunogenität und Sicherheit im Menschen erzeugen."

Dort wird also „Immunogenität" gefordert, das heißt ein Laborwert in Form eines Antikörpertiters. Aber so richtig gefordert wird auch dieser nicht, er „sollte" erzeugt werden, muss aber nicht. Was unter „angemessener " Immunogenität zu verstehen ist, also welcher konkrete Titerwert erzielt werden soll, steht auch dort nicht.

Da das alles nur eine Soll- und keine Muss-Regelung ist, haben Hersteller und europäische Zulassungsbehörden immer noch Spielraum. Und dieser Spielraum wird auch schamlos ausgenutzt.

Was sagt uns das nun? Es sagt uns, dass die zuständigen Bundesoberbehörden von einer Schutzwirkung eines hohen Antikörpertiters ausgehen, sich aber nicht auf entsprechende wissenschaftliche Beweise berufen können.

Offensichtlich sind den Mitarbeitern der zuständigen Behörden die wissenschaftlichen Grundlagen ihres Tuns gar nicht bekannt. Sie berufen sich allenfalls auf wissenschaftliche Mehrheitsmeinungen und auf Hypothesen, die bereits vor 120 Jahren entstanden sind, als sich die Schüler von Robert Koch das Phänomen zu erklären versuchten, dass vor allem Kinderkrankheiten in der Regel nur einmal auftreten.

7.4 Weitere Fragen rund um den Antikörpertiter

Selbst wenn ein hoher Antikörpertiter gegen das Masern-Virus einen gesundheitlichen Vorteil mit sich bringt, so gibt es noch ein Logikproblem.

Denn der Erreger im Impfstoff ist ja auf seiner Oberfläche nicht mehr mit dem Wild-Erreger identisch. Er wurde chemisch verändert, um im Organismus keinen Schaden, aber trotzdem eine Abwehrreaktion hervorzurufen.

Wenn also die Antikörper nach dem Schlüssel-Schloss-Prinzip auf den (chemisch veränderten!) Impferreger abgestimmt sind, woher nimmt man dann die Sicherheit, dass die Abwehrreaktionen auch zum (chemisch unveränderten!) Wild-Erreger passen und bei einer Infektion mit dem Wild-Erreger diesen unschädlich machen können?

Anders ausgedrückt: Wenn Sie Ihren Haustürschlüssel nehmen und daran herumfeilen, dann werden Sie aller Wahrscheinlichkeit nach nicht mehr in Ihre Wohnung kommen. Deshalb ist die Frage nach der Passgenauigkeit des Impfstoffs zum ursprünglichen Erreger eine berechtigte Frage, die mich schon seit Jahren beschäftigt und die unter anderem der Wiesbadener Arzt Alfons Meyer in seinen Vorträgen und Publikationen stellt.[50]

7.5 „Ausrottung des Virus gehört ins Reich der Fabeln"

Bisher hatte man angenommen, dass das Masern-Virus nur im Menschen vorkommt. Diese Annahme war die Grundlage für die Hoffnung, das Virus weltweit durch Massenimpfungen ausrotten zu können.

Doch vor einigen Jahren erfolgte die Ernüchterung. Dr. Steffen Rabe von den *Ärzten für individuelle Impfentscheidung e.V.* berichtet im Mai 2012: [51]

> *„Virologen der Universität Bonn konnten Fledermäuse als natürliches Erregerreservoir für zahllose, auch für den Menschen relevante Viren identifizieren darunter auch Mumps- und Masern-Viren. Damit ist die von WHO und EU propagierte Ausrottung der Masern durch flächendeckende Impfung definitiv ad absurdum geführt.*
>
> *Die Autoren der Studie (Drexler 2012) weisen selbst auf die hohe Relevanz dieser Funde für Strategien der Viruseradikation hin, selbst wenn bei den Masern geringe Unterschiede zwischen den bis jetzt bei den Fledermäusen gefundenen und den beim Menschen verantwortlichen Virustypen zu finden waren.*
>
> *Für Mumps muss nach den Ergebnissen dieser Untersuchung davon ausgegangen werden, dass diese Erkrankung überhaupt erst von Fledermäusen auf Menschen übertragen wurde.*
>
> *Die Idee einer Ausrottung von Masern- und Mumpsviren durch Impf- (oder irgendwelche anderen) Strategien ist nach diesen Befunden ein für alle Mal ins Reich der Fabel verwiesen ..."*

Ich bat daraufhin am 1. Juni 2012 das Robert-Koch-Institut um Stellungnahme zu diesen neuen Erkenntnissen. Die Antwort des Robert-Koch-Instituts:

> *„Aufgrund der großen Unterschiede zwischen den Sequenzen der bei den Fledermäusen auftretenden Paramyxoviren des Genus*

Morbillivirus und der humanen Morbilliviren ist ein Wirtswechsel der Fledermausviren auf den Menschen nicht zu erwarten. Auch ein Wirtswechsel der Morbilliviren anderer Tiere wie bei Hunden auf den Menschen ist bisher nicht bekannt geworden. Die Erkenntnisse der Arbeitsgruppe über neu entdeckte Paramyxoviren bei Fledermäusen führen nicht zu einer Modifikation des Zieles der WHO, die Masern in naher Zukunft zu eliminieren."

Wirtswechsel von Fledermäusen auf den Menschen sind demnach „nicht zu erwarten". Das klingt zwar beruhigend, jedoch kann sich das Robert-Koch-Institut zumindest in dieser Stellungnahme nicht auf entsprechende wissenschaftliche Arbeiten berufen, die eine Übertragung von Masern von Fledermäusen auf den Menschen kategorisch ausschließen.

Spätestens seit der Ebola-Hysterie hätte das Robert-Koch-Institut jedoch diese Möglichkeit aktiv untersuchen müssen, denn hier gelten ja gerade Fledermäuse und Flughunde als die Hauptüberträger des Virus. Ich hatte 2015 ja selbst den berühmten Baum in Guinea besucht, wo nach Ansicht des Robert-Koch-Instituts genau dies passiert sein soll – der Sprung eines Virus von einem dieser Tiere auf einen kleinen 2-Jährigen Jungen.

Es ist offensichtlich, dass sich das Robert-Koch-Institut die Fakten jeweils so dreht, wie es sie gerade benötigt. Hauptsache, der *Impfgedanke* und die Angst vor Ansteckung und Tod werden gefördert, und die Impfindustrie macht ihren Umsatz.

7.6 Ein Kartenhaus aus Hypothesen

Wo auch immer man also bei der Suche nach der Wirksamkeit des Masern-Impfstoffs hin greift, man greift mehr oder weniger ins Leere. Alles, was man findet, sind Hypothesen, die auf anderen Hypothesen basieren. Und aufgrund dieser unbewiesenen Hypothesen traktieren wir die kleinen Körper unserer Kinder seit Jahrzehnten mit der Masern-Impfung?

Die Wirksamkeits-Säule der Masern-Impfung stellt uns somit vor eine große Herausforderung, wenn wir nach Vernunft und gesundem Menschenverstand – und nicht nach der Mehrheitsmeinung – entscheiden wollen.

Ich empfehle: Lassen Sie sich mit Ihrer Entscheidung Zeit, bis Sie sich im Klaren darüber sind, welche der hier aufgeworfenen Fragen für

Sie ganz persönlich eine Bedeutung haben, und bis Sie gegebenenfalls die aufgeführten Widersprüche in einer für Sie akzeptablen Weise aufgelöst haben. Halten Sie dabei an Ihrem Anspruch fest, dass den Aussagen der Behörden bezüglich des Ethik-Arguments und der Schutzwirkung des Antikörpertiters nachvollziehbare wissenschaftliche Beweise zugrunde liegen müssen.

7.7 Herstellerangaben zum Immunschutz

Übrigens sind sich auch die Hersteller ganz offensichtlich der Wirksamkeitsdefizite bewusst. Hier als Beispiel ein Zitat aus der Produktinformation des MMR-Impfstoffs PRIORIX:

> *„In klinischen Studien mit Kindern im Alter von 12 Monaten bis 2 Jahren hat sich PRIORIX als hoch immunogen erwiesen. Nach einer Impfung mit einer Einzeldosis PRIORIX wurden Antikörper gegen Masern bei 98,1 Prozent [...] der ursprünglich seronegativen Geimpften gebildet. 2 Jahre nach der Grundimmunisierung betrugen die Serokonversionsraten 93,4 Prozent für Masern. [...] Obwohl es keine Daten zur Schutzwirkung von PRIORIX gibt, gilt die Immunogenität als Surrogat für eine Schutzwirkung. [...] Die Sicherheit und Immunogenität von PRIORIX bei Jugendlichen und Erwachsenen wurde nicht speziell in klinischen Studien untersucht."*

Angelika Müller schreibt dazu:[52]

> *„Auf den Punkt gebracht, drückt sich auch der Hersteller um verbindliche Angaben zur Schutzwirkung. Bei einem von 50 geimpften Kindern findet man im Blut überhaupt keinen Titer. Die Titer sinken bereits innerhalb der ersten beiden Jahre nach der Impfung ab. Bei Jugendlichen und Erwachsenen wurde der Impfschutz nicht untersucht, sodass keine Angaben gemacht werden können! Zu Nebenwirkungen übrigens auch nicht!"*

7. 8 „Impfdurchbrüche" im Land der unbegrenzten Möglichkeiten

Ziel der Masern-Durchimpfung ist den Politikern und Behörden zufolge die Erreichung eines Herdenschutzes. Dies ist angeblich ab einer Durchimpfungsrate ab 95 Prozent gegeben. Auch hier arbeiten die Experten wohl eher auf der Basis des „Prinzips Hoffnung" als auf echten wissenschaftlichen Beweisen. Diese habe ich für den Herdenschutz bisher nicht gefunden.

Auch die Realität widerspricht diesem Wunschdenken, und das sogar in dem Land, wo der staatliche Impffanatismus mit am stärksten ist, den USA. Die nachfolgende Aufzählung von sogenannten Impfdurchbrüchen trotz sehr hoher Durchimpfungsrate stammen aus einem Artikel des amerikanischen Impfkritikers Sayer Ji, des Betreibers der Webseite *www.greenmedinfo.com*: [53]

1985 Texas, USA

Der Titel eines im New England Journal of Medicine im Jahr 1987 veröffentlichten Artikels lautet:

> *„Ein Masern-Ausbruch trat bei Jugendlichen in Corpus Christi, Texas, im Frühjahr des Jahres 1985 auf, obwohl die Impfanforderungen für den Schulbesuch gründlich durchgesetzt worden waren."*

Die Autoren schlussfolgerten:

> *„Wir schließen daraus, dass Ausbrüche von Masern in weiterführenden Schulen auftreten können, sogar wenn mehr als 99 Prozent der Schüler geimpft wurden und mehr als 95 Prozent immun sind."*

1985 Montana, USA

Laut einem im American Journal of Epidemiology veröffentlichten Artikel trat in Montana ein Masern-Ausbruch mit 137 Fällen auf. Aufzeichnungen der Schule zeigten, dass 98,7 Prozent der Schüler entsprechend geimpft waren, was die Forscher zu dem Schluss führte:

> *„Dieser Ausbruch weist darauf hin, dass trotz Umsetzung der aktuellen Masern-Ausrottungs-Strategie die Übertragung der Masern möglich ist."*

1988 Colorado, USA

Im American Journal of Public Health erschien 1991 folgender Artikel:

„Anfang 1988 trat ein Ausbruch von 84 Masern-Fällen an einem College in Colorado auf, in dem über 98 Prozent der Studenten einen dokumentiert ausreichenden Masern-Schutz hatten, [...] aufgrund einer Impfvoraussetzung, die seit 1986 in Kraft war."

Die Autoren:

„Masern-Ausbrüche können unter hochgradig geimpften College-Populationen auftreten."

1989 Quebec, Kanada

Laut einem im Canadian Journal of Public Health im Jahr 1991 veröffentlichten Artikel wurde ein Masern-Ausbruch 1989 „weitgehend einer unvollständigen Impfrate angelastet", aber nach einer umfassenden Überprüfung stellten die Forscher fest:

„Unvollständige Durchimpfung ist keine stichhaltige Erklärung für den Masern- Ausbruch in Québec."

1991–1992, Rio de Janeiro, Brasilien

Laut einem Artikel der Zeitschrift Revista Brasileira da Sociedade de Medicina Tropical hatten 76,4 Prozent der mutmaßlich Infizierten eines Masern-Ausbruchs von März 1991 bis April 1992 in Rio de Janeiro den Masern-Impfstoff noch vor ihrem ersten Geburtstag erhalten.

1992 Kapstadt, Südafrika

Laut einem im South African Medical Journal im Jahr 1994 veröffentlichten Artikel *„war im August 1992 ein Ausbruch aufgetreten, mit an vielen Schulen gemeldeten Fällen bei Kindern, die vermutlich immunisiert waren."*

Die Durchimpfungsrate für Masern wurde mit 91 Prozent festgestellt und die Wirksamkeit des Impfstoffes mit nur 79 Prozent, was sie zu dem Schluss führte, dass primäres und sekundäres Impfversagen eine mögliche Erklärung für den Ausbruch sei.

Diese sechs Ausbrüche sind keineswegs Einzelfälle in der biomedizinischen Literatur, sondern zeigen, wie die Öffentlichkeit über die Wirksamkeit von Impfstoffen gegen Masern getäuscht wird.

Die Schlussfolgerung von Sayer Ji, dessen Artikel ich im Übrigen wirklich empfehlen kann:

1. Eine hohe Durchimpfung schützt offensichtlich nicht vor Ansteckung und Erkrankung.

2. Eine Impfung ist nicht mit Immunisierung gleichzusetzen.

3. Ein hoher Antikörpertiter ist keine Garantie für Nichterkrankung.

8 Das Restrisiko, eine unbekannte Größe

8.1 Eine absolute Sicherheit wird uns nicht versprochen

Bevor wir uns mit dem Thema der Sicherheit von Masern-Impfstoffen beschäftigen, möchte ich versuchen, mit einem Vorurteil aufzuräumen, das leider immer noch in den Köpfen vieler Menschen existiert. Es ist wichtig zu verstehen:

Es gibt keine absolute Sicherheit. Diese wird von den Herstellern und Impfexperten auch gar nicht versprochen!

Versprochen wird allenfalls eine *relative* Sicherheit, das heißt eine rein *statistische* Aussage, dass bestimmte Nebenwirkungen wie zum Beispiel Lähmungen, Gehirnentzündungen oder gar Todesfälle soundso oft unter einer Million Geimpfter vorkommen.

Es kann aus Sicht der Impfexperten also hin und wieder mal etwas schiefgehen, aber neben den vorzüglichen Vorzügen der Impfung spiele dies keinerlei Rolle. Ist das aber wirklich so?

Um das beurteilen zu können, muss das Restrisiko statistisch eingegrenzt werden können. Dass man das Restrisiko eingrenzen kann, wird auch mehr oder weniger behauptet: Die Daten bezüglich des Impfrisikos seien ausreichend, um das Risiko gegen den Nutzen (1. Säule) und gegen das Erkrankungsrisiko (3. Säule) abwägen zu können.

Für unsere Impfentscheidung ist es also wichtig zu wissen, dass es ein Restrisiko gibt. Wenn uns als Betroffenen oder als Eltern *auch das geringste* Restrisiko noch zu groß ist, um einer Impfung zuzustimmen, dann wäre dies bereits ein wichtiges Entscheidungskriterium, in diesem Falle also ein Ausschlusskriterium für die Impfung.

Eine mögliche Frage an den Kinderarzt, der Sie bedrängt, könnte also sein:

„Herr Doktor, ist das Restrisiko der Impfung kalkulierbar?“

8.2 Zirkelschlüsse: Wer, wie, was, warum, wer nicht fragt, bleibt dumm!

Wenn das Restrisiko nicht ganz abwendbar ist, dann wäre es für uns aber zumindest interessant, welche Gemeinsamkeiten jene Geimpfte aufweisen, die schwere Nebenwirkungen erfahren. Gibt es also genau definierte Risikogruppen, bei denen eine Impfung besonders sorgsam abzuwägen oder gar abzulehnen wäre?

Im Grunde wäre es die Aufgabe des Paul-Ehrlich-Instituts (PEI) als der zuständigen Gesundheitsbehörde, solche Studien durchzuführen und die Meldungen von Impfkomplikationen sorgfältig auszuwerten.

Doch dazu müsste man die Möglichkeit einräumen, dass es sich bei den gemeldeten Verdachtsfällen tatsächlich um Impffolgen handeln könnte. Stattdessen beteuert das Paul-Ehrlich-Institut immer wieder, es könne sich nicht um Impffolgen handeln, da ja erstens die Erkrankungsrate der Geimpften nicht über dem Bevölkerungsdurchschnitt liege und zweitens in der Regel keine Beweise für einen Zusammenhang vorliegen.

Das ist schlicht und einfach Blödsinn. Die Aussage *„die Impfung ist sicher, weil die Erkrankungsrate nicht über dem Bevölkerungsdurchschnitt liegt“* ist auch wieder nur ein unzulässiger Zirkelschluss, denn die Gruppe „Geimpfte“ und die Gruppe „Bevölkerung“ sind ja weitgehend identisch. Somit wird eine Gruppe weitgehend mit sich selbst verglichen – ein Zirkelschluss eben.

Zu vergleichen wären nicht etwa die Geimpften und der Bevölkerungsdurchschnitt, sondern voll nach STIKO-Empfehlung Durchgeimpfte und völlig Ungeimpfte. Ergibt sich hier ein gravierender Unterschied zuungunsten der Impfungen, wäre im nächsten Schritt nach Art der Impfung, also vor allem der MMR-Dreifach-Impfung zu differenzieren.

Dass angeblich keine Beweise für die Schädlichkeit der Masern-Impfung vorliegen, kann die Impfung nicht automatisch entlasten, denn ein Beweis (oder Gegenbeweis) könnte ja jederzeit durch einen ordentlichen Vergleich zwischen Geimpften und Ungeimpften erbracht werden.

Das Paul-Ehrlich-Institut agiert hier wie ein kleines Kind, das die Augen ganz fest zumacht und sagt: *„Ich sehe Dich nicht mehr, also bist Du nicht mehr da.“* Wenn die zuständige Zulassungsbehörde bestimmte Probleme nicht untersucht und dann ständig behauptet, diese Probleme existieren nicht, ist das genau das Gleiche wie das Verhalten dieses Kindes. Ein Zirkelschluss eben.

Marketingtechnisch funktioniert das jedoch super, weil die meisten Eltern sowieso lieber die Verantwortung an die „Experten“ abgeben, da sie sich für inkompetent halten oder ihrem eigenen gesunden Menschenverstand einfach nicht vertrauen.

Und dazu kommt noch ein Verhaltensmuster, das viele mehr oder weniger „angepasste“ Menschen pflegen: Wer fragt, der bekennt seine Unwissenheit, zeigt Schwäche und macht sich angreifbar. Auch ich selbst musste diese Verhaltensmuster erst verlernen, und stattdessen üben, wenn ich etwas nicht verstand, bewusst zu entscheiden, ob ich nachfrage oder nicht.

Dass man auf diesen Vergleich zwischen Geimpften und Ungeimpften – und damit auf verlässliche Daten zur Impfstoffsicherheit – verzichtet, ist ethisch äußerst bedenklich. Das dagegen angeführte offizielle Argument, es sei ethisch bedenklich, Kinder im Rahmen einer vergleichenden Studie bewusst nicht zu impfen, ist hingegen absurd.

Noch einmal zurück zur Frage nach bestimmten Risikogruppen: Mal angenommen, das eigene Kind hätte Neurodermitis, eine Neigung zu Asthma, einen Gendefekt oder irgendeine andere gesundheitliche Besonderheit, und die systematische Auswertung aller Meldungen von Impfkomplikationen und Impfschäden würde ein erhöhtes Risiko bei Kindern mit genau diesen gesundheitlichen Störungen feststellen. Wäre das nicht eine wichtige Information für Sie als Eltern? Es wäre ja nur logisch, dass ein bereits beschäftigtes oder irritiertes Immunsystem mit einem zusätzlichen künstlichen Eingriff weniger gut umgehen kann als das Immunsystem eines völlig gesunden Kindes.

Doch Hersteller und Behörden folgen einer anderen Logik. Demnach haben es gesundheitlich vorbelastete Kinder sogar besonders nötig, geimpft zu werden: Die Masern würden unter ihnen besonders intensiv wüten. Auch das ist wieder ein Zirkelschluss, denn neue Impfstoffe werden im Rahmen der Zulassung in der Regel an gesunden (!) Probanden getestet, weshalb es an Daten zu gesundheitlich angeschlagenen Impflingen hapert.

Wer zum Beispiel eine Allergie oder eine andere gesundheitliche Vorbelastung hat, wird von vorn herein aus den Zulassungsstudien ausgeschlossen. Eigentlich dürften schon allein deshalb nur völlig Gesunde geimpft werden. Natürlich leiden Menschen mit gesundheitlichen Vorbelastungen besonders stark an einer Infektion. Aber das Gleiche gilt für sie logischerweise auch bei einer Impfung.

Die Motive für diese Argumentation sind offensichtlich: Würde man die Komplikationsmeldungen ernsthaft untersuchen und auswerten und als Folge davon bestimmte Risikogruppen ausfindig machen, müsste diese Information auch in die Aufklärung der Ärzte und der Bevölkerung einfließen. Erfahrungsgemäß führt dies zu einer sinkenden Impfbereitschaft, was wiederum zur Folge hätte, dass Deutschland international an den Pranger gestellt würde.

Die Katze beißt sich also in den Schwanz. Die Erfahrung zeigt: Die Durchimpfungsraten steigen umso verlässlicher, je weniger die Leute über die Impfung nachdenken. Je mehr wir über das Impfen nachdenken, desto mehr leidet der „Impfgedanke“, und das hat Folgen für die Durchimpfungsrate und die Umsätze der Hersteller.

Zum eigentlichen Meldewesen kommen wir noch etwas ausführlicher. Warum ich diesen Aspekt jetzt schon erwähnt habe: Derjenige, der uns zu einer Impfung überreden will, sollte auch alle unsere Fragen beantworten können. Wenn unsere Frage nach Risikogruppen nicht beantwortet werden kann, dann haben wir auch hier wieder ein mögliches Entscheidungs- beziehungsweise Ausschlusskriterium für unsere persönliche Impfentscheidung.

8.3 Wo finden wir Daten zur Sicherheit eines Impfstoffes?

Die Kalkulierbarkeit des Impfrisikos ist, wie wir bereits besprochen haben, eine unbedingte Voraussetzung, um eine Nutzen-Risiko-Abwägung vornehmen zu können. Ist dies nicht möglich, kann es auch keine Entscheidung für die Impfung geben, denn es könnte ja sein, dass wir sozusagen den Teufel mit dem Beelzebub austreiben und uns selbst oder unser Kind einem unkalkulierbaren Risiko aussetzen.

Daten zur Häufigkeit und zur Schwere von Nebenwirkungen finden wir in den Produktinformationen, also den Beipackzetteln und den – um einiges ausführlicheren – Fachinformationen. Falls es zu einer Impfreaktion kommt, ist es von essenzieller Bedeutung, diese auch als solche zu erkennen, denn dann wären weitere Impfungen wegen des mit jeder Injektion steigenden gesundheitlichen Risikos unbedingt zu unterlassen.

Lassen Sie sich also unbedingt rechtzeitig vor der Impfung den Beipackzettel geben und verschaffen Sie sich einen Eindruck davon, ob der impfende Arzt den Beipackzettel ebenfalls kennt. Reagiert der Arzt auf solche Bitten unwirsch, sollten Sie freundlich, aber unbeirrt, darauf bestehen, dass die möglichen Nebenwirkungen besprochen werden. Andernfalls sollten Sie vielleicht den Arzt wechseln. So viel Mühe sollte Ihnen Ihre Gesundheit und die Ihrer Familie schon wert sein ...

8.4 Eine sich selbst erfüllende Prophezeiung

Doch woher stammen nun die Daten aus der Produktinformation? Zuallererst aus der Zulassungsstudie. Nur dann, wenn im Laufe des Masseneinsatzes durch Nachmarktstudien oder eingehende Meldungen von Komplikationen neuere Erkenntnisse vorliegen, werden die Produktinformationen aktualisiert.

Alle Zulassungsstudien haben das grundsätzliche Problem, dass sowohl die Anzahl der Testpersonen als auch die Laufzeit beschränkt sind und somit besonders schwere und seltene Impfschäden davon nicht erfasst werden können. Dazu heißt es im *Impfkompendium*, dem deutschen Standardwerk zum Thema Impfen: [54]

„Die klinischen Studien können auch nur die häufigeren, bei Impfstoffen meist undramatischen, Nebenwirkungen erfassen. Äußerst seltene Ereignisse wie etwa eine Poliomyelitis nach Schluckimpfung (Häufigkeit circa 1:3 Millionen) lassen sich erst durch eine gründliche Erfassung nach breiterer Anwendung erkennen.“

Etwas konkreter wird der Bundesverband der pharmazeutischen Industrie in den *Pharma Daten 2002*: [55]

„Um Nebenwirkungen statistisch nachweisen zu können, muss die untersuchte Patientengruppe entsprechend groß sein. Nebenwirkungen mit einer Häufigkeit von einem Prozent können nur dann entdeckt werden, wenn die Behandlungsgruppe rund 300 Patienten umfasst. Typischerweise werden bis zur Zulassung eines Arzneimittels etwa 3.000 bis 5.000 Patienten in die klinische Prüfung einbezogen. Von ihnen erhält nur die Hälfte die getestete Arznei, die andere Hälfte ein Scheinpräparat oder auch eine Standardtherapie. Das heißt: Nur Nebenwirkungen mit einer Häufigkeit von 1:500 bis 1:800 können identifiziert werden. Selbst durch sehr große klinische Prüfungen, die vereinzelt bis zu 20.000 Patienten umfassen, werden keine Nebenwirkungen ermittelt, die seltener als bei einem von 3.000 Patienten, das heißt mit einer Häufigkeit von 0,03 Prozent, auftreten.“

Todesfälle, die seltener auftreten, zum Beispiel 1:5.000, würden durch eine Zulassungsstudie also nur per Zufall erfasst. Dies wären jedoch bei einem Geburtenjahrgang von circa 700.000 Kindern (in Deutschland) und 600.000 Geimpften 120 Todesfälle, die in der Zulassungsstudie nicht erfasst würden und deshalb auch nicht in den Produktinformationen erscheinen.

Sowohl Laien als auch die Fachwelt verlassen sich jedoch in der Regel auf die Angaben der Produktinformationen. Das, was dort nicht erwähnt wird, kann ja nicht mit der Impfung im Zusammenhang stehen, nicht wahr?

Doch die Zulassungsstudien für Masern-Impfstoffe sind in der Regel kleiner als die erwähnten 20.000 Personen. In Deutschland sind derzeit fünf Impfstoffe mit Masern-Komponente zugelassen. Die größte Anzahl an Testpersonen kann *MMR-PRIORIX* von GSK vorweisen. Demnach wurde der im Jahr 2011 zugelassene Impfstoff an über 12.000 Personen getestet. An zweiter Stelle folgt der bereits 1997 zugelassene Impfstoff *PRIORIX* (ebenfalls GSK) mit mehr als 10.000 Testpersonen.

Der 2006 zugelassene Vierfach-Impfstoff *PRIORIX-TETRA* wurde an knapp 7.000 Personen getestet. *M-M-RVAXPRO* von SPMSD, ebenfalls 2006 zugelassen, wurde dagegen nur an knapp 3.000 Personen getestet und der Mono-Impfstoff *Masern-Impfstoff Mérieux*, zugelassen 1985, nur an etwa 800.

Es muss deshalb irritieren, wenn anerkannte Impfexperten und Vertreter der Zulassungsbehörde öffentlich verkünden: [56]

> *„Die Unbedenklichkeit und die Sicherheit werden durch große klinische Studien vor der Zulassung ermittelt."*

Die Autoren, ein gestandener Professor und zwei Mitarbeiter des Paul-Ehrlich-Instituts, kneifen also ganz fest die Augen zusammen, um sagen zu können: *„Ich sehe nix, also existiert da auch nix."* Wenn man keine Studien durchführt oder nicht von den Herstellern Testreihen fordert, die groß genug sind, um seltenere schwere Nebenwirkungen zu erfassen, dann sieht man eben auch nichts.

Was bedeutet es denn, wenn eine Studie wegen ihrer beschränkten Größe nur eine Häufigkeit von 1: 500 und häufiger erfassen kann? Wenn beispielsweise ein neuer Impfstoff eines von tausend Kindern tötet, würde das im Rahmen einer solchen Studie höchstens durch Zufall erfasst werden. Wenn wir aber 600.000 Kindern jährlich zweimal diesen Impfstoff injizieren, wären das 1.200 Todesfälle – und die Zulassungsbehörde würde immer noch glauben, der Impfstoff wäre sicher.

Wenn es wirklich 1.200 Todesfälle im Jahr wären, würde das dann nicht irgendwie auffallen? Die Antwort: Wie denn, wenn 95 Prozent der

Ärzteschaft der Ansicht sind, dass an Risiken nur das existiert, was in der Produkt-Info steht? Wenn dort das Risiko eines tödlichen Impfschadens nicht erwähnt ist, dann kann der Tod eines Kindes in den Augen der jeweiligen Ärzte selbst dann nicht mit der Impfung zusammenhängen, wenn er am gleichen Tag erfolgte.

Impfstoffsicherheit ist also eine sich selbst erfüllende Prophezeiung!

8.5 Verschleierte Risiken der Zusatzstoffe

Wir haben bereits beim Wirkungsnachweis, der ersten Säule der mündigen Impfentscheidung, besprochen, dass vergleichende Placebo-Studien mit Geimpften und Ungeimpften unverzichtbar sind, um herauszufinden, ob Geimpfte wirklich gesünder sind als Ungeimpfte.

In diesen Vergleich aller Gesundheitsdaten fließt natürlich auch die Frage nach der Sicherheit der Impfstoffe ein, denn nicht nur die gewünschten, sondern auch die unerwünschten Wirkungen werden in solchen Vergleichsstudien erfasst.

Doch wie bereits besprochen, werden keine echten Vergleichsstudien zwischen Geimpften und Ungeimpften vorgenommen, allenfalls Vergleiche mit anderen Impfstoffen oder mit „Placebos", die Zusatzstoffe wie das hochgiftige Aluminiumhydroxid enthalten. Die so gewonnenen Daten dienen jedoch eher dazu, die Risiken zu verschleiern.

Um es bildhaft auszudrücken: Wenn ich den Beelzebub mit dem Teufel vergleiche, kommt nun mal etwas anderes dabei heraus, als wenn ich einen Beelzebub mit einem Engel vergleiche. Ein verurteilter Serienmörder, der „nur" zehn Opfer auf dem Gewissen hat, mag neben einem Massenmörder wie ein Waisenknabe aussehen, aber er bleibt ein Mörder. Oder möchten Sie mit einem Serienmörder unter einem Dach leben, nur weil es eben auch noch schlimmere Täter gibt? Darum darf ich Geimpfte nicht mit anderen Geimpften vergleichen, sondern muss für einen seriösen Vergleich ungeimpfte Personen heranziehen.

Einige der Zusatzstoffe sind als giftig bekannt. Doch die Wirkung kann im Einzelfall, auch aufgrund der relativ geringen Konzentration im Impfstoff, erst nach Wochen oder Monaten eintreten. Werden die Substanzen im Organismus gespeichert, kann die Wirkung auch erst nach Jahren auftreten, wenn schließlich das Immunsystem des Körpers dadurch überfordert wird, dass weitere Stressfaktoren dazukommen. Ein solcher Stressfaktor könnte die MMR-Impfung sein, die zwar selbst weder Quecksilber noch Aluminium enthält, aber zusammen mit den aus früheren Impfungen oder Medikationen stammenden Speichergiften schließlich zu einer akuten oder chronischen Erkrankung führen.

Deshalb spielt auch der Nachbeobachtungszeitraum eine große Rolle. Aus meiner Sicht sind 6 Monate das absolute Minimum, um auch die langfristigen Nebenwirkungen zu erfassen. Besser wären 12 Monate – und die Langzeitbeobachtung eines Teiles der Testpersonen über 5 Jahre.

Die Angaben zu den Nebenwirkungen der beiden von SPMSD vertriebenen Produkte basieren auf einer Nachbeobachtungszeit von etwa 28 Tagen, die PRIORIX-Versionen von GSK von 42 Tagen. Dies ist der übliche Zeitrahmen, in dem ein maximaler Antikörpertiter nach der Impfung gemessen wird. Für die Erfassung von Nebenwirkungen ist er jedoch völlig unzureichend!

Die Hersteller sind naturgemäß daran interessiert, ihre Produkte in einem möglichst hellen Licht erstrahlen zu lassen. Deshalb kann man nicht automatisch davon ausgehen, dass ihnen bei der Planung und Durchführung der Zulassungsstudien die maximale Sicherheit genauso sehr am Herzen liegt wie zum Beispiel den Eltern, die über die Impfung ihres Kindes entscheiden müssen. Ähnlich sieht es der Verein *Ärzte für individuelle Impfentscheidung e.V.*: [57]

> *„Die Zulassung von Impfstoffen gründet sich ausschließlich auf Studien, die von den Impfstoffherstellern durchgeführt werden. Wir vermissen hingegen Stellungnahmen des PEI zu unabhängigen Untersuchungen neueren Datums, die negative Langzeitfolgen von Impfungen auf das frühkindliche Nerven- und Immunsystem befürchten lassen und mehr und mehr Ärzte und Eltern verunsichern.“*

8.6 Bis zu 600 tote Kinder jährlich sind „todsicher“

In seiner E-Mail vom 1. April 2011 verwies mich das Paul-Ehrlich-Institut auf das Europäische Arzneibuch. Dort sei genau festgelegt, wie Wirksamkeit und Sicherheit im Rahmen einer Zulassungsstudie nachzuweisen seien. Dort heißt es jedoch in der *Monografie Masern* der Ausgabe von 2005 nur lapidar:

> *„Das Produktionsverfahren sollte verlässlich Lebendimpfstoff von angemessener Immunogenität und Sicherheit im Menschen erzeugen.“*

Weder ist definiert, was genau unter „Sicherheit" zu verstehen ist, noch ist die Sicherheit überhaupt zwingend, denn es handelt sich um eine Soll- und nicht um eine Muss-Regelung. Im Grunde ist hier also gar nichts geregelt.

In den EMA-Richtlinien für Zulassungsstudien ist man etwas konkreter. Dort heißt es wörtlich: [58]

„Die Zulassungsstudie sollte Nebenwirkungen mit einer Häufigkeit von 1:1000 und häufiger zuverlässig erfassen."

Häufigkeiten von 1:2.000 können also im Rahmen einer Studie, die diese Mindestanforderungen gerade erfüllt, höchstens per Zufall erfasst werden. Das wären jedoch bei 600.000 zweimal gegen Masern geimpften Kindern jährlich 600 Todesfälle.

Damit ist jetzt etwas klarer, was die europäische und die deutsche Zulassungsbehörde als „sicher" ansieht: Bei den Todesfällen nach Masernimpfung dürfen es in Deutschland bis zu etwa 600 tote Kinder im Jahr sein. Das ist im wahrsten Sinne des Wortes todsicher.

8.7 Kriminelle Machenschaften ohne Konsequenzen

Ab welcher Nebenwirkungshäufigkeit (bis hin zum Todesfall!) ein Impfstoff nicht mehr als „sicher" gilt, scheint gar nicht offiziell definiert zu sein, sondern ergibt sich nur indirekt aus der tatsächlichen Zulassungspraxis.

Die Behauptung der Gesundheitsbehörden, dass die Sicherheit der Masern-Impfstoffe durch die vorausgegangenen Studien ausreichend belegt sei, trifft schlichtweg nicht zu – es sei denn, man akzeptiert eine Zulassungspraxis, die von einer sicheren Impfung ausgeht, solange in Deutschland nicht mehr als 600 Kinder jährlich durch diese Impfung sterben.

Die Studien der zugelassenen Impfstoffe sind einfach nicht groß genug, um auch seltenere und schwerere Komplikationen zu erfassen. Sie laufen zudem nicht lange genug, um auch langfristige Impffolgen erfassen zu können. Außerdem fehlen bei allen Masernimpfstoffen vergleichende Placebo-Studien.

Die Stellungnahmen der zuständigen Behörden sind angesichts dieser Fakten nicht nur unglaubwürdig, das Verhalten der Verantwortlichen ist geradezu kriminell. Sie haben wirklich unwahrscheinliches Glück, dass dem größten Teil der Bevölkerung ihre Vergehen nicht bewusst ist. Kein Wunder, dass alles versucht wird, die Medien zu zensieren und vor allem akademische Kritiker durch fortwährendes Ignorieren, und wenn das nicht hilft, durch das Zerstören ihrer Karriere zum Schweigen zu bringen. Die Preisfrage könnte an dieser Stelle sein:

Wie definieren SIE als Elternteil einen „sicheren" Impfstoff?

Was werden SIE als Elternteil mit diesen Informationen, sofern sie Ihnen glaubhaft erscheinen, beim nächsten Impftermin machen, wenn der Kinderarzt Sie zur Impfung überreden oder gar erpressen will?

9 Dunkelziffer unbekannt: Das Meldesystem für Impfkomplikationen

9.1 Gesetzliche Meldepflicht seit 2001

Geimpft wird in Deutschland seit mehr als 200 Jahren und nach dem 2. Weltkrieg nahm die Anzahl der Krankheiten, gegen die geimpft wurde, ständig zu. Argumente für die gewünschten Durchimpfungsmaßnahmen lieferten unter anderem neue Meldepflichten für Infektionskrankheiten, so 1962 mit Einführung des Bundesseuchengesetzes und 2001 mit dem Infektionsschutzgesetz (IfSG).

Im Gegensatz zum Infektionsgeschehen blieb die Beobachtung, Erfassung und systematische Auswertung von Impfnebenwirkungen jedoch bis heute ein Stiefkind der deutschen Gesundheitspolitik. 1972 wurde das PEI mit dem „Gesetz zur Errichtung eines Bundesamtes für Sera und Impfstoffe" zu einer selbstständigen Bundesoberbehörde und war somit auch für die Impfstoffsicherheit zuständig. Gleichzeitig wurde die Ständige Impfkommission (STIKO) etabliert, die systematisch öffentliche Impfempfehlungen aussprechen sollte.

Bis 1987 wurden die eingehenden Meldungen von möglichen Impfkomplikationen jedoch entweder gar nicht erfasst – oder wurden die Unterlagen etwa nach 10 Jahren Aufbewahrungsfrist einfach vernichtet?

Nun, jedenfalls beginnt die erste mir bekannte PEI-Auswertung von Impfnebenwirkungen im Jahr 1987 (**Abb. 29**). Die Gesamtzahl der jährlich eingegangenen Meldungen von 1987 bis 1995 ist in der Dissertation von 1997 des ehemaligen PEI-Mitarbeiters Dr. med. Klaus Hartmann enthalten,[62] so dass erstmals auch der interessierte Laie sich eine eigene Meinung über die Entwicklung der Impfkomplikationen und Impfschäden machen konnte.

Soweit die Theorie. Denn unverständlicherweise wurden diese Daten keineswegs veröffentlicht. Die Dissertation von Dr. Hartmann ist meines Wissens auch bis heute die einzige Publikation, die statistischen Tendenzen sowie die Dunkelziffer der Meldungen offiziell diskutierte.

Abb. 29

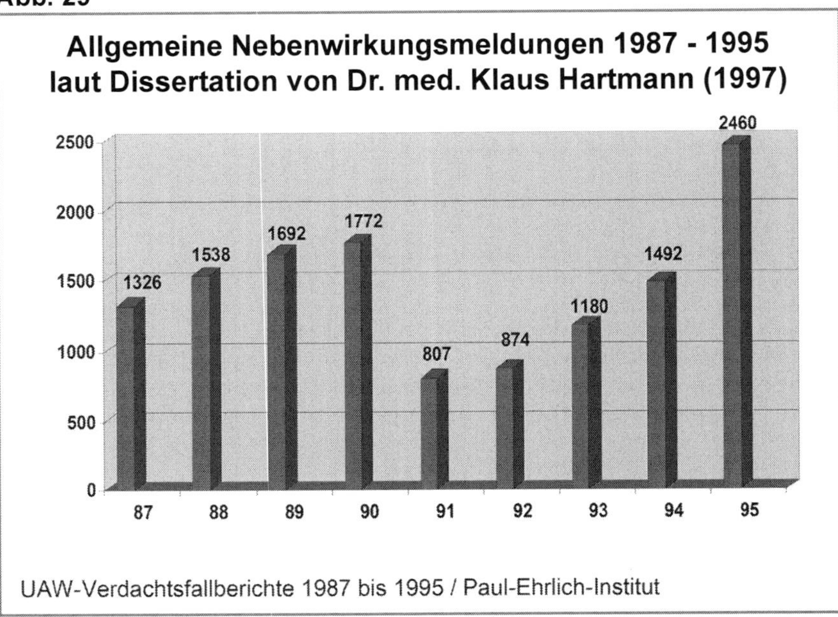

Abb. 29: *Die von Dr. med. Klaus Hartmann 1997 veröffentlichten Nebenwirkungsmeldungen zeigen drei Dinge: 1. Den Einfluss der offiziellen Meldepflichten auf die Statistik (1991 wurde das Arzneimittelgesetz diesbezüglich geändert). 2. Eine jährliche kontinuierliche Zunahme mit exponentieller Tendenz. 3. Große Unterschiede zu den 2006 vom PEI veröffentlichten Meldezahlen, insbesondere 1993-1995* (siehe Abb. 30).

Abb. 30: *Diese Grafik veröffentlichte ich in der impf-report Ausgabe Nr. 20/21, Juli/August 2006, Seite 4, auf der Basis der Daten, die ich am 22. Juni 2006 vom PEI erhalten hatte. Damals wurde noch deutlich die Herkunft der Daten unterschieden: Wir sehen, dass der größte Teil der Ärzte voller Vertrauen an die Impfstoffhersteller meldete und nicht etwa direkt ans PEI, über die Gesundheitsämter oder über die Arzneimittelkommissionen der Ärzte bzw. Apotheker. Bitte auch den Rückgang der jährlichen Gesamtmeldungen von 1999 auf 2001 beachten (2000 war aufgrund eines neu eingeführten FSME-Impfstoffs ein Ausnahmejahr). Spätere Daten des PEI machen jedoch aus dem Gefälle eine Steigerung: Die intransparenten Verschiebungen der jährlichen Meldestatistik ist somit ein weiterer Kritikpunkt der unabhängigen Impfaufklärung.*

Abb. 30

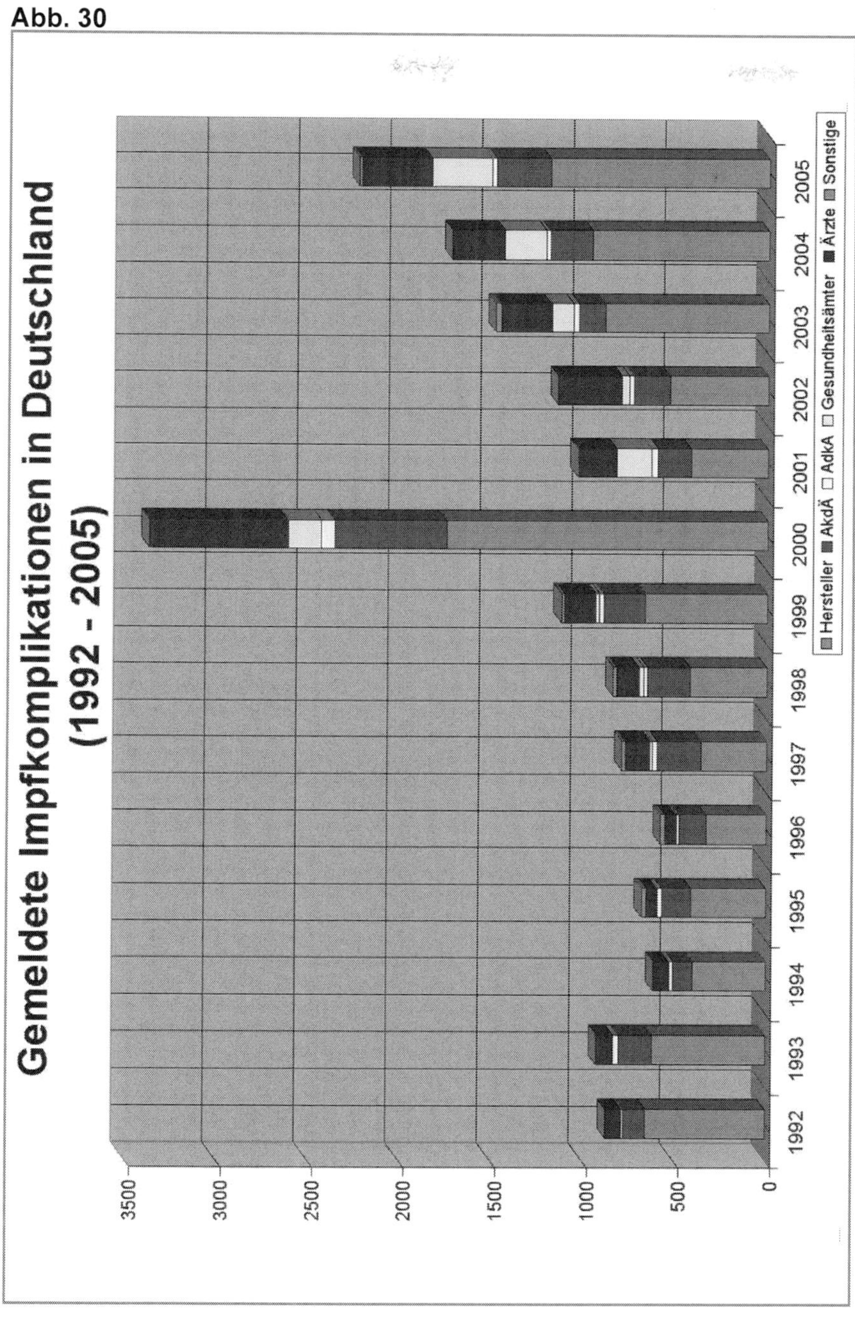
Gemeldete Impfkomplikationen in Deutschland
(1992 - 2005)
3500
3000
2500
2000
1500
1000
500
0
1992
1993
1994
1995
1996
1997
1998
1999
2000
2001
2002
2003
2004
2005
Hersteller
AkdÄ
Gesundheitsämter
Ärzte
Sonstige

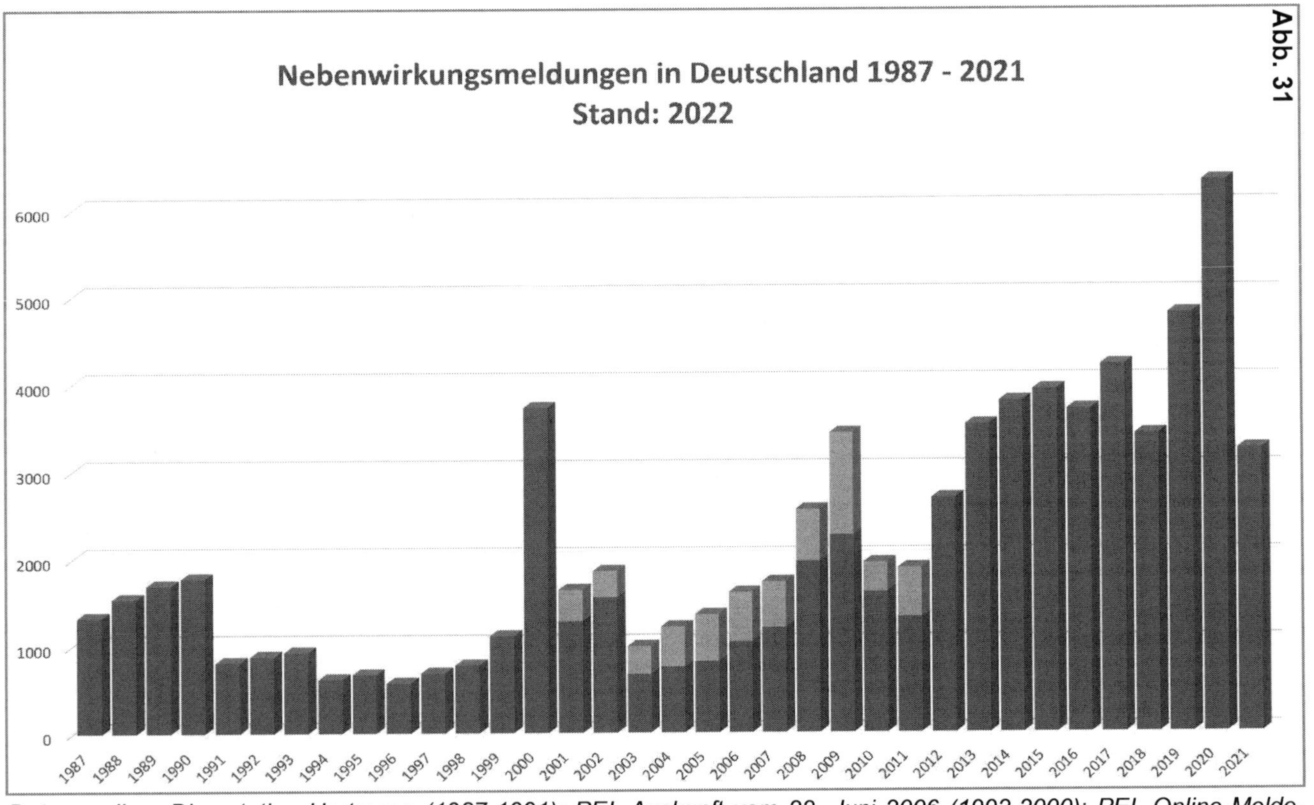

Datenquellen: Dissertation Hartmann (1987-1991); PEI, Auskunft vom 22. Juni 2006 (1992-2000); PEI, Online-Meldedatenbank, Stand 24. März 2012 (2001-2011); PEI, Online-Meldedatenbank, Stand 24. Dez. 2021 (2012-2021)

Abb. 31: *Trotz aller nachträglicher Änderungen der jährlichen Meldestatistik, seien sie sachlich begründbar oder nicht, ist im Laufe der Jahre und Jahrzehnte eine deutliche Zunahme der gemeldeten Impfkomplikationen, schweren Schäden und Todesfälle zu verzeichnen. Für die Jahre 2001 bis 2011 liegt der Anteil der gesetzlich vorgeschriebenen Meldungen nach IfSG vor (hellgrauer Balkenbereich). Wie zu sehen ist, verbessert sich das Meldeverhalten auch über die Jahre nicht. Eine Annäherung an eine Vollerfassung der Daten liegt bis heute in astronomischer Ferne. Das PEI ignoriert dieses Problem ebenfalls bis heute, unabhängig davon, wer gerade als Chef der Behörde fungiert.*

Dr. Hartmann musste sich die auf Papier vorliegenden Informationen mühsam für seine Statistik zusammensuchen. Eine systematische Erfassung in einer Datenbank oder doch zumindest einer Excel-Datei gab es bis 2001 nicht.

Erst mit Einführung der Meldepflicht für Nebenwirkungs-Verdachtsfälle im Jahr 2001 begann das PEI – notgedrungen – die Meldungen in einer gewöhnlichen PC-Datenbank zu erfassen, so dass eine Auswertung „auf Knopfdruck“ erstmals möglich gewesen wäre. Falls dies auch so geschah, wurden auch diese Daten trotzdem nicht veröffentlicht und entsprechende Presseanfragen wurden in der Regel abgewimmelt.

Dies änderte sich erst 2006 mit Inkrafttreten des Informationsfreiheitsgesetz (IFG), mit dessen Hilfe ich erstmals Zugang zu den Meldedaten von 2001 bis 2005 erhielt und diese in Form von auswertbaren Excel-Dateien im Internet veröffentlichte. Etwa ein halbes Jahr lang waren meine Webseite impfkritik.de und meine Zeitschrift *impf-report* die einzigen Quellen für die seit 2001 gemeldeten Nebenwirkungen.

Dann zog das PEI schließlich nach und stellte die Meldedaten selbst auf seiner Webseite ein. Diese Online-Datenbank war in der Bedienung gewöhnungsbedürftig und es gab immer wieder Zugriffsprobleme. Mit ihr waren aber einigermaßen gute Auswertungen möglich.

An der Aufnahme der Meldepflicht in das IfSG dürfte Dr. Hartmann als der damalige PEI-Verantwortliche für die Bearbeitung der eingegangenen Nebenwirkungsmeldungen einen nicht unwesentlichen Anteil gehabt haben. Er schrieb bereits 1997 in seiner Dissertation:

„Der größte Nachteil der Spontanerfassung unerwünschter Arzneimittelwirkungen (UAW) besteht darin, dass Aussagen über die Häufigkeit (Inzidenz) von UAW nur sehr begrenzt möglich sind. Schätzungsweise nur 5 % der tatsächlich stattfindenden Ereignis-

se werden gemeldet und erfasst, man spricht diesbezüglich von „Underreporting“ (...) Zu fordern ist eine mit vertretbarem Aufwand zu realisierende Erfassungsstrategie, die dem Underreporting der passiven Spontanerfassung ein Ende bereitet. Eine allgemeine Meldepflicht für UAW direkt an das Paul-Ehrlich-Institut erscheint hier als Vorschlag durchaus praktikabel.“

Ich selbst stieß im Jahr 1999 zur unabhängigen Impfaufklärung, die vor allem von Müttern getragen wurde. Ich weiß noch, wie wir bis 2006 die wenigen Daten diskutierten, die uns das PEI – eher indirekt z. B. auf Fachtagungen gehaltenen Powerpoint-Präsentationen – zur Verfügung gestellt hatte. Direkte Anfragen an das PEI wurden damals entweder ausweichend oder gar nicht beantwortet.

Insbesondere waren wir auf das Fehlen jeglicher Daten des Jahres 2000 aufmerksam geworden. Und wir waren natürlich sehr interessiert, wie sich die ab 2001 geltende Meldepflicht auf das Meldeverhalten der Ärzte und damit auf die Nebenwirkungsstatistik auswirken würde. Ich persönlich erwartete bei einer von Hartmann geschätzten Melderate von 5 % zumindest eine Verdoppelung der Meldezahlen. Die Meldepflicht sahen wir Impfaufklärer als einen sehr großen Pluspunkt für unsere Aufklärungsarbeit an.

Wir mussten jedoch bald feststellen, dass das PEI keinerlei ernsthaften Anstalten unternahm, die Meldemoral der Ärzte und sonstigen medizinischen Berufe zu erhöhen. Deshalb wurden mehrere Elterngruppen selbst aktiv und schrieben im Jahr 2004 insgesamt 6.000 niedergelassene Kinderärzte per Brief an, um sie auf die Meldepflicht hinzuweisen.[58a]

Schließlich erhielt ich im Juni 2006 die ersten Daten vom PEI. Wir waren in doppelter Hinsicht überrascht: Zum einen zeigte ausgerechnet das vom PEI offenbar bewusst unter Verschluss gehaltene Jahr 2000 einen überraschend starken Ausschlag bei den Nebenwirkungen (**Abb. 30**).

Wie wir später herausfanden, war dies vor allem durch einen neuen FSME-Impfstoff namens TICOVAC des Herstellers Baxter verursacht, der eine wahre Flut von Nebenwirkungsmeldungen auslöste, so dass das PEI im Oktober 2000 sogar aufhörte zu zählen. Der Impfstoff musst schließlich wieder vom Markt genommen werden. Weitere Konsequenzen für den Hersteller sind mir keine bekannt.

Zum anderen zeigte sich, dass die Meldepflicht offenbar völlig verpufft war. Im Vergleich zu 1999 war die Zahl der Meldungen zunächst sogar leicht gesunken (**Abb. 30**)! Die Absicht des Gesetzgebers, sich einer Vollerfassung der Impfkomplikationen anzunähern, war somit völlig verpufft!

Abb. 32

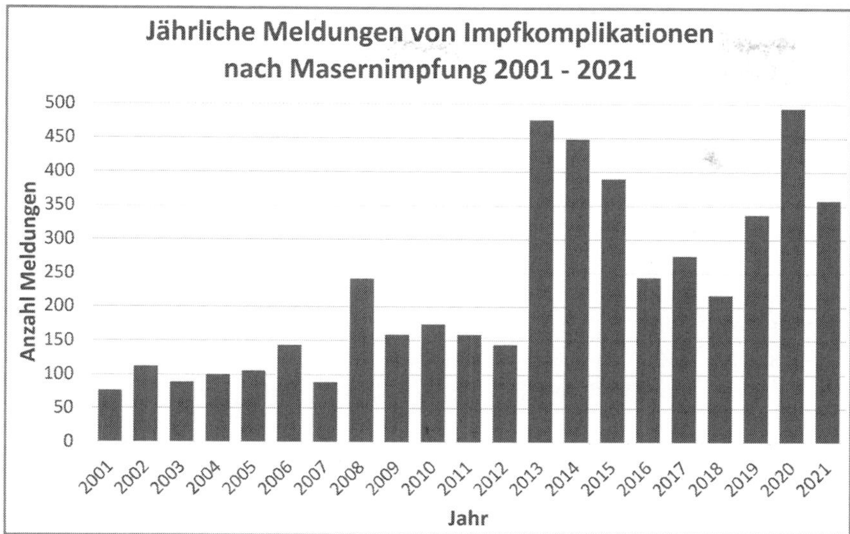

Daten: a) pei.de, Online-Datenbank (2001-2013) b) pei.de, bereitgestellte Datenbankexporte (2014-2021) | Grafik: Hans U. P. Tolzin

Abb. 33

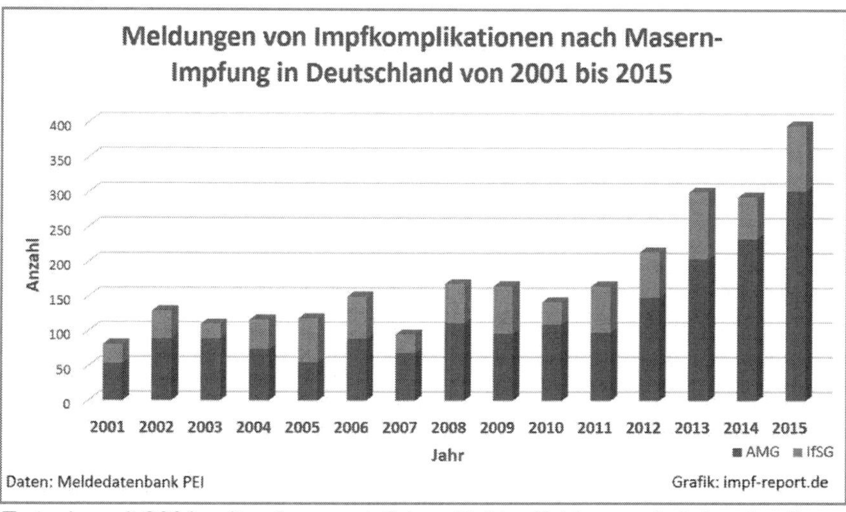

Trotz der seit 2001 geltenden gesetzlichen Meldepflicht von möglichen Impfkomplikationen wird nur ein kleiner Teil der entsprechenden Beobachtungen über die Gesundheitsämter gemeldet (IfSG). Die meisten Meldungen erfolgen indirekt z. B. über die Hersteller (AMG) an das PEI

Was mag die Ursache dafür gewesen sein? Entweder lag es daran, dass es so gut wie keine Dunkelziffer bei den Meldungen gab (was sehr unwahrscheinlich ist), oder aber es hatte so gut wie keiner der meldepflichtigen Medizinberufe die Meldepflicht zur Kenntnis genommen. Oder aber, wenn die Meldepflicht zur Kenntnis genommen wurde, wurde sie aufgrund psychologischer Hemmschwellen ignoriert:

9.2 Eine Impfkomplikation meldet sich nicht von selbst

Da die Zulassungsstudien für die Masern-Impfstoffe aufgrund ihres beschränkten Umfangs und anderer Mängel nur eine sehr eingeschränkte Aussage über die Häufigkeit schwerer Nebenwirkungen zulassen, kommt dem Meldesystem für Impfkomplikationen eine besondere Bedeutung zu.

Doch was passiert, wenn sich Ärzte aufgrund der (auf den Zulassungsstudien basierenden) Produktinformationen darauf verlassen, dass Impfstoffe sicher sind, deshalb keinen Zusammenhang mit der Impfung sehen – und Komplikationen nicht melden?

Es gibt über die Erwartungshaltung des diagnosestellenden Arztes hinaus eine ganze Reihe von Gründen, warum es nicht zur Meldung eines Verdachtsfalls kommt. Impfkomplikations-Verdachtsfälle melden sich nun mal nicht von allein. Der impfende beziehungsweise behandelnde Arzt muss die Möglichkeit eines Zusammenhangs mit der vorausgegangenen Impfung überhaupt erst einmal in Erwägung ziehen. Die Voraussetzungen dafür sind jedoch leider denkbar schlecht:

1. Unwissenheit der Ärzte

Wie mir Ärzte immer wieder berichten, wird das Thema „Impfungen" während des Medizinstudiums so gut wie nicht angesprochen. Alles, was junge Ärzte aus dem Studium im Gedächtnis mit in ihren neuen Beruf nehmen, ist eine Art Mantra, das sie immer wieder – in leichten Variationen – gelesen und gehört haben: [59]

> *„Impfungen gehören zu den effektivsten und kostengünstigsten Maßnahmen der Prävention im Gesundheitswesen."*

Dies grenzt schon an Indoktrination – und hindert den Arzt daran, unbefangen und objektiv an Erkrankungen heranzugehen, die im zeitlichen Zusammenhang mit Impfungen auftreten. Dies kann nicht wirklich im Interesse der Patienten und der Volksgesundheit sein.

2. Das Problem der Schuld

Neben dem Unwissen von Ärzten gibt es auch psychologische Hürden. Es ist für einen Arzt nicht immer einfach, der Möglichkeit ins Auge zu sehen, dass sein Handeln einen – unter Umständen beträchtlichen – gesundheitlichen Schaden bei einem Patienten verursacht hat. Da ist er, wie wir alle, einfach nur Mensch.

3. Das Problem der Hilflosigkeit

Ein weiterer Grund, warum viele rein schulmedizinisch ausgebildete Ärzte dazu neigen, für Erkrankungen im zeitlichen Zusammenhang mit der Masern-Impfung zunächst andere Erklärungen und Diagnosen zu suchen, ist ihre Hilflosigkeit beim Umgang mit Impfkomplikationen und Impfschäden. Außer Kortison und Antihistaminika, die selbst wieder erhebliche Nebenwirkungen mit sich bringen können und keine Dauerlösung darstellen, stehen ihnen kaum wirksame Behandlungsmöglichkeiten zur Verfügung.

4. Das Problem der finanziellen Abhängigkeit

An einer einzelnen Impfung verdienen Ärzte nicht viel. Aber in vielen Arztpraxen, insbesondere Kinderarztpraxen, stellen die Impfungen in ihrer Summe einen nicht unbeträchtlichen Teil des monatlichen Umsatzes dar. Laut Dr. Ulrich Fegeler, ehemals Bundespressesprecher des Bundesverbandes für Kinder- und Jugendärzte (BVKJ), sind es bis zu 50 Impfungen, die täglich in seiner Praxis vorgenommen werden.[60]

Bei angenommenen 5.000 Impfungen im Jahr und 5 Euro Mindestentlohnung wären das jährlich 25.000 Euro! Gerade die Masern-Impfung zählt in „normalen" Kinderarztpraxen zur Standardimpfung – was in vielen Fällen bedeutet, dass Eltern, die diese Impfung nicht wollen, vom Arzt sogar aus der Praxis verwiesen werden.

5. Das Problem der Angst vor Autorität

Ärzte sind, wie wir alle, in bestimmte soziale, finanzielle und berufsbedingte Abhängigkeiten eingebunden. Auch wenn wir in Deutschland keine offizielle Impfpflicht haben, so gilt das Impfen doch mehr oder weniger als „medizinischer Standard", und ein Arzt, der von diesem Standard abweicht, muss befürchten, vom Gesundheitsamt oder von der Ärztekammer zu einem Gespräch eingeladen zu werden und sich rechtfertigen zu müssen.

Auch wenn es rechtlich und sachlich gesehen keine Beanstandung seines Verhaltens geben mag, so sind solche „Vorladungen" doch unangenehm. Je nachdem, wie groß im konkreten Einzelfall die Angst vor – vermeintlichen oder tatsächlichen – Autoritäten ist, kann dies natürlich Einfluss auf den Umgang eines Arztes mit dem Impfthema und natürlich auch mit möglichen Impfkomplikationen haben.

6. Fehlende Aufwandsentschädigung

Zudem wird der Zeitaufwand des Arztes für die akribische Erfassung und Meldung von möglichen oder wahrscheinlichen Impfkomplikationen nicht entlohnt. Das Ausfüllen des Meldeformulars kann je nach Einzelfall durchaus 15 bis 30 Minuten dauern, und selbst ein „geübter Impfkomplikations-Melder" hat es nicht besser, denn die Übung hat er sich ja durch das häufige – und in der Summe mindestens genauso zeitaufwendige – Ausfüllen errungen.

7. Ignoranz

Manchmal mag es aber auch einfach nur Ignoranz sein, die dazu führt, dass ein Arzt Impfnebenwirkungen nicht zur Kenntnis nimmt. Um ein Beispiel zu nennen: Der bereits erwähnte Kinderarzt und Lobbyist Dr. Fegeler behauptete gegenüber dem Fernsehsender 3sat, dass in 25 Jahren Praxis ihm keine einzige schwere Nebenwirkung untergekommen sei.

Bei geschätzten bis zu 100.000 Impfungen, die er in diesem Zeitraum vorgenommen hat, ist das tatsächlich eine bemerkenswerte Aussage. Sogar die Häufigkeitsangaben in den Produktinformationen lassen dies unwahrscheinlich erscheinen, denn die Gesamthäufigkeit der aufgeführten Nebenwirkungen kann knapp 3 Prozent erreichen.[61]

Entweder sind die Patienten des Herrn Fegeler eine totale Ausnahme oder er erwischt irgendwie immer die besten Impfstoffchargen – oder aber er schmettert jeden Verdacht von Eltern, dass eine Erkrankung mit der vorausgegangenen Impfung zusammenhängen könnte, grundsätzlich ab.

Ähnliche Gründe für die Nichtmeldung führt Dr. Hartmann in seiner Dissertation bereits im Jahr 1997 an:

> *„Nach der Beobachtung der UAW muss allerdings auch der Arzt psychologische Hemmnisse überwinden, um das Erfassungszentrum zu benachrichtigen. Dies können sein:*
>
> - *Mangelnder Mut, reine Vermutungen zu berichten und sich damit eventuell der Lächerlichkeit preiszugeben;*

- *Schuldgefühle, weil ein Schaden nach einer Arzneimittelgabe/Impfung auftrat, die der Arzt selbst empfohlen hatte;*

- *Ehrgeiz, selbst eine Reihe von Kasuistiken zu sammeln und dann zu veröffentlichen, was zu schwerwiegenden Verzögerungen in der Risikoerkennung führen kann;*

- *Lethargie, ein Gemisch aus Zögern, Fehlen an Interesse, Zeitmangel, Stress, Nichtauffinden von Berichtsbögen, Angst vor zeitaufwendigen Rückfragen der Überwachungsbehörde oder andere Ausreden."*

9.3 Schwindelerregende Dimensionen des Nicht-Wissens

Aus all diesen Gründen ist eine Vollerfassung aller Impfkomplikationen beziehungsweise von Verdachtsfällen bei einem Spontanmeldesystem kaum möglich.

Doch wie schätzen die Behörden selbst die tatsächliche Melderate oder Dunkelziffer ein? Dr. Hartmann geht in seiner Dissertation von einer geschätzten Melderate von 5 Prozent aus. Mir ist eine einzige offizielle Publikation bekannt, in der sich das PEI mit der Höhe der möglichen Dunkelziffer beziehungsweise der Melderate beschäftigt. Es wird eine wissenschaftliche Arbeit zitiert, die eine maximale Melderate von 3 bis 5 Prozent schätzt.[63]

Ob dieser Wert korrekt ist, weiß letztlich niemand. Auf Rückfragen antwortet die Presseabteilung des PEI grundsätzlich ausweichend: Jede Schätzung der Melderate sei unseriös – weshalb zum Beispiel eine Berücksichtigung bei der Nachpflege der Häufigkeitsangaben in den Produktinformationen auch nicht möglich sei.

Die Folge: Angenommen, die Melderate liegt bei 5 Prozent, dann werden auch nur maximal 5 Prozent der mutmaßlichen Nebenwirkungen in den Produktinformationen berücksichtigt.

Beim Stuttgarter Impfsymposium 2008 wurde eine anonyme Umfrage bei den anwesenden Heilpraktikern und Naturheilärzten durchgeführt. Sie wurden gefragt, wie viele wahrscheinliche schwere Impfkomplikationen sie bei sehr vorsichtiger Schätzung bisher in ihrer Praxis gesehen hatten – und wie viele davon von ihnen an die Behörden gemeldet wurden.

Das Ergebnis war niederschmetternd: Aus insgesamt 52 ausgefüllten Fragebögen ging hervor, dass die anwesenden Heilberufler und Naturheilärzte mindestens 366 wahrscheinliche, schwere Impfkomplikationen in ihrer Praxis beobachtet hatten, gemeldet worden waren jedoch davon nur ganze drei Fälle, was einem Anteil von 0,8 Prozent entspricht!

Heilpraktiker und Naturheilärzte haben also ähnliche Hemmschwellen zu überwinden wie Schulmediziner. Sollte diese Umfrage wirklich repräsentativ sein und berücksichtigt man, dass Naturheilkundler im Vergleich zur Mehrheit der reinen Schulmediziner bereits besonders für das Thema sensibilisiert sind, dann beträgt die Melderate über alle meldepflichtigen medizinischen Berufe hinweg möglicherweise weniger als ein Promille, also ein *Tausendstel!*

Die mir bekannten vorsichtigsten Schätzungen bezüglich der Melderate stammen von der Ärztevereinigung *Ärzte für individuelle Impfentscheidung e. V.* Insofern man sich dort auf konkrete Zahlen einlassen will, ist von einer Melderate in Höhe von 10 bis 20 Prozent die Rede. Allerdings ist dieser Verband, der sich kürzlich in *Ärztinnen und Ärzte für Individuelle Impfentscheidung e.V.* umbenannt hat, dafür bekannt, in der Öffentlichkeit eher vorsichtig zu argumentieren. Bei den Mitgliedern handelt es sich in erster Linie um anthroposophische Ärzte, die vornehmlich naturheilkundlich behandeln – und über die letzten Jahre eine deutliche Zunahme des behördlichen Drucks auf ihre Mitglieder feststellen mussten.

Es ist wichtig festzuhalten, dass eben niemand, auch nicht das zuständige PEI, in der Lage ist, die Melderate bei den Impfkomplikationen auch nur abzuschätzen. Genau das gibt das PEI im Bundesgesundheitsblatt vom Dezember 2004 sogar offen zu (Seite 1161):

> *„Da die Untererfassung der Meldungen von Impfkomplikationen nicht bekannt oder abzuschätzen ist und keine Daten zu verabreichten Impfungen als Nenner vorliegen, kann keine Aussage über die Häufigkeit bestimmter unerwünschter Reaktionen gemacht werden."*

Klingt das nicht wie ein Offenbarungseid, und das im offiziellsten aller deutschen gesundheitspolitischen Publikationen? Im Grunde könnte man mit diesem Zitat das Thema abschließen und feststellen: Das Impfrisiko ist offensichtlich nicht kalkulierbar, und damit ist auch eine mündige Einwilligung in die Körperverletzung namens „Impfung" nicht möglich.

Doch ganz so einfach können – und wollen – wir es uns nicht machen. Stattdessen werden wir noch den einen oder anderen Blick auf das Meldesystem für Impfkomplikationen werfen:

Das Problem der Melderate beziehungsweise Dunkelziffer bei den Meldungen von Impfkomplikationen nach Impfungen wird von der zuständigen Meldebehörde, dem PEI, weitgehend bagatellisiert – und von der Öffentlichkeit ignoriert. Doch erst, wenn man die konkreten Meldezahlen und die möglichen Dunkelziffern betrachtet, wird das ganze Ausmaß dessen deutlich, was man beim PEI über die Sicherheit der Masern-Impfung eben nicht weiß.

Nachdem wir die Frage der Dunkelziffer bei den Meldungen für Impfkomplikationen nach der Masern-Impfung eher allgemein beleuchtet haben, wollen wir nun die konkreten Zahlen anschauen: Konkrete Zahlen bezogen auf einzelne Impfstoffe liegen uns erst ab dem Jahr 2001 vor, dem Jahr des Inkrafttretens des Infektionsschutzgesetzes (IfSG) und damit der Meldepflicht für Impfkomplikationen.

Von 2001 bis 2015 wurden insgesamt 2.641 leichte und schwere Komplikationen nach der Impfung gegen die Masern gemeldet, das sind im Jahresdurchschnitt 176 Fälle (**Abb. 34**). Etwas mehr als die Hälfte davon, 53 %, waren zum Zeitpunkt der Meldung wieder gesund. Der Rest litt entweder noch an den gleichen Symptomen (17,3 %), hatte nur gewisse Verbesserungen des Zustandes zu verzeichnen (3,1 %), war gestorben (0,8 %), hatte einen bleibenden Schaden (2,4 %) oder einen gänzlich unbekannten Gesundheitsstatus (23,8 %).

Diese bloßen Zahlen sagen zunächst nicht viel aus, auch wenn in Wahrheit natürlich hinter jedem einzelnen der 2.641 Fälle ein menschliches Schicksal und das einer Familie stehen. Stellt man dieser Tabelle, die ich 2016 erstellte, eine aktuelle Tabelle mit den Meldungen von 2016 bis 2021 (**Abb. 35**) gegenüber, ist eine deutliche Verschiebung zu beobachten:

Die durchschnittliche jährliche Anzahl der Meldungen hat im Vergleich den Werten von 2001 bis 2015 um mehr als 80 % zugenommen! Das ist eindeutig zu viel, um allein über die üblichen jährlichen Schwankungen erklärbar zu sein. Gleichzeitig hat der Anteil der Fälle mit unbekanntem Ausgang, der gesundheitlich nicht wieder hergestellten Fälle und der Fälle mit bleibendem Schaden zugenommen – während der Anteil der gesundheitlich wiederhergestellten Fälle und der Fälle auf dem Weg der Besserung zurückging. Wie es scheint, hat die Anzahl der negativen Impffolgen über die Jahre stark zugenommen und das Gleiche gilt für die Schwere der Erkrankungen.

Abb. 34

Meldedaten 2001 bis 2015 und mögliche Dunkelziffer

Gesundheitsstatus zum Zeitpunkt der Meldung	2001 bis 2015	Jahres-Durch-schnitt	Tatsächliche Häufigkeit bei geschätzter Melderate von:		
			5 %	1 %	1 ‰
Gesamt	2.641	176 (100%)	3.521	17.607	176.067
Ausgang unbekannt	629	42 (23%)	839	4.193	41.933
Wiederhergestellt	1.387	92 (52%)	1.849	9.247	92.467
Nicht wiederher-gestellt	83	6 (3%)	111	553	5.533
Allgemeinzustand verbessert	457	30 (17%)	609	3.047	30.467
Bleibender Schaden	64	4 (2%)	85	427	4.267
Todesfall	21	1,4 (1%)	28	140	1.400

Daten: Online-Meldedatenbank auf pei.de, abgerufen im Dezember 2016
Tabelle: Hans U. P. Tolzin

Was mag dafür wohl die Ursache sein? Möglichkeit Nr. 1 wäre eine deutliche Erhöhung der Impfrate, was aber offizielle Statistiken (siehe Kapitel 3) nicht zu bestätigen scheinen.

Möglichkeit Nr. 2 wäre ein verbessertes Meldeverhalten der Ärzte, ausgelöst z. B. durch die zunehmende öffentliche Masernpanikmache in den Medien. Leider hat das PEI im April 2022 die Online-Datenbank abgeschaltet, so dass ich meine Statistik diesbezüglich nicht mehr aktualisieren konnte. Zwar verspricht das PEI, die Datenbank in einer modernisierten Form wieder Online zu stellen, aber wann das sein wird, steht in den Sternen. Vermutlich hat die Masse der Nebenwirkungen nach Covid-19-Impfungen die Kapazität der bisher verwendeten Datenbank mit 300.000 Meldungen bis Ende März 2022 regelrecht gesprengt. Insofern wäre die Notwendigkeit eines Neustarts der Datenbank sogar nachvollziehbar.

Abb. 35

Meldedaten 2016 bis 2021 und mögliche Dunkelziffer					
Gesundheitsstatus zum Zeitpunkt der Meldung	**2016 bis 2021**	**Jahres-Durch-schnitt**	**Tatsächliche Häufigkeit bei geschätzter Melderate von:**		
			5 %	**1 %**	**1 ‰**
Gesamt	1.929	322 (100%)	6.430	32.150	321.067
Ausgang unbekannt	573	96 (30%)	1.910	9.550	95.500
Wiederhergestellt	688	115 (36%)	2.293	11.467	114.667
Nicht wiederher-gestellt	454	76 (24%)	1.513	7.567	75.667
Allgemeinzustand verbessert	140	23 (13%)	467	2.333	23.333
Bleibender Schaden	69	12 (4%)	230	1.150	11.500
Todesfall	5	0,8 (0,2%)	17	83	833

Daten: pei.de, *„Auswertungen von Verdachtsfallmeldungen von Impfkomplikationen 2000-2021 (exclusive COVID-19-Impfstoffe)"*, abgerufen im Juli 2022
Tabelle: Hans U. P. Tolzin

Möglichkeit Nr. 3: Neue Impfstoffe, z. B. die neuen Vierfach-Impfstoffe gegen Masern, Mumps, Röteln und Windpocken (MMRV) sind deutlich riskanter als die üblichen MMR-Dreifach-Impfstoffe. Dies ist sogar plausibel, wie meine 2021 veröffentlichte Auswertung der Meldedaten zeigt, spielt die Windpocken-Komponente bei der deutlichen Zunahme der 2019 und 2020 gemeldeten Fälle eine besondere Rolle.[62a]

Möglichkeit Nr. 4: Die Empfindlichkeit der Bevölkerung gegenüber Medikamenten-Nebenwirkungen hat sich in den letzten Jahren erhöht, z. B. durch die allgemeine Zunahme medikamentöser Eingriffe, schlechteres Ernährungsverhalten oder sonstige Umweltfaktoren wie Pestizide, Nahrungsmittelzusätze oder E-Smog.

Wäre ich Chef des PEI, würde mich eine derartige Entwicklung alarmieren und motivieren, nach den genauen Ursachen zu forschen. Doch das PEI hält den Zusammenhang dieser gemeldeten Fälle mit den vorausgegangenen Impfungen grundsätzlich nicht für bewiesen, ja noch nicht einmal für wahrscheinlich. Deshalb meint man solchen besorgniserregenden Tendenzen auch gar nicht erst nachgehen zu müssen.

Wäre das anders, dann müsste die Behörde natürlich sofort aktiv werden, denn schließlich lautet der hippokratische Leitspruch aller Ärzte: *„Zuallererst nicht schaden!"*

Das Einzige, was sich zum Positiven verändert hat, ist übrigens die Zahl der gemeldeten Todesfälle nach Masernimpfung. Zwischen 2018 und 2021 wurde kein einziger solcher Fall gemeldet. Ob dies reiner Zufall ist oder eine klare Tendenz, und was die Ursachen dafür sein könnten, weiß ich leider nicht. Mir persönlich scheint es nicht plausibel zu sein.

Jetzt wollen wir als Nächstes die bereits besprochenen Schätzungen der Dunkelziffer anhand der vorliegenden konkreten Zahlen anwenden (**Abb. 34**): 176 jährlich gemeldete Impfkomplikationen, deren Zusammenhang mit der vorausgegangenen Impfung nicht eindeutig bewiesen ist, mögen angesichts der vermutlich deutlich mehr als eine Million Impfdosen, die in Deutschland Jahr für Jahr gegen Masern verimpft werden, geradezu lächerlich aussehen.

Laut *Impfauswertung 2003* wurden allein im Jahr 2003 insgesamt 2,3 Millionen Masern-Impfdosen in Deutschland verabreicht.[64] Gleichzeitig gab es im Jahr 2003 insgesamt 100 Meldungen von Komplikationen nach dieser Impfung, darunter ein Todesfall. Ausgehend von diesen Zahlen käme es einmal unter etwa 23.500 Impfungen zu einer (aus Sicht des PEI unbewiesenen) Komplikation.

Die Publikation „Impfauswertung" wurde übrigens nach 2003 eingestellt. Auf Anfrage teilte mir der Hauptautor mit, dass er plötzlich und ohne Erklärung keinen Daten mehr von den Herstellern bekam. Ich vermute als Grund den Umstand, dass Impfkritiker sich zu dieser Zeit öffentlich auf diese Zahlen bezogen hatten. Herstellern und PEI scheint es jedoch sehr daran gelegen zu sein, dass wir den Nebenwirkungen keine Anzahl verimpfter Dosen gegenüberstellen können. Damit würden konkurrierende Impfstoffe wie z. B. die MMR-Dreifach-Impfstoffe bezüglich ihres Nebenwirkungsprofils vergleichbar werden. Was beim Kauf eines Autos oder Toasters selbstverständlich ist, nämlich Produktvergleiche, gilt leider nicht für Impfstoffe: Das Oberverwaltungsgericht Darmstadt wies meine Klage auf Auskunft mit der Begründung zurück, produktbezogene Angaben über die Menge verbrauchter Impfstoffdosen seien ein Betriebs- und Geschäftsgeheimnis der Hersteller. Und das PEI schließt sich in der Regel der Argumentation der Hersteller ohne Zögern an...

Doch nun zum Thema Dunkelziffer: Wie erwähnt geht die einzige mir bekannte Publikation des PEI von einer Melderate von maximal 5 % aus.[63] Legt man diese Schätzung zugrunde, hätten wir bei einem Multiplikator von 20 (5 % x 20 = 100 %) jährlich 3.521 unerwünschte Impfvorfälle, darunter 85 dauerhaft Geschädigte und 28 Todesfälle.

Meine Umfrage unter Naturheilärzten und Heilpraktikern hatte eine Melderate von maximal 1 % ergeben. Sollten wir diese Rate verallgemeinern können, kämen wir auf einen Multiplikator von 100 und damit auf durchschnittlich insgesamt 17.600 negative Impffolgen, darunter 400 dauerhaft Geschädigte und 100 Todesfälle.

Berücksichtigt man darüber hinaus, dass Heilpraktiker und Naturheilärzte, die ein kritisches Impfsymposium besuchen, ja bereits überdurchschnittlich für das Thema sensibilisiert sind und dies für den allergrößten Teil der Ärzte eben nicht gilt, muss man als durchschnittliche Melderate von einem Promille – oder sogar weniger – ausgehen.

Bei einem Multiplikator von 1.000 liegt die Zahl der jährlichen Komplikationen laut **Abb. 34** bei etwa 176.000, die Zahl der dauerhaft Geschädigten bei über 4.000 und bei den Fällen mit Todesfolge mehr als 1.000.

Legen wir dagegen die neueren Meldezahlen (**Abb. 35**) zugrunde, sieht es insgesamt – außer bei den Todesfällen – sogar noch erschreckender aus.

Auch wenn der Multiplikator bei den schweren Fällen nicht derart hoch sein mag, kommen wir hier nun in Bereiche, die wir nun wirklich nicht mehr so ohne Weiteres ignorieren können: Angenommen, zurzeit würden jährlich drei Millionen Dosen von Masern-Impfstoff verabreicht, dann wäre einer unter 17 Geimpften von einer Impfkomplikation betroffen, bei den neueren Zahlen (**Abb. 35**) wäre es sogar einer unter 9 Geimpften.

Laut der älteren Statistik würde eine von 600 Impfungen entweder zu einem Dauerschaden oder zum Tod führen, laut der neuen Statistik wäre es sogar einer unter 243 Impfungen.

Nun halten Sie diese Rechnungen vielleicht nicht für seriös – und damit hätten Sie sogar recht! Worauf will ich also hinaus?

Der entscheidende Punkt ist doch, dass ein Hans U. P. Tolzin – oder auch jeder andere – öffentlich behaupten kann, dass es jährlich mehr als 1.000 unerkannte Todesfälle nach Masern-Impfung gibt – und die zuständige Bundesgesundheitsbehörde diese Behauptung nicht anhand eigener Zahlen widerlegen kann!

Noch einmal zum Mitschreiben: Ich kann öffentlich behaupten, dass es jährlich bis zu 1.400 Todesfällen durch die Masern-Impfung kommt, und die Behörde, die ebenso öffentlich behauptet, unsere Impfstoffe seien „sicher", könne dies *mangels eigener Daten* nicht widerlegen! Damit stellt sich mir – und möglicherweise ja auch Ihnen – die Frage, wie vertrauenswürdig die Angaben dieser Behörde sind.

9.4 Keine Übersicht über verfügbare Nachmarktstudien

Neben den Zulassungsstudien und dem Meldesystem für Impfkomplikationen sind die sogenannten Nachmarktstudien, auch Post-Marketing-Studien genannt, die dritte wichtige Quelle zur Sicherheit eines Impfstoffs. Mit diesen Erhebungen während des breiten Markteinsatzes sollten zumindest nachträglich die Datenschwächen der Zulassungsstudien und des Meldesystems für Impfkomplikationen ausgeglichen werden. Das PEI als zuständige Bundesbehörde sollte also über eine aktuelle Übersicht der verfügbaren Daten verfügen.

Sowohl die meisten Laien als auch Mediziner gehen davon aus, dass das PEI als die in Deutschland zuständige Bundesbehörde für jeden zugelassenen Impfstoff eine aktuelle Übersicht über alle relevanten Daten hat. Dazu gehören natürlich auch die Nachmarktstudien.

Um herauszufinden, wie das PEI mit dem Thema Nachmarktstudien umgeht, richtete ich am 20. Dezember 2011 folgende Anfrage an die Presseabteilung der Behörde:

„In diversen Publikationen gibt das PEI an, dass sogenannte Nachmarktstudien (also Studien, die nach der Zulassung im Rahmen des Feldeinsatzes durchgeführt werden) eine wichtige Information für die Beurteilung der Sicherheit eines Impfstoffs sind. Gibt es denn für jeden der in Deutschland derzeit zugelassenen Impfstoffe mindestens eine solche Nachmarktstudie oder nur für einen Teil davon?"

Die Antwort, die ich schließlich am 3. Februar 2012 erhielt, war leider genauso ernüchternd wie eigentlich von mir schon erwartet:

„Ihre Frage, ob es für jeden in Deutschland zugelassenen Impfstoff mindestens eine Post-Marketing-Studie gibt, kann vom Paul-Ehrlich-Institut nicht abschließend beantwortet werden. Zunächst werden derartige Studien nicht zwangsläufig in DE durchgeführt (oder im Rahmen der deutschen oder europäischen Zulassung angeordnet), sondern teilweise auch im Ausland – in diesen Fällen

ist das Paul-Ehrlich-Institut nicht involviert. Zudem gilt die Genehmigungspflicht für klinische Studien durch das Paul-Ehrlich-Institut erst seit 2004, in den Jahren davor waren lediglich Unterlagen zu hinterlegen. Für alle Impfstoffe, die im zentralisierten Verfahren zugelassen wurden oder werden, besteht seit 2005 die Verpflichtung, mit dem Antrag auf Zulassung einen sogenannten Risikomanagementplan vorzulegen, der in der Regel auch die Durchführung von Post-Marketing-Studien enthält, zum Beispiel zu Fragen der Sicherheit."

Im weiteren Verlauf der Stellungnahme nannte mir das Paul-Ehrlich-Institut einige weitere Quellen, unter denen ich möglicherweise fündig werden könnte. Natürlich könnte ich unter diesen Quellen recherchieren und würde sicherlich auch für den einen oder anderen aktuellen Impfstoff fündig werden.

Doch mir war es in der Anfrage um etwas anderes gegangen: Wenn das PEI öffentlich und wiederholt behauptet, unsere Impfstoffe seien sicher, und dies sei unter anderem durch sogenannte Nachmarktstudien belegt, dann müsste man doch bei entsprechenden Anfragen nicht mehr tun, als in die richtige Schublade mit den entsprechenden Unterlagen zu greifen.

Doch offensichtlich hat in der Behörde niemand einen Überblick darüber, welche Nachmarktstudien für welchen Impfstoff vorgenommen wurden, geschweige denn, welche Ergebnisse diese Studien erbracht haben.

9.5 Können wir dem Paul-Ehrlich-Institut vertrauen?

Hier noch einmal eine Zusammenfassung meiner wichtigsten Kritikpunkte am PEI:

1. Der Verzicht auf vergleichende Placebo-Studien aus „ethischen Gründen" ist in vielerlei Hinsicht nicht nachvollziehbar und eine reine Ausrede.
2. Obwohl 2001 vom Gesetzgeber eine Meldepflicht für Impfkomplikationen eingeführt wurde, tut das PEI immer noch so, als handelte es sich dabei um ein unverbindliches Spontanmeldesystem.
3. Die Wirkung der Meldepflicht ist trotz drohendem Bußgeld von bis zu

Meldungen von Masern-Impfkomplikationen

Abb. 36

	Summe	Masern-Impfstoff Merieux	Masern-Impfstoff ohne Angabe	MMR-Triplovax	M-M-RV
Hersteller		SPMSD	unbekannt	SPMSD	Chiron Behring
Antigene		Masern	inkl. Masern	MMR	MM
Bemerkung		nur noch in Schweiz		nicht mehr im Handel	nicht me im Hand
2001	76	0	3	14	13
2002	112	5	0	12	17
2003	89	2	3	9	8
2004	100	1	0	5	7
2005	105	3	1	5	1
2006	143	4	2	23	9
2007	89	3	0	14	2
2008	242	8	0	18	0
2009	159	5	1	4	0
2010	174	5	1	40	0
2011	159	8	0	0	0
2012	144	4	0	0	0
2013	477	4	2	0	0
2014	448	4	4	1	0
2015	390	4	34	2	0
2016	244	6	17	1	0
2017	276	0	24	0	10
2018	218	0	5	0	0
2019	337	1	4	2	0
2020	494	5	37	8	0
2021	358	0	41	1	0

Daten: pei.de: a) Online-Datenbank (bis 2012); Stand: Dez. 2012; b) Datenbank-Export

Deutschland (2001-2021)

M-M-R Vaxpro	**M-MVax**	**Priorix**	**Priorix Tetra**	**ProQuad**
SPMSD	Chiron Behring	GSK	GSK	SPMSD
MMR	MM	MMR	MMRV	MMRV
	nicht mehr im Handel			
0	1	45	0	0
0	1	77	0	0
0	0	67	0	0
0	0	87	0	0
0	0	95	0	0
0	0	83	22	0
0	0	39	31	0
90	0	46	80	0
12	0	28	109	0
10	0	27	91	0
10	0	36	105	0
31	0	49	60	0
71	0	189	211	0
44	0	152	243	0
92	0	168	90	0
53	0	78	89	0
41	0	86	105	10
41	0	78	85	9
77	0	123	65	65
108	0	236	49	51
97	0	157	37	25

'en (2013-2021), Stand: Juli 2022 *Tabelle: Hans U. P. Tolzin*

Gemeldete Todesfälle nach Masern-Impfung

Lfd. Nr.	Meldejahr	Altersgruppe	männl/weibl	Impfdatum	Beginn der Reaktion	nach Tagen	Impfstoff
1	2001	0-23 Mon.	m	06.03.01	09.03.01	3	Priorix, Engerix-B
2	2003	0-23 Mon.	w	05.01.82	13.01.82	8	M-M VAX
3	2004	0-23 Mon.	w	07.05.03	20.05.03	13	Priorix, Infanrix hex
4	2005	0-23 Mon.	m	24.02.05	26.02.05	2	Priorix
5	2006	0-23 Mon.	w	02.05.06	02.05.06	0	Priorix
6	2006	0-23 Mon.	m	15.11.06	20.11.06	5	Priorix Tetra
7	2007	2-6 J.	m	---	---	?	Priorix
8	2007	0-23 Mon.	w	09.01.07	30.01.07	21	MMR-Triplovax, Infanrix hexa
9	2007	2-6 J.	m	24.04.07	02.05.07	8	Priorix
10	2007	18-59 J.	w	25.10.07	26.11.07	32	Priorix, Boostrix
11	2008	18-59 J.	w	25.01.08	26.01.08	1	MMR-Triplovax
12	2008	0-23 Mon.	w	05.08.08	05.08.08	0	Priorix
13	2010	0-23 Mon.	w	03.06.10	20.06.10	17	Priorix Tetra
14	2010	0-23 Mon.	w	3.11.10	11.11.10	8	Priorix Tetra
15	2010	0-23 Mon.	w	6.12.10	18.12.10	12	M-M-RvaxPro, Meningitec

Quelle: www.pei.de, Stand der Daten: 31. Sept. 2013

Zwischen 2001 und 2013 wurden dem PEI insgesamt 15 Todesfälle im Zusammenhang Masern-Impfungen gemeldet (Dunkelziffer unbekannt!). Darunter waren 11 Kinder u zwei Jahren, zwei Kinder bis 6 Jahre und zwei Erwachsene. Mindestens vier Geimpfte s

)01 bis 2013)

Abb. 37

aktionen
esfall
ikörpertest negativ, Hirnödem, Koma, Liquorzellzahl anormal, Elektroenzepha-raphie anormal, Enzephalitis, Fieberkrampf, erniedrigter Muskeltonus, Verlust s Bewusstseins, Pupille fixiert, Tod
nchiolitis, Husten, Appetit vermindert, Leukozytose, Pneumonie durch kterien, plötzlicher Tod
rrhoe, Hyperhidrose, Myocarditis, plötzlicher Kindstod (SIDS)
ber, plötzlicher Kindstod
ämie, Apathie, Erythem an der Applikationsstelle, Dehydration, erniedrigter skeltonus, Leukopenie, Meningitis, metabolische Azidose, Versagen mehrerer jane, Pneumokokkensepsis, Fieber, Schock, Somnolenz, Tachykardie
)erpyrexie, nicht klar definierte Erkrankung, Fieber, Unruhe, Tod, Erbrechen
rstitielle Lungenerkrankung, Tod
jst, Hirnödem, Lungenödem, soziales Vermeidungsverhalten, plötzlicher Tod
ale Enzephalitis, Ausschlag, Tod
ıvulsion, plötzlicher Tod
ticken, plötzlicher Tod, plötzlicher Kindstod
seminierte intravaskuläre Gerinnung, Immundefekt, Meningitis durch Menin-kokken, Meningokokken-Sepsis, Fieber, septischer Schock, Waterhouse-Fri-ichsen-Syndrom
tzlicher Kindstod
ıoe, Hirntod, Hirnödem, Kreislaufkollaps
)elle: impf-report Alle Angaben ohne Gewähr!

innerhalb von drei Tagen, zwei Kleinkinder noch am Tag der Impfung. Doch das PEI keinen Zusammenhang mit der Masern-Impfung, solange die Familien der Opfer nicht r Lage sind, dies zu beweisen!

25.000 Euro völlig verpufft. Das PEI unternimmt dennoch keinerlei ernsthafte Anstrengungen, die miserable Meldemoral der Ärzte und damit die schlechte Datenlage zu verbessern.

4. Das PEI lässt die Dunkelziffer der Meldungen, die möglicherweise das Tausendfache beträgt, völlig unter den Tisch fallen. Es tut so, als gäbe es sie gar nicht.
5. Obwohl das PEI im Bundesgesundheitsblatt wiederholt einräumt, dass die Zahl der schweren Impfkomplikationen unbekannt ist, behauptet es öffentlich, die Impfstoffe seien sicher. Das ist schizophren.
6. Das PEI behauptet, die Impfstoffe seien sicher, obwohl der Zusammenhang zwischen gemeldeten Impfkomplikationen und den Impfungen in den wenigsten Fällen ausgeschlossen werden kann.
7. Im Gegenteil: Die Beweislast wird vom PEI sogar auf die Opfer der Impfungen übertragen, die damit in der Regel völlig überfordert sind.
8. Schwere Nebenwirkungen und Todesfälle sowie Fälle mit unklarem Ausgang werden in der Regel nicht nachverfolgt.
9. Jede Transparenz bei den Meldedaten musste bisher juristisch erzwungen werden. Durch zunehmende Verstümmelung der Online-Datensätze (z. B. keine eindeutigen Fallnummern mehr) werden Aktualisierungen und Fehlerkorrekturen durch meldende Mediziner und Opfer nahezu unmöglich gemacht, da sie „ihre“ Meldung nicht mehr zuordnen können.
10. Das PEI sieht die Anzahl der verimpften Impfstoffdosen je Produkt als Geschäftsgeheimnis an, sodass ein Vergleich der Nebenwirkungsraten unmöglich ist.
11. Das PEI verzichtet darauf, von den Herstellern Sicherheitsstudien zu bedenklichen Inhaltsstoffen (Quecksilber oder Aluminiumhydroxid etc.) zu verlangen.
12. Das PEI hat keinen Überblick über vorhandene Sicherheitsdaten der verwendeten Inhaltsstoffe.
13. Das PEI hat keinen Überblick über verfügbare Nachmarktstudien für die verschiedenen zugelassenen Impfstoffe.
14. Die dem PEI vorliegenden Daten zu bestimmten Impfstoffen sind grundsätzlich unvollständig: Anfragen, zum Beispiel nach bisher vorgenommenen Änderungen der Fachinformationen, lösen regelmäßig hektische Recherchen in der Behörde aus.

10 Die Spitze des Eisbergs – beispielhafte Pressemeldungen

10.1 Weniger Antibiotika, Fiebersenker und MMR-Impfungen bedeuten weniger Allergien

Eine multinationale Querschnittsstudie, die im *Journal of Allergy & Clinical Immunology* veröffentlicht wurde, zeigte bei Kindern, die in einem anthroposophisch geprägten Umfeld aufwuchsen, eine geringere Neigung zu Allergien. Die Analyse der Studiendaten zeigte Zusammenhänge mit dem Meiden von Antibiotika, Fiebersenkern und MMR-Impfungen.[65]

10.2 Nepal: Vier Säuglinge sterben nach Impfung gegen Masern und DTP

Vier Säuglinge im Alter zwischen 9 und 14 Monaten sind in einem Dorf bei Katmandu (Nepal, Himalaya) innerhalb von 24 Stunden nach einer Einfachimpfung gegen Masern und einer gleichzeitig verabreichten DPT-Dreifachimpfung gegen Diphtherie, Keuchhusten und Tetanus verstorben. Innerhalb von Stunden zeigten sich schweres Erbrechen und eine auffallende Blässe. Zwei weitere mit diesen Impfstoffen geimpfte Kinder wurden medizinisch betreut.

Andere Kinder, die im Zuge der gleichen Impfaktion zwar die DPT-Impfung, nicht jedoch die Masern-Impfung erhalten hatten, seien laut einem Vertreter der Gesundheitsbehörden „nicht lebensbedrohlich erkrankt". Es wird deshalb vermutet, dass die Masern-Impfung das Problem verursacht hat.

Der Vertreter der Gesundheitsbehörden fühle sich, so die *Himalayan Times* vom 22. August 2012, nun in dem Dilemma, ob er die Impfkampagne fortsetzen solle. Welche Impfstoffe genau verabreicht wurden, geht aus der Meldung leider nicht hervor.

10.3 Brasilien: Behörden stoppen MMR-Impfstoff

Nur einen Tag nach Bekanntgabe des weltweit fünftgrößten Impfstoffherstellers Chiron, dass sich die Auslieferung seines für den US-Markt bestimmten Influenza-Impfstoffs durch verunreinigte Produktionschargen verzögert, bestätigte die Firma Probleme mit ihrem MMR-Impfstoff in Brasilien. Die dortigen Gesundheitsbehörden stoppten die Verwendung des Dreifachimpfstoffs, nachdem eine unerwartet hohe Anzahl von Kindern schwere allergische Reaktionen bis hin zum anaphylaktischen Schock gezeigt hatte. Mindestens 125 Kinder seien betroffen.[66]

10.4 MMR-Impfstoff aus Sicherheitsgründen vom Markt genommen

Der Impfstoffhersteller Chiron nahm den MMR-Dreifach-Impfstoff MORUPAR vom Markt. Bei einer Sicherheitsprüfung in Italien war eine erhöhte Rate von Nebenwirkungen aufgefallen. Es sei unmittelbar nach den Impfungen vermehrt zu Fieber, allergischen Reaktionen und einer Schwellung der Lymphknoten gekommen. Betroffen seien Italien und diverse Entwicklungsländer. [67]

10.5 Atemwegserkrankungen bei Kindern von gegen Masern geimpften Müttern

Eine neue Studie legt einen Zusammenhang zwischen der Masern-Impfung von Müttern und der Anfälligkeit für das RS-Virus (Auslöser einer Atemwegserkrankung) bei deren Kindern, insbesondere im Alter bis 2 Jahre, nahe:

> *„Die Ärzte vermuten nun einen Zusammenhang zwischen der Einführung der Masern-Impfung (in Deutschland seit 1973), der ein Großteil der heutigen Mütter damals unterzogen wurde, und der jetzt gehäuft auftretenden Anfälligkeit ihrer Kinder für das RS-Virus."*

Das RS-Virus (Respiratory Syncytial Virus) gilt als Haupterreger bei Erkältungskrankheiten im Kleinkindalter.[68]

10.6 Nach der Impfung im Koma

Stellvertretend für die Gruppe der wohlhabenderen Schotten berichtet der *Scotsman* über die Familie Files aus Oban. Nur zwei der vier

Kinder von Angus und Lucy Files sind mit dem MMR-Impfstoff behandelt worden, die beiden jüngsten Kinder, 2 Jahre und 5 Monate alt, sollen erst geimpft werden, wenn der Impfstoff sicherer ist. Wie die Files glauben, hat die Impfung ihren beiden älteren Kindern, dem 10-jährigen Tom und dem 8-jährigen Geoffrey, geschadet.[69]

„Nachdem Tom mit 13 Monaten geimpft worden war, verlor unser früher sehr kontaktfreudiger Sohn seine gesamten kommunikativen Fähigkeiten und ging uns immer aus dem Weg. Glücklicherweise hat sich seine soziale Entwicklung mit drei Jahren gebessert."

Das berichtet die Mutter Lucy. Beide Eltern sind auch fest davon überzeugt, dass der Autismus ihres Zweitältesten Geoffrey durch die Impfmaßnahme ausgelöst wurde. Und weiter berichtet Angus Files:

„Vom Tag seiner MMR-Impfung an fiel er praktisch in ein Koma. Er will mit niemandem spielen, er will mit niemandem sprechen."

Der Vater beobachtete bei Geoffrey erste Veränderungen unmittelbar nach der Impfung. Er litt unter Entzündungen des Ohrs und musste viele Antibiotika einnehmen.

„Vor der Spritze hatte er schon begonnen, selber zu essen. Nun müssen wir aufpassen, dass er überhaupt etwas isst. Er hat sich zurückentwickelt."

Wie Mr. Files sagt, kommt es absolut nicht infrage, dass die anderen Kinder ebenfalls geimpft werden.

„Aber unser Gesundheitsfürsorger hat uns wegen unserer Einstellung kritisiert, hält uns für verantwortungslos und beschuldigt uns, wir würden nur von der Herdenimmunität profitieren wollen."

Dazu ein Kommentar von Barbara Loe Fisher vom *National Vaccine Information Center* (NVIC), eine der bekanntesten und erfahrensten unabhängigen Impfaufklärerinnen in den USA und wohl auch weltweit: [70]

„Einmal mehr zeigt sich, dass die realen Erfahrungen von Eltern, die beobachten müssen, wie ihre Kinder nach einer Impfung Rückschläge erleiden, mehr wert sind als die Beruhigung der Ärzte, es wäre alles nur ein „Zufall", wenn gesunde Kinder nach einer Impfung chronisch krank oder behindert sind.

Es überrascht nicht, dass gebildete Familien der Mittel- und Oberklasse eigenständige Entscheidungen zur Impfung ihrer Kinder treffen. Wenn der Verbraucher über medizinische Verfahren informiert wird, die mit einem erhöhten Verletzungs- oder Sterberisiko verbunden sind, wie zum Beispiel Impfungen, wird er sich mit größerer Wahrscheinlichkeit vor seiner Entscheidung informieren, als nur blind den „Experten" zu vertrauen. Eine aufgeklärte Gesellschaft erlaubt es allen Bürgern, sich unabhängig von ihrem sozialen Status über alle Risiken informieren und selber darüber entscheiden zu können, welche Risiken sie für die eigene Gesundheit, und die ihrer Kinder, eingehen können.

Die medizinischen „Experten" sind weder unfehlbar noch immun gegen das Verlangen nach Macht, Geld und Ruhm. Es gibt mehr als nur einen Grund, ihre Beweggründe und Argumente anzuzweifeln, wenn sie sich weigern, Impfkomplikationen anzuerkennen, die zu permanenten Schäden am Gehirn und Fehlfunktionen des Immunsystems führen können, oder sich damit zu beschäftigen.

Die Unfähigkeit, das Leben jedes einzelnen Kindes zu bewahren, indem man einige Kinder zum Nutzen anderer als entbehrlich abschreibt, ist sicherlich die grundlegende Ursache für das Misstrauen, das viele gebildete Eltern der Massenimpfung und denen, die sie befürworten, entgegenbringen."

Dass diese wenigen beispielhaften Berichte keine seltenen Ausnahmen darstellen, zeigen tausende weitere Beiträge von verzweifelten Eltern in den sozialen Medien. Leider werden sie von den jeweiligen nationalen Gesundheitsbehörden in der Regel nicht ernst genommen.

Nun könnte man dies als Beweis dafür nehmen, dass der Zusammenhang mit den Impfungen grundsätzlich nicht ernst genommen werden kann – allerdings müsste man dann in den tatsächlichen Erkrankungsfällen eine andere plausible Ursache vorweisen können – was meist gar nicht erst versucht wird, denn die Berichte sind ja „bekanntermaßen" nicht ernst zu nehmen. Und so beißt sich die Katze in den eigenen Schwanz.

11 Warnhinweise und Kontraindikationen laut Produktinformationen

11.1 Gegenanzeigen

Überempfindlichkeit gegenüber bestimmten Bestandteilen

„Überempfindlichkeit gegen frühere Impfungen mit diesem Impfstoff oder einem Impfstoff gleicher Zusammensetzung oder gegen einen der [...] Bestandteile [...] einschließlich Hühnereiweiß und Neomycin."

Allergie gegen Hühnereiweiß

„Die Masern- und die Mumps-Komponente des Lebendimpfstoffs werden in Hühnerembryozellen gezüchtet. Bei Personen mit bekannten anaphylaktischen, anaphylaktoiden oder anderen Überempfindlichkeitsreaktionen vom Soforttyp (wie Nesselsucht, Schwellungen im Mund- und Rachenraum, Atembeschwerden, Blutdruckabfall oder Schock) nach Verzehr von Hühnereiern, besteht daher möglicherweise ein erhöhtes Risiko für Überempfindlichkeitsreaktionen vom Soforttyp. Bei diesen Personen sollte eine sorgfältige Nutzen-Risiko-Abwägung erfolgen."

Komplikationen bei vorheriger Impfung

„Eine mit Komplikationen verlaufene Impfung ist bis zur Klärung der Ursache eine Gegenanzeige gegen die nochmalige Impfung mit dem gleichen Impfstoff."

Schwangerschaft

„Darüber hinaus sollte nach der Impfung eine Schwangerschaft über einen Zeitraum von einem Monat verhindert werden."

Akute Fiebererkrankungen

„Bei akuten Erkrankungen oder Erkrankungen mit Fieber über 38,5 °C sollte die Impfung verschoben werden."

Immunglobuline

„Kürzliche Injektion von Immunglobulinen."

Tuberkulose

„Aktive, unbehandelte Tuberkulose."

Pathologische Blutveränderungen

„Pathologische Blutbildveränderungen, Leukämie, Lymphome oder andere Malignome mit Auswirkung auf das hämatopoetische oder lymphatische System."

Immunsuppresive Behandlung

„Immunsuppressive Behandlung (einschließlich hoher Dosen von Kortikosteroiden)."

Immundefizienz

„Schwere humorale oder zelluläre Immundefizienz (angeboren oder erworben), zum Beispiel schwere kombinierte Immundefizienz, Agammaglobulinämie und AIDS oder symptomatische HIV-Infektion [...]. Kongenitale oder erbliche Immundefizienz in der Familienanamnese [...]."

Anaphyplaktischer Schock

„Wie bei allen Impfungen sollten auch bei der Anwendung von [...] geeignete Mittel zur Behandlung einer eventuellen anaphylaktischen Reaktion bereitstehen. [...] sollte bei Personen mit Krampfanfällen oder zerebralen Schädigungen in der Eigen- oder Familienanamnese mit Vorsicht angewendet werden. Der Arzt sollte aufmerksam auf eine mögliche Temperaturerhöhung nach Verabreichung des Impfstoffs achten.

Bei Erwachsenen und Jugendlichen mit allergischer Diathese besteht möglicherweise ein erhöhtes Risiko für anaphylaktische oder anaphylaktoide Reaktionen.

Es wird empfohlen, solche Personen nach der Impfung sorgfältig auf erste Anzeichen einer anaphylaktischen oder anaphylaktoiden Reaktion zu beobachten."

Thrombozytopenie und Gerinnungsstörungen

„Eine bestehende Thrombozytopenie kann sich durch die Impfung möglicherweise verschlechtern. Personen, die nach der Gabe

einer ersten Dosis von [...] Masern-Impfstoff Merieux oder einem Masern-Mumps-Röteln-Kombinationsimpfstoff eine Thrombozytopenie entwickelten, können bei erneuter Gabe wieder eine Thrombozytopenie entwickeln."

Kortikosteroide

„Bei Personen, die über einen Zeitraum von 14 Tagen oder länger hohe Dosen systemisch wirkender Kortikosteroide erhalten haben, sollte die Impfung frühestens einen Monat nach Absetzen der Therapie erfolgen, damit sich das Immunsystem erholen kann. Wie bei anderen Impfstoffen auch sind nach Impfung mit [...] möglicherweise nicht alle Personen geschützt. [...] enthält Phenylalanin und kann schädlich sein für Patienten mit Phenylketonurie."

Fructoseintoleranz

„Patienten mit hereditärer Fructoseintoleranz sollte der Impfstoff nicht verabreicht werden, da er Sorbitol enthält."

11.2 Wechselwirkungen

Immunsuppresive Therapie

„Während einer immunsuppressiven Therapie wie auch bei angeborener oder erworbener Immunschwäche kann es zu einer Erkrankung durch die Impfviren kommen."

11.3 Verfälschung von Labortests

„Nach der Masern-Impfung kann die Empfindlichkeit gegenüber Tuberkulin und anderen Recall-Antigenen für 4 Wochen oder länger herabgesetzt sein oder fehlen. Entsprechende Tests sollten deshalb zur Vermeidung falsch-negativer Reaktionen vor oder frühestens 6 Wochen nach der Impfung durchgeführt werden."

11.4 Warnhinweise

Bei ZNS-Erkrankungen und Fieberkrämpfen

„Bei Personen mit Erkrankungen des ZNS, Neigung zu Fieberkrämpfen oder Krampfanfällen in der Familienanamnese sollte [...] mit Vorsicht angewendet werden. Kinder mit Fieberkrämpfen in der Anamnese sollten engmaschig überwacht werden."

Ohnmachtsanfälle

„Besonders bei Jugendlichen kann es als psychogene Reaktion auf die Nadelinjektion nach oder sogar vor einer Impfung zu einer Synkope (Ohnmacht) kommen.

Diese kann während der Erholungsphase von verschiedenen neurologischen Symptomen wie vorübergehender Sehstörung, Parästhesie und tonisch-klonischer Bewegungen der Gliedmaßen begleitet sein. Es ist wichtig, Maßnahmen zu ergreifen, um Verletzungen durch die Ohnmacht zu verhindern."

Nestschutz kann Impfstoff neutralisieren

„Bei Kindern im Alter von 9 bis 12 Monaten, die während eines Masern-Ausbruchs einen Impfstoff mit einer Masern-Komponente erhielten oder aus einem anderen Grund geimpft wurden, kann der Impferfolg aufgrund zirkulierender maternaler Antikörper und/ oder der Unreife des Immunsystems unzureichend sein."

Fieber nach erster Impfung

„Im Allgemeinen werden nach Verabreichung der ersten Dosis eines Masern-Impfstoffes hohe Fieberraten beobachtet."

Die Wirksamkeit ist nicht garantiert

„Wie bei jedem Impfstoff wird möglicherweise nicht bei allen Geimpften eine schützende Immunantwort erzielt."

12 Alles nur Placebo, oder was?

12.1 Das Problem

Zur Überprüfung der Wirksamkeit und Sicherheit eines Medikaments stellen vergleichende Placebo-Studien weltweit den Goldstandard dar. Der Placebo-Effekt muss neutralisiert werden, indem weder die Testpersonen noch das Studienpersonal wissen, was im Einzelfall konkret verabreicht wurde. Um ein aussagekräftiges Ergebnis zu erhalten, darf das Placebo nachweislich weder eine Wirkung noch eine Nebenwirkung verursachen.

Die Gesundheitsbehörden weltweit haben jedoch die Bedeutung des Wortes „Placebo“ völlig neu definiert. Diese neue Definition lässt die Verwendung von anderen Impfstoffen oder von hochgiftigen Zusatzstoffen wie Aluminiumhydroxid als „Placebo“ zu.

Damit ist jedoch ein echter Vergleich des Nebenwirkungsprofils zwischen geimpft und nicht geimpft nicht mehr möglich! Kritiker sehen in dieser Neudefinition ein Entgegenkommen der Behörden gegenüber den Herstellern, die ihre Produkte bei echten Placebostudien sonst nicht durch die Zulassung bekämen. Durch die Verwendung von Schein-Placebos werden die Nebenwirkungen eines Medikaments verschleiert.

12.2 Definitionen

Duden (Online-Version, abgerufen am 22.7.2016)

> *„Medikament, das einem echten Medikament in Aussehen und Geschmack gleicht, ohne dessen Wirkstoffe zu enthalten.“*

Brockhaus Wahrig Deutsches Wörterbuch
(Version Digitale Bibliothek, Stand 2012)

> *„Unwirksames Scheinmedikament (für Versuche) [lat. = ich werde gefallen].“*

Wikipedia
(abgerufen am 22.7.2016)

> *„Ein Placebo (lat. = ich werde gefallen) ist im engeren Sinn ein Scheinarzneimittel, das keinen Arzneistoff enthält und somit auch keine durch einen solchen Stoff verursachte pharmakologische Wirkung haben kann. Im erweiterten Sinn werden auch andere medizinische Scheininterventionen als Placebo bezeichnet, beispielsweise Scheinoperationen. Placebo-Effekte sind positive Veränderungen des subjektiven Befindens und von objektiv messbaren körperlichen Funktionen, die der symbolischen Bedeutung einer Behandlung zugeschrieben werden. Sie können bei jeder Art von Behandlung auftreten, also nicht nur bei Scheinbehandlungen. Placebo-Medikamente werden in Placebo-kontrollierten klinischen Studien eingesetzt, um die therapeutische Wirksamkeit verschiedener, jeweils als Verum bezeichneter Verfahren möglichst genau erfassen zu können, idealerweise in Doppelblindstudien."*

Paul-Ehrlich-Institut (PEI)
(abgerufen Version vom 25. Dezember 2008 über archive.org; am 22. Juni 2016 war diese Webseite auf pei.de nicht mehr verfügbar)

> *„Behauptung 3, Placebo: Die Zusammensetzung der Placebos sei für die Untersuchung von Nebenwirkungen nicht geeignet.*
>
> *Stellungnahme des PEI: Ein Placebo ist ein Scheinmedikament, das einem echten Arzneimittel gleicht. Es wird zum Beispiel als Kontrollmittel in klinischen Studien gegeben, um die echte Arzneiwirkung von den psychischen Wirkungen einer Heilmittelgabe auf den Patienten unterscheiden zu können.*
>
> *Bei einer Placebo-kontrollierten Impfstoffstudie gibt es zwei Möglichkeiten, wie das Placebo aufgebaut sein kann: Entweder erhält eine Teilnehmergruppe den zu testenden Impfstoff, die Vergleichsgruppe dagegen einen „Scheinimpfstoff", dem das Impfantigen (der Wirkstoff) fehlt, der ansonsten aber von der Zusammensetzung her mit dem Testimpfstoff identisch ist. Dies erfordert natürlich unter anderem auch die Verwendung von Adjuvanzsystemen wie zum Beispiel Aluminiumhydroxid (Al(OH)3), wenn diese im Testimpfstoff verwendet werden. Dies war bei Gardasil der Fall.*

Oder eine Teilnehmergruppe erhält den zu testenden Impfstoff, die andere Gruppe einen bereits zugelassenen Impfstoff, der ein anderes Impfantigen enthält. Das hat den Vorteil, dass die Placebo-Gruppe ebenfalls einen Nutzen von der Teilnahme an der Studie hat.

Beide Ansätze erlauben es, den Anteil an Nebenwirkungen, der auf das Impfantigen zurückzuführen ist, zu ermitteln, da das Impfantigen der einzige Unterschied in der Zusammensetzung von Testimpfstoff und Placebo ist. [Hervorhebung hinzugefügt]"

EMA – europäische Zulassungsbehörde
(*Guideline on clinical evaluation of new vaccines*, 18. Oktober 2006, S. 11)

„... the adjuvant alone or an alternative vaccine that does not protect against the disease under study but provides some other potential benefit to vaccines." (deutsch: *„... die Adjuvanz allein oder ein anderer Impfstoff schützen zwar nicht gegen die zu untersuchende Krankheit, bieten aber andere potenzielle Vorteile von Impfstoffen")*

Bulletin zur Arzneimittelsicherheit
(gemeinsame Hauszeitschrift des Paul-Ehrlich-Instituts und des Bundesinstituts für Arzneimittel und Medizinprodukte, Ausgabe März 2014, S. 29)

„In einer gepoolten Analyse der Daten von elf klinischen Studien mit fast 30.000 Teilnehmerinnen über 10 Jahre, von denen 16.142 mindestens eine Dosis des bivalenten HPV-Impfstoffes und 13.811 Placebo (Aluminiumhydroxid beziehungsweise zwei verschiedene Hepatitis-A-Impfstoffe) erhielten, wurde kein erhöhtes Risiko für das Neuauftreten von Autoimmunerkrankungen nach HPVGabe im Vergleich zur Kontrollgruppe festgestellt." [Hervorhebung hinzugefügt]

Bundesgesundheitsblatt
(Ausgabe 2009.52, S. 412)

„Für Impfstudien an gesunden Kindern ergeben sich besondere Anforderungen an den Einsatz von Placebo und das Studiendesign, damit ein Individualnutzen erreicht werden kann. Beispielsweise kann der Kontrollgruppe ein alternativer Impfstoff, der gegen

eine andere als die untersuchte Erkrankung schützt, verabreicht werden.“ [Hervorhebung hinzugefügt]

12.3 Nicht ganz ohne Kritik

Kritisiert wird die Verwendung von Aluminiumhydroxid in Placebos unter anderem vom britischen Experten und Professor für bioanorganische Chemie Chris Exley. Über Exleys Forschungen hat zum Beispiel der bekannte Medizinjournalist Bert Ehgartner in seinem Buch Dirty Little Secret – Die Akte Aluminium und seinem gleichnamigen Film berichtet.

12.4 Fazit

Für die deutsche Zulassungsbehörde und andere öffentliche Stellen scheint einfach alles „Placebo“ zu sein, was nicht mit dem zu testenden experimentellen Impfstoff identisch ist. Welchen Einfluss das Impfantigen, also der jeweilige Impferreger, auf die Nebenwirkungen hat, ist zunächst mal für uns Eltern von rein akademischem Interesse. Uns interessiert selbstverständlich die *Gesamtwirkung des Impfstoffs im Vergleich mit gänzlich Ungeimpften* – oder eben mit einem Scheinmedikament, das sich im Organismus nach menschlichem Ermessen zu 100 % neutral verhält, also weder eine Wirkung noch eine Nebenwirkung entfaltet.

Inzwischen ist dem Paul-Ehrlich-Institut seine merkwürdige Stellungnahme wohl selbst zu peinlich geworden, denn sie wurde von der Webseite gelöscht. Das ist auch gut so, denn damit machen sich die Experten der Behörde im Grunde nur lächerlich. Doch es zeigt auch, wie weit der Einfluss der Interessen der Hersteller bis in den letzten Winkel der Gesundheitsbehörden reicht.

Meines Wissens wurde kein einziger der gebräuchlichen Impfstoffe bisher gegen ein echtes Placebo getestet. Sofern man einen Rückgang von Erkrankungen mit einem dieser Impfstoffe im Verbindung bringt, kann es sich deshalb auch um einen reinen Placebo-Effekt handeln.

Das muss ja wohl so sein, denn eine echte Wirksamkeit im Vergleich mit Ungeimpften wurde ja nie nachgewiesen.

Wenn Sie also Ihr Kinderarzt das nächste Mal mit der Spritze bedrängt, dann schlagen Sie ihm doch vor, Ihrem Kind eine physiologische Kochsalzlösung zu verabreichen und ihm zu sagen, dass es jetzt gegen alle bösen Virenmonster etc. geschützt sei. Das funktioniert wahrscheinlich genauso gut wie bei einer echten Impfung, nur mit dem Unterschied, dass nicht mit echten Nebenwirkungen zu rechnen ist.

13 Autismus – Die Akte Dr. Andrew Wakefield

13.1 Eine neue Geißel der Menschheit

Wie viele Menschen von Autismus betroffen sind, weiß man nicht genau. Das hängt teilweise damit zusammen, dass die Diagnosestellung nicht einfach ist – es geht im Grunde um ein ganzes Spektrum an Symptomen, die nicht in jedem Fall auftreten.

Auch wenn es eine heftige Diskussion darüber gibt, ob der Anstieg der Autismusfälle „echt" ist oder in erster Linie auf ein verändertes Diagnoseverhalten zurückzuführen ist, so scheint es doch eindeutig eine starke Zunahme der Fälle zu geben:

Sprach man vor Jahrzehnten noch von allenfalls etwa fünf Betroffenen unter 10.000 Kindern, also maximal einem Promille, so übersteigen die Zahlen heute deutlich die Ein-Prozent-Marke.

Doch bezüglich dem oft geäußerten Verdacht, dass man die Autisten früher einfach nur übersehen hat, stellt die Ärztin Natasha Campbell-McBride in dem sehenswerten Dokumentarfilm *Man Made Epidemic* (deutsch: *Die menschengemachte Epidemie*) die richtige Frage:

> *„Wenn wir zum Beispiel vor 20 Jahren einen Autisten unter 35 Kindern einfach nur übersehen haben – wo sind die denn jetzt? Sie wären heute autistische Erwachsene. Die Statistiken betreffen jedoch die Kleinen. Und jedes Jahr werden es mehr! Es ist eine Epidemie geworden."*

Für Deutschland gibt es leider keine genauen Zahlen. Ob dies nun bedeutet, dass das Thema bei uns vernachlässigbar ist oder dass es von den zuständigen Behörden unter der Decke gehalten wird, ist schwer zu sagen.

Das CDC, die US-Seuchenbehörde, ging früher von einem Autisten unter 150 Kindern aus, Autismus-Forscher sprachen für die USA von 1:67, für Großbritannien sogar von einem Verhältnis von 1:58, die neuesten mir bekannten Schätzungen aus dem Jahr 2016 gehen von 1:35 aus. Tendenz zunehmend!

Aus offizieller Sicht ist die Ursache für Autismus bis heute ungeklärt. Dennoch sind sich die Experten in einem sicher: An den Impfungen, wie viele Eltern betroffener Kinder vermuten, kann es nicht liegen. Damit haben wir einen weiteren der typischen Zirkelschlüsse:

„Wir wissen nicht, was die Ursache von Autismus ist, aber wir sind uns ganz sicher, dass es auf keinen Fall die Impfungen sind. “

Aus alternativmedizinischer Sicht kann eine ganze Reihe von Faktoren eine Rolle spielen, insbesondere jedoch Umwelt- und Medikamentengifte. Alternativmediziner machen bei der Behandlung vor allem gute Erfahrungen mit Schwermetallentgiftung und der Regenerierung der Darmflora.

13.2 Dramatische Wende in der Ursachendiskussion

Eine entscheidende Wende in der öffentlichen Ursachendiskussion brachte die im Februar 1998 erfolgte Veröffentlichung einer Studie mit zwölf autistischen Kindern durch den Londoner Arzt Dr. Andrew Wakefield und zwölf seiner Kollegen.

Es handelte sich um eine sogenannte Fall-Kontroll-Studie mit dem Ziel, durch intensive Untersuchungen mögliche Ursachenfaktoren herauszufinden. Der Titel: *Ileallymphoid-nodular hyperplasia, non-specific colitis, and pervasive developmental disorder in children* (das bedeutet in etwa: *Geschwollene Darmlymphknoten, unspezifische Darmentzündung und fortschreitende Entwicklungsstörung bei Kindern*).

Die Eltern der Patienten waren in erster Linie aufgrund der Empfehlung ihrer Kinderärzte auf das *Royal Free Hospital* in London zugekommen, an dem auch Andrew Wakefield arbeitete, damals ein junger aufstrebender Gastroenterologe und Forscher mit einem ausgezeichneten internationalen Ruf.

Die besagte Studie stellte einen Zusammenhang zwischen Störungen des autistischen Spektrums und chronischen Darminfektionen her: Alle zwölf Patienten wiesen Darmstörungen auf.

Bei acht dieser zwölf Kinder berichteten die Eltern zudem von einem zeitlichen Zusammenhang zwischen einer vorausgegangenen MMR-Impfung und dem Beginn der Symptome. Der zeitliche Abstand lag zwischen einem und 14 Tagen, im Durchschnitt bei 6 Tagen.

Diese Studie zog eine enorme öffentliche Aufmerksamkeit auf sich, vor allem, weil Dr. Wakefield auf einer viel beachteten Pressekonferenz dazu riet, lieber nicht die MMR-Dreifach-Impfung zu verwenden, sondern besser die jeweiligen Einzelimpfungen, solange die Ursachenfrage ungeklärt sei.

Die MMR-Durchimpfungsraten brachen daraufhin ein, während die Einzelimpfungen zunahmen. Das bedeutete natürlich für die Hersteller der MMR-Dreifach-Impfung enorme Umsatzeinbußen. Wie wir noch sehen werden, hatten diese Hersteller enormen Einfluss auf das politische Geschehen in Großbritannien: Die Studie und insbesondere Andrew Wakefield wurden von nahezu der gesamten Fachwelt heftig kritisiert. Wakefield musste seinen Job aufgeben und verlor später auch die Zulassung als Arzt. *Lancet* zog die Veröffentlichung offiziell zurück.

13.3 Die Wakefield-Affäre aus Sicht von Wikipedia

Da die Internetenzyklopädie Wikipedia relativ zuverlässig medizinische Mehrheitsmeinungen wiedergibt, möchte ich den „Fall Wakefield" zunächst aus ihrer Sicht zitieren:

> *„Im Februar 1998 veröffentlichte eine Gruppe um Dr. Andrew Wakefield einen Bericht mit dem Titel ‚Ileal-lymphoid-nodular hyperplasia, non-specific colitis, and pervasive developmental disorder in children' in der angesehenen medizinischen Fachzeitschrift* The Lancet. *Der Bericht analysierte die Fälle von zwölf autistischen Kindern, welche 1996–1997 in dem Royal Free Hospital im Norden Londons behandelt wurden. Beschrieben werden den Darm betreffende Symptome, welche gemäß Wakefield der Beweis eines vollständig neuen Syndroms waren. Dieses bezeichnete er später als autistische Enterocolitis. Wakefield empfahl eine nähere Untersuchung von möglichen Ursachen in der Umwelt der Kinder, unter anderem des MMR-Impfstoffes.*
>
> *In der Arbeit werden Verbindungen zwischen Magen-Darm-Symptomen und Entwicklungsstörungen dieser Kinder vermutet, welche angeblich mit der MMR-Impfung verbunden waren. Die kausale Verknüpfung, die MMR-Impfstoffe führten zu Autismus, wurde indes nicht erreicht.*
>
> *In einer Pressekonferenz vor Veröffentlichung der Arbeit gab Wakefield jedoch an, er würde es für sinnvoll halten, bis zur Klä-*

rung Einzelimpfstoffe statt des Dreifach-MMR-Impfstoffes zu nutzen. Weiterhin gab er an, dass acht der zwölf Eltern die Impfung für eine wahrscheinliche Ursache hielten, da Impfung und Beginn der Symptome nur Tage auseinander lagen. Er erklärte, die weitere Verwendung des Kombinationsimpfstoffs ohne detaillierte Prüfung der Sachlage nicht mehr unterstützen zu können. In einer vorher für das Fernsehen erstellten Videoaufzeichnung forderte er, die Nutzung von MMR zugunsten der Einzelimpfstoffe auszusetzen.

Die folgende Kontroverse

Bericht, Pressekonferenz und Video verunsicherten die britische Bevölkerung. Die folgende Debatte wurde polarisiert, wobei beide Seiten Wakefields Forschung argumentativ nutzten. Er wurde öffentlich angegriffen, seine Kritiker bezweifelten sowohl die Korrektheit als auch die Ethik seiner Forschungen.

Die Regierung und die medizinischen Ämter, wie der National Health Service (NHS), betonten, ausführliche epidemiologische Daten würden keinerlei Zusammenhang zwischen den MMR-Impfungen und Entwicklungsstörungen aufzeigen. Manche Eltern weigerten sich, diesen Dementis Glauben zu schenken, da bereits zuvor staatliche Angaben zur Impfstoffsicherheit diskreditiert waren, wie im Falle des BSE-Skandals. Die Regierung wurde beschuldigt, die höheren Kosten der Einzelimpfungen seien der Grund für deren Ablehnung.

Als Ergebnis brach die Impfung mit MMR von 92 Prozent (1996) auf 84 Prozent (2002) ein. Von Teilen Londons wurde vermutet, dass nur noch 60 Prozent der Impfungen mit MMR durchgeführt wurden, was drastisch unterhalb des für Herdenimmunität von Masern notwendigen Schwellenwerts lag.

Auch wenn bisher keine Masern-Epidemie auftrat, haben Ärzte aufgrund der ansteigenden Zahl von Infektionen bereits vor einer solchen gewarnt. Ein Faktor der Kontroverse ist, dass nur der Kombinationsimpfstoff über den NHS verfügbar ist. Eltern, die diesen Impfstoff ablehnen, haben so nur die Wahl, entweder die separaten Impfungen privat vornehmen zu lassen oder aber ihre Kinder gar nicht zu impfen. Der damalige Premierminister Tony Blair hat den MMR-Impfstoff zwar öffentlich verteidigt, gibt jedoch keine Auskunft darüber, welche Impfung sein Sohn Leo bekam.

Die Mehrheit der Ärzte bevorzugt den Kombinationsimpfstoff, da er weniger belastend für das Kind ist und Eltern eher eine als drei Impfungen vornehmen lassen.

Epidemiologische Forschung an hunderttausenden Kindern in zahlreichen Studien zeigt weiterhin keine Verbindung zwischen MMR-Impfung und Autismus.

Kritiker dieser Studien, wie der im Ruhestand lebende Kliniker John Walker-Smith, obwohl ein Unterstützer des Dreifachimpfstoffs, bezeichneten die Epidemiologie als „stumpfes Werkzeug", welche derartige Kausalzusammenhänge nicht notwendigerweise aufzeigt.

So sei es beispielsweise schwierig, zwei Populationen hinreichender Größe zu finden, welche sich nur durch die Impfung unterscheiden.

Dr. Wakefield gab seinen Job im Royal Free Hospital 2001 auf und wanderte in die USA aus. Dort arbeitete er für eine umstrittene Privatklinik bis Februar 2010. Seine fortgesetzten Studien beinhalten die Arbeit an möglichen immunologischen, metabolischen und pathologischen Veränderungen durch die ‚autistische Enterocolitis', sowie Verbindungen zwischen Darmerkrankungen und neurologischen Störungen bei Kindern und dem möglichen Zusammenhang zwischen diesen Störungen und Einflüssen wie Impfstoffen.

Vorwurf eines Interessenkonfliktes

Im Februar 2004 deckte der Journalist Brian Deer auf, dass Wakefield zum Zeitpunkt der Veröffentlichung des Lancet*-Berichtes 55.000 britische Pfund an Drittmitteln von Anwälten erhalten hatte, welche zwischen Autismus und dem MMR-Impfstoff Verbindungen suchten.*

Gemäß dem Artikel in der Sunday Times waren einige der zitierten Eltern an Prozessen gegen Hersteller des MMR-Impfstoffes beteiligt. Obwohl Wakefield angab, die Drittmittel seien von Anfang an veröffentlicht worden, wurde bemängelt, dass diese weder dem Lancet *noch den Co-Forschern bekannt gemacht wurden.*

Am 20. Februar 2004 bezeichnete der Lancet *Wakefields Studie aufgrund eines ‚fatalen Interessenkonfliktes' als ‚fehlerhaft' und gab an, dass diese niemals hätte veröffentlicht werden dürfen. Mehrere von Wakefields Co-Forschern bemängelten eben-*

falls deutlich die fehlenden Angaben zu den Drittmitteln. Das General Medical Council, welches in Großbritannien für die Vergabe von Lizenzen für Ärzte und die Überwachung der medizinischen Ethik zuständig ist, hat Ermittlungen aufgenommen.

Rückzug des Lancet*-Berichts*

Infolge des Artikels von Brian Deer traten zehn der dreizehn Autoren des Berichtes formal von der Behauptung zurück, eine Verbindung zwischen Autismus und MMR gefunden zu haben. Deer setzte seine Ermittlung in einer Dokumentation des britischen Fernsehens ‚MMR: What They Didn't Tell You' fort, welche am 18. November 2004 ausgestrahlt wurde. Hierin wird Wakefield beschuldigt, Patente für ein Konkurrenzprodukt zu MMR zu besitzen und von Testergebnissen seines eigenen Labors zu wissen, welche seine Behauptungen klar widerlegen.

Anwälte der Impfgegner zahlten 3,5 Millionen britische Pfund

Weitere Nachforschungen der englischen Zeitung Sunday Times ergaben, dass im Vorfeld zu der bewussten Publikation Wakefield und weitere Protagonisten bis zu 3,5 Millionen britische Pfund von einer Anwaltskanzlei erhalten haben, welche die Eltern der vermeintlich geschädigten Kinder vertrat. Andrew Wakefield selber soll sich mit einer halben Million Pfund bereichert und schon 2 Jahre vor dem Erscheinen des strittigen Beitrags die ersten Zahlungen erhalten haben. Weiterhin hatten fünf weitere Autoren der Publikation und auch ein Gutachter, der seinerzeit die Veröffentlichung für The Lancet *prüfte, persönliche Zahlungen von der Anwaltskanzlei erhalten.*

Rückzug der Studie von The Lancet *im Jahr 2010*

Am 2. Februar 2010 wurde die Studie von der Fachzeitschrift The Lancet *vollumfänglich zurückgezogen und aus der Liste der Veröffentlichungen entfernt.*

Als Grund für den Rückzug nennt The Lancet *die Ergebnisse einer Untersuchung der britischen Ärztekammer. Die Untersuchung kam am 28. Januar 2010 zum Schluss, dass Wakefield die Forschungsergebnisse in ‚unehrlicher' und ‚unverantwortlicher' Weise dargestellt hatte, ‚mehrere Elemente' seien ‚unrichtig'. Laut Medienberichten ließ der Mediziner 1997 seinen alternativen, angeblich sicheren Masern-Impfstoff patentieren. Zudem wurde seine Studie von einer Anwaltskanzlei finanziell unterstützt, die eine Schadensersatzklage potenziell betroffener Eltern gegen die Impfstoffhersteller plante. Im Mai 2010 wurde auch Berufsverbot in Großbritannien gegen ihn ausgesprochen.*

Er kündigte dagegen Berufung an.

Am 7. Januar 2011 berichtete das Deutsche Ärzteblatt von einer neuerlichen Arbeit des Reporters Brian Deer, in der er den Nachweis präsentiere, dass Wakefield für seine Studie Untersuchungsergebnisse bewusst gefälscht habe.

13.4 Einige der wichtigsten Vorwürfe gegen Wakefield

So weit die Version von Wikipedia, die mit der offiziellen Sichtweise weitgehend identisch ist. Nachfolgend sechs der wichtigsten Vorwürfe gegen Andrew Wakefield und einige von mir dazu gefundene Hintergrundinformationen:

1. Verschweigen finanzieller Interessenkonflikte
2. Distanzierung durch zehn der dreizehn Autoren
3. Bewusste Fälschung
4. Verheimlichtes Impfstoffpatent
5. Unethisch aufgesetzte Studie
6. Fehlender Beweis für einen Zusammenhang mit der MMR-Impfung

Zu 1: Verschwiegene Interessenkonflikte

In Wakefields Buch *Callous Disregard* ist nachzulesen, dass tatsächlich 1996, also 2 Jahre vor dem Erscheinen der *Lancet*-Publikation, die Anwaltskanzlei Dawbarn auf Wakefield zugegangen war und ihn um ein Gutachten für die Bewilligung von Prozesskostenbeihilfe beim *Legal Aid Board* gebeten hatte. Es war dabei um die Untersuchung eines möglichen Zusammenhangs zwischen der MMR-Impfung und Darmerkrankungen gegangen.

Aufgrund des Gutachtens wurden etwa 50.000 britische Pfund bewilligt und als Scheck von der Kanzlei an die *Royal Free Hospital School of Medicine*, Wakefields Arbeitgeber, geschickt, mit dem Auftrag, entsprechende Untersuchungen vorzunehmen.

Wakefield betont, dass seines Wissens zu diesem Zeitpunkt bei keinem der zwölf *Lancet*-Patienten ein Verfahren auf Impfschadensanerkennung gelaufen sei. Deshalb habe auch kein Interessenkonflikt bestanden.

Interessanterweise beabsichtigte der Dekan der Schule, Prof. Arie Zuckerman, den Scheck mit der Begründung zurückgehen zu lassen, Wakefield könne sich im Interessenkonflikt befinden. Dazu gibt es einen ausführlichen Schriftwechsel, der in Auszügen in Wakefields Buch abgedruckt ist. Da Wakefield auf seinem Standpunkt beharrte, suchte Zuckerman Rückendeckung bei Dr. Mac Armstrong, dem Vorsitzenden des Ethik-Komitees der britischen Ärztevereinigung. Dieser erteilte ihm jedoch eine eindeutige Abfuhr, indem er antwortete:

> *„Die Finanzierung von Forschung durch besondere Interessengruppen ist ein alltäglicher Vorgang. Solange die Ergebnisse oder die Verwendung der Daten nicht durch die Interessen der Sponsoren beeinflusst werden, sollte dies kein Problem darstellen."*

Und weiter:

> *„Eine Forschung, die in öffentlichem Interesse ist, nur deshalb zu verzögern oder zu verhindern, weil dies die Regierung oder bestimmte Gesundheitsinstitutionen in Verlegenheit bringen könnte, scheint mir kein gutes moralisches Argument zu sein."*

Zuckerman hatte nämlich in seinem Schreiben betont, dass durch die Ergebnisse der Studie der Ruf der MMR-Impfung und der britischen Behörden, von denen die Impfung mit Vehemenz vertreten wurde, leiden könnte. Offenbar hatte er gehofft, dass Armstrong in diese Sorge einstimmen und die Studie deshalb – vordergründig aufgrund von Interessenkonflikten – als unethisch deklarieren würde.

Wie Wakefield in seinem Buch anhand diverser Dokumente darlegt, war Zuckerman von Parteifreunden schon frühzeitig auf die Wakefield-Studie hingewiesen worden mit der Bitte, ihr sein „besonderes Augenmerk" zu widmen. Somit ist im Grunde dokumentiert, dass der Vorwurf des Interessenkonfliktes selbst auf Interessenkonflikten beruht.

Der Zulassung einer Impfung, ihrer allgemeinen Empfehlung und jeder individuellen Impfung muss eine Nutzen-Risiken-Abwägung vorausgehen. Diese ist jedoch gar nicht möglich, wenn alle Forschungen zu den Risiken von Impfungen von vorn herein abgeblockt werden, weil sie dem „Impfgedanken", also dem Ruf der Impfstoffe und dem Ruf der zuständigen Behörden und Ministerien, schaden könnten.

Es ist ziemlich makaber, wenn man auf der einen Seite im medizinischen Forschungsbetrieb – auch in der *Royal Free Hospital School of*

Medicine – auf Zuwendungen aus der Pharmaindustrie regelrecht angewiesen ist, aber andererseits Gelder, die der Aufklärung über mögliche Risiken dienen, quasi automatisch zu „Interessenkonflikten" führen.

Würde man für das JCVI (*Joint Commitee on Vaccination and Immunisation*), das britische Gegenstück zur deutschen Ständigen Impfkommission (STIKO), und auch für die STIKO selbst die gleichen Maßstäbe anlegen, so gehörten wenigstens zwei Drittel ihrer Mitglieder sofort aus diesen Gremien entfernt!

Sofern weitere Vorwürfe von finanziellen Zuwendungen auf Wikipedia und in anderen Medien genannt werden, wäre jeweils genau zu prüfen, welche Gelder wann an wen und für welche Projekte geflossen sind.

Zu 2: Distanzierung durch zehn der dreizehn Autoren

Zehn der 13 Autoren haben sich von der Studie distanziert. Dies wurde in den Medien häufig so interpretiert, als wäre damit die Studie als Ganzes gemeint. Beim genauen Hinsehen wird jedoch deutlich, dass sich die Autoren keineswegs in grundsätzlichem Sinne von der Studie distanzieren – ganz im Gegenteil. Sie verteidigen sogar vehement ihre ordnungsgemäße Durchführung und ihre Ergebnisse als zutreffend und korrekt.

Allein an die Forderung Wakefields, vorsichtiger mit der MMR-Impfung umzugehen und bis zur Klärung eines möglichen Zusammenhangs auf einen Masern-Einzelimpfstoff auszuweichen, wollten sie sich nicht mehr anschließen. Wakefield schreibt allerdings dazu, dass es im Grunde nicht möglich sei, sich von der Behauptung eines Zusammenhangs mit der MMR-Impfung zu distanzieren, weil diese Behauptung niemals aufgestellt worden war.

Die Studie wies allerdings darauf hin, dass bei acht der zwölf untersuchten Fälle laut Bericht der Eltern ein enger zeitlicher Zusammenhang mit der MMR-Impfung gegeben war und dies der Gegenstand weiterer Untersuchungen sein würde. Dieser zeitliche Zusammenhang wurde niemals widerlegt und gehört im Interesse aller Kinder untersucht – und das völlig unabhängig vom Charakter eines Andrew Wakefield.

Zu 3: Fälschung von Untersuchungsergebnissen

Die besagten zehn Autoren unterstützen somit auch keineswegs die Behauptung, Wakefield oder irgendjemand anderes aus dem Studien-Team habe bewusst Untersuchungsergebnisse gefälscht, um zu angeblich erwünschten Colitis-Befunden zu kommen, wo in Wahrheit gar keine Darmentzündungen vorlagen.

Die Behauptung der Fälschung bezieht sich übrigens auf den Umstand, dass bestimmte anfängliche Befunde – in verblindeten Verfahren – von spezialisierten Kollegen gegengeprüft, im Team besprochen und teilweise korrigiert worden waren.

Dieser Vorgang geht laut einem ausgewiesenen Fachmann auch aus den Unterlagen hervor: Der Mikrobiologe, Gutachter für Biopsieproben und frühere Mitarbeiter der US-Umweltbehörde EPA, Dr. David Lewis, veröffentlicht im Internet in einem 167 Seiten umfassenden Dokument eben jene Unterlagen aus Wakefields Studie, die darüber Auskunft geben, wie die einzelnen Diagnosen zustande kamen.

Seiner Einschätzung nach kann von einer nachträglichen Verfälschung der Befunde keine Rede sein.

Zu 4: Verheimlichtes Impfstoffpatent

Auch dieser Vorwurf enthält einen wahren Kern und ist deshalb nur zu entkräften, wenn man die entsprechenden Patentunterlagen sorgfältig durchliest. Richtig ist, dass die *Royal Free Hospital School of Medicine* bereits 1996 ein Patent auf die medikamentöse Behandlung von immungeschwächten Patienten mit chronischen Darmentzündungen eingereicht hatte. Darin kommt auch das Wort „Vaccine", also „Impfstoff", vor.

Dr. Lewis weist in seiner umfangreichen Stellungnahme darauf hin, dass solche Patentanträge in der Regel von Anwälten formuliert werden und die Bezeichnung „Vaccine" hier eigentlich unzutreffend sei, da dadurch der Eindruck erweckt werde, es handele sich um einen zum Beispiel mit den Herstellern GSK und Merck konkurrierenden Masern- beziehungsweise MMR-Impfstoff.

In Wahrheit geht es bei dem Patent um die Behandlung von Patienten mit Symptomen, wie sie in der *Lancet*-Studie besprochen werden, und um die Immunisierung von Patienten, die aufgrund einer Immunschwäche nicht gegen Masern geimpft werden konnten.

Man hatte nämlich bei Forschungen festgestellt, dass die Erstmilch, auch Kolostrum genannt, einen sogenannten Transfer-Faktor enthält, der das Immunsystem stimuliert.

Dieser Transfer-Faktor stimuliert zwar das zelluläre Immunsystem, führt aber nicht zur Bildung von Antikörpern wie bei üblichen Impfstoffen. Vielmehr erhoffte man sich von dieser Substanz, dass sie immungeschwächten Kindern, die auf keinen Fall geimpft werden dürfen, zu einer Verbesserung der Immunabwehr verhelfen. Es kam sowohl als Vorsorge als auch zur Therapie bei entsprechenden Risikogruppen infrage.

Es handelt sich bei dem Patent also nicht um einen normalen Impfstoff zur Durchimpfung der (gesunden) Bevölkerung und schon gar nicht um einen jener Masern-Mono-Impfstoffe, für die Wakefield sich öffentlich anstelle der MMR-Dreifachimpfung ausgesprochen hatte.

Das Patent konnte laut Lewis von Wakefield auch deshalb nicht erwähnt werden, weil es bei forschenden medizinischen Instituten üblich sei, dass die angestellten Forscher vertraglich dazu verpflichtet werden, bis zur tatsächlichen Zuerkennung eines Patents Stillschweigen darüber zu bewahren.

Hätte Wakefield das Patent also angegeben, wäre zum einen möglicherweise der Eindruck eines Interessenkonfliktes entstanden, den es in Wahrheit nicht gab, und zum anderen hätte er seinen Job riskiert – und damit die Fortführung weiterer Forschungsprojekte, in die er eingebunden war.

Zu 5: Unethische Studie

Die Studie war sehr wohl von der Ethik-Kommission der Stiftung abgesegnet, zu der das Royal Free Hospital gehört. Darüber hinaus sah, wie bereits berichtet, der Vorsitzende der Ethik-Kommission des britischen Ärzte-Verbandes, Prof. Armstrong, keinerlei ethisches Problem – was Wakefield damals aber nicht wusste, da Zuckerman dies ihm und den anderen Autoren verheimlicht hatte.

Darüber, ob die Lumbalpunktion, also die Entnahme von Gehirn-Rückenmarks-Flüssigkeit aus der Wirbelsäule durch eine dünne Nadel, wirklich notwendig war, kann man natürlich diskutieren. Der Journalist Brian Deer, der die öffentliche Kampagne gegen Wakefield in die Wege geleitet hatte, argumentiert, dass eine nicht ganz ungefährliche Lumbalpunktion, sozusagen aus reiner Forscher-Neugierde, unethisch sei – im Gegensatz zu einer Punktion aus klinischen Gründen, also mit dem Ziel, die Patienten zu behandeln.

Dem ist entgegenzuhalten, dass es bei dieser Fall-Kontroll-Studie jedoch darum gegangen war, das beklemmende Nichtwissen über die Ursachen des speziellen Syndroms der Patienten durch das Sammeln möglichst vieler Informationen zu beseitigen und damit eine ursächliche Therapie überhaupt erst zu ermöglichen.

Wie Wakefield in seinem Buch berichtet, wurde die Entnahme von Liquor gar nicht bei allen Kindern durchgeführt, da die Kliniker unter den Ärzten nach einigen Entnahmen die Ansicht gewonnen hatten, dass aus den Proben kein Wissenszuwachs gewonnen werden konnte.

Eine Verweigerung, die Ursachen von Autismus zu ermitteln, könnte man bei der Schwere der Symptome und der Qual, in der sich viele Autisten befinden, mit mindestens der gleichen Vehemenz als unethisch betrachten.

Somit könnte auch diese Behauptung Deers und anderer Kritiker auf tönernen Füßen stehen.

Zu 6. Fehlender Beweis für einen Impf-Zusammenhang

Dass die Studie nicht in der Lage war, einen Beweis für einen ursächlichen Zusammenhang mit der MMR-Impfung zu erbringen, ist soweit korrekt. Allerdings wurde ein solcher Zusammenhang auch nie von Wakefield und den Co-Autoren als bewiesen behauptet.

Ein wichtiges Ergebnis der Fall-Kontroll-Studie war die Erkenntnis, dass wahrscheinlich ein Zusammenhang zwischen Störungen des autistischen Spektrums und den beobachteten Darmentzündungen bestand. Daraus ergab sich die Gelegenheit, neue Hypothesen über die Ursache von autistischen Störungen aufzustellen.

Der beobachtete zeitliche Zusammenhang zwischen der MMR-Impfung und dem Beginn der Symptome ist noch kein Beweis für einen ursächlichen Zusammenhang, legt jedoch die Durchführung weiterer Untersuchungen nahe, um ihn eindeutiger ausschließen oder bestätigen zu können. Der Studientext dazu wörtlich:

> *„Wir haben einen ursächlichen Zusammenhang zwischen der MMR-Impfung und dem beschriebenen Syndrom nicht bewiesen. Virologische Studien sind in Arbeit, und das mag Klarheit in dieser Frage bringen. [...] Wir haben eine chronische Darmentzündung in Kindern festgestellt, die im Zusammenhang mit Funktionsstörungen des Gehirns stehen könnten. In den meisten Fällen begannen die Symptome nach der MMR-Impfung. Weitere Forschungen sind notwendig, um das Syndrom und den möglichen Zusammenhang mit der Impfung zu erforschen."*

13.5 Wer Wakefield verteidigt, gerät selbst in die Schusslinie

Wie die zehn Studienautoren und auch der bereits erwähnte Dr. Lewis feststellen mussten, gerät anscheinend jeder, der Partei für Wakefield ergreift, selbst in die Schusslinie. So wurde auch Lewis von Brian Deer und von Fiola Godlee, Chefredakteurin des BMJ (*British Medical*

Journal), vehement angegriffen und als unglaubwürdig dargestellt. Lewis hingegen kontert in seinem Papier mit dem wichtigen Hinweis, Fiola Godlee habe selbst in einer öffentlichen Anhörung eingeräumt, dass das BMJ Gelder von Impfstoffherstellern erhielt und dies somit Teil ihrer Marketingstrategie war. Die finanzielle Abhängigkeit von Impfstoffherstellern ist sicherlich keine sehr glaubwürdige Position, um Kritiker von Impfstoffen zu kritisieren.

13.6 Hatten die britischen Gesundheitsbehörden etwas zu verbergen?

Im April 1998 nahm, wie in *Callous Disregard* ab Seite 65 nachzulesen ist, Dr. Alistair Thores, ein leitender Gesundheitsbeamter des *Scottish Office*, Kontakt mit der Anwaltskanzlei Dawbarn auf. Aus Angst, seinen Job zu verlieren, wollte er anfangs seinen Namen nicht nennen.

Dr. Thores war demzufolge 1986 in Kanada in leitender Position an der Einführung des MMR-Impfstoffs TRIVIRIX beteiligt gewesen. Dieser enthielt unter anderem den Mumps-Virenstrang Urabe AM-9. Der Hersteller des Impfstoffs war SmithKline French-Beecham, heute zum britischen Pharmakonzern GlaxoSmithKline gehörend.

Dieser Impfstoff musste aufgrund nicht akzeptabler Häufungen von Hirnhautentzündungen 1988 wieder vom Markt genommen werden. In Großbritannien saß Thores als Vertreter Schottlands im JCVI, dem britischen Pendant der Ständigen Impfkommission in Deutschland.

Als das JCVI die Einführung der MMR-Impfung auf der Basis des Urable-Strangs diskutierte, äußerte Thores aufgrund seines Erfahrungshintergrundes Bedenken, stieß aber zu seiner Überraschung insbesondere bei Dr. Salisbury, dem wichtigsten Verfechter der MMR-Impfung in Großbritannien, auf taube Ohren. Die Mehrheit des Gremiums sah diesen MMR-Impfstoff als „absolut sicher" an – ohne jedoch Daten vorlegen zu können, die diesen Standpunkt rechtfertigten.

Gleichzeitig mit der Marktrücknahme in Kanada wurde dieser Impfstoff (TRIVIRIX) unter dem Namen PLUSERIX in Großbritannien zugelassen, trotz eindringlicher Warnungen von Dr. Thores und darüber hinaus sogar in einem stark verkürzten Verfahren, ohne wirkliche Sicherheitsprüfungen!

Ein gravierendes Argument der britischen Verantwortlichen war der niedrigere Preis des britischen Produktes im Vergleich zu Mercks Impfstoff MMR2.

Thores zufolge verzögerte sich die Einführung von TRIVIRIX um mehrere Monate, da SmithKline French-Beecham Bedenken wegen der Haftungsfrage hatte. In Großbritannien hafteten grundsätzlich die Hersteller für Nebenwirkungen. Erst als das britische Gesundheitsministerium Haftungsbefreiung für den Hersteller in Aussicht stellte, sagte dieser die Lieferung zu.

Thores und einige Mitglieder des JCVI bemühten sich um eine aktive Überwachung des Impfstoffs während des breiten Feldeinsatzes und hatten trotz diverser Erschwernisse (zum Beispiel wurde von der Salisbury-Fraktion die Weitergabe der Sitzungsprotokolle zeitlich extrem verschleppt) teilweise Erfolg. Das Ergebnis: Nach 4 Jahren musste PLUSERIX im Jahr 1992 wieder vom Markt genommen werden, denn auch in GB hatten sich die Meningitis-Fälle deutlich gehäuft.

Nach dem Regierungswechsel von den Konservativen zur Labour Party blieben die verantwortlichen Beamten in den Gesundheitsbehörden und Ministerien im Amt, denn die Vorregierung hatte ihnen vor dem Wechsel schnell noch einen Fünf-Jahres-Vertrag zugedacht, der nicht so ohne Weiteres zu umgehen war. Somit gab es in britischen Regierungskreisen und Gesundheitsbehörden starke Kräfte, denen an einer Vertuschung der PLUSERIX-Katastrophe und ihrer eigenen Rolle sehr gelegen war. Diese und viele weitere Einzelheiten sind in *Callous Disregard* unter Bezug auf zahlreiche Quellenangaben nachzulesen.

13.7 Das Mobbing gegen Wakefield begann schon vorher

Auf YouTube findet sich ein Videokommentar von Barbara Loe Fisher, der Leiterin des *National Vaccine Information Centers* (NVIC), einer der bekanntesten impfkritischen Elternvereinigungen in den USA.

Sie berichtet, wie sie Andrew Wakefield im September 1997 auf der ersten internationalen NVIC-Konferenz traf, auf der er über die Problematik von Masern-Impfstoffen sprechen sollte.

Er berichtete ihr damals, dass er in der Nacht vorher einen Anruf von hohen britischen Funktionären erhalten hatte, wonach er möglicherweise bei seiner Rückkehr nach London keinen Job mehr haben würde, sollte er auf der Konferenz sprechen.

Wie Fisher berichtet, entschied sich Wakefield, die Drohung zu ignorieren: Nachzugeben würde bedeuten, den Rest seines Lebens in Angst leben zu müssen, und das wollte er nicht.

13.8 Spießrutenlaufen auf der Suche nach der Wahrheit

Am 13. Dezember 2003 erschien in *The Sunday Times* ein Bericht von Robert Sandall über den Versuch britischer Eltern autistischer Kinder, eine Möglichkeit für die Entnahme von Gehirn-Rückenmarks-Flüssigkeit zu finden, um diese auf das Masern-Impfvirus hin untersuchen zu lassen. Auf Anraten zweier Neurologen hatten diese Eltern in Großbritannien ein Jahr lang vergeblich nach einer entsprechenden Klinik gesucht. Sage und schreibe 246 öffentliche und private Kliniken, die diese – nicht ganz einfachen – Punktionen routinemäßig durchführten, lehnten aus angeblich ethischen Gründen ab: Die Kinder würden von den Eltern als Versuchskaninchen für Experimente missbraucht. Das Bemühen dieser Eltern, die Ursache für den Autismus ihrer Kinder herauszufinden, sei demnach nichts weiter als Neugier und deshalb ethisch nicht zu rechtfertigen.

Schließlich sagte eine Klinik in Detroit, USA, zu. Einen Tag vor Ankunft der Familien in der Klinik versuchten Anwälte von Impfstoffherstellern bei einem Londoner Gericht eine einstweilige Verfügung zu erwirken, um die Entnahme der Proben zu verhindern. Der Antrag wurde abgelehnt.

Auch ein weiterer Versuch, diesmal bei der US-Justiz, scheiterte. Dann jedoch meldete die Lansing-Klinik in Detroit, die ursprünglich zugesagt hatte, urplötzlich ebenfalls ethische Bedenken an – obwohl sieben autistische Kinder mit ihren Begleitern (Eltern, Ärzten und Anwälten) bereits in den USA angekommen waren.

Doch die Gruppe war – aus leidvollen Erfahrungen klug geworden – auf solche Schwierigkeiten vorbereitet und hatte vorsorglich im Stillen mit einer weiteren nahegelegenen Klinik die Probenentnahme vereinbart, was schlussendlich bei sechs der sieben Kinder gelang.

Bei der Rückreise und bis zur Auswertung der Proben in England gab es weitere Komplikationen mit Behörden, aber letztlich stand das Ergebnis fest: In drei von den sechs Proben konnte das Impfvirus nachgewiesen werden. In der Kontrollgruppe mit nichtautistischen Kindern reagierte jedoch nur ein Kind auf den Test. Damit bestätigte das Ergebnis die Möglichkeit eines Zusammenhangs zwischen der MMR-Impfung beziehungsweise deren Masern-Komponente und der Entstehung von Autismus.

Dennoch wurde in Großbritannien den etwa 1.300 gemeinsam klagenden Familien die Prozesskostenhilfe, durch die auch die Proben-Entnahmen finanziert worden waren, mit fadenscheinigen Begründungen für das weitere Gerichtsverfahren gestrichen. Die Fortführung der Untersuchungen stand somit auf der Kippe.

13.9 „Absolut unerklärliche Gleichgültigkeit“

Peter Fletcher, ehemaliger Leiter der wissenschaftlichen Abteilung des britischen Gesundheitsministeriums und früherer medizinischer Sachverständiger des Impfkomitees, bezichtigte in der Mail on Sunday vom 5. Februar 2006 die britische Regierung in Sachen MMR-Impfung der „absolut unerklärlichen Gleichgültigkeit.“ Ihre Weigerung, die Risiken der MMR-Impfung richtig zu bewerten, sei einer der größten Skandale der Medizingeschichte.

Als Gutachter in Schadensersatzprozessen habe Fletcher Tausende von Impfschadensberichten durchgesehen, die im Grunde der Öffentlichkeit zugänglich gemacht werden müssten. Es gebe aber einflussreiche Leute in wichtigen Positionen, die sich mit ihrem Ruf und ihrer Karriere für die Sicherheit der MMR-Impfung verbürgt hätten und alles daransetzen würden, sich zu schützen.

Wie immer bei sehr seltenen Nebenwirkungen gebe es noch keine endgültigen wissenschaftlichen Belege, keinen „rauchenden Gewehrlauf“, jedoch zeigen immer mehr klinische und wissenschaftliche Daten, „dass das Lebendvirus im MMR-Impfstoff bei einer Untergruppe anfälliger Kinder Schäden im Gehirn, Darm und Immunsystem verursachen kann.“

Es gebe ein starkes epidemiologisches Signal, dass einige Kinder durch die MMR-Impfung einem immunologischen Risiko ausgesetzt werden. Besonders gefährdet seien Kinder, deren Geschwister an einer Autoimmunerkrankung oder Diabetes leiden.

Es ist gut vorstellbar, dass das Immunsystem einer kleinen Minderheit einfach durch drei Lebendviren im MMR-Impfstoff und die ständig wachsende Anzahl von Impfungen überfordert ist.

Fletcher wies darauf hin, dass es schon bei den ersten Hinweisen auf die Übertragbarkeit von BSE auf den Menschen und bei den ersten 20 bis 30 Verdachtsfällen zu Panik in der Bevölkerung gekommen sei und daraufhin Millionen von Rindern geschlachtet wurden. Im Falle der MMR aber investiere die Regierung nicht etwa in weitere Forschung, sondern gebe Millionen für PR-Kampagnen zugunsten der Impfung aus.

Die Behauptung, die zehnfache Zunahme von Autismus und verwandten Störungen in den vergangenen 15 Jahren beruhe allein auf der Veränderung der Diagnosekriterien, sei völlig abwegig.

13.10 Cochrane-Institut: MMR-Sicherheit nicht bewiesen!

Im Oktober 2005 veröffentlichte das renommierte *Cochrane-Institut* eine Übersichtsarbeit zum Stand des Wissens über die Wirksamkeit und Sicherheit der MMR-Impfung. Unter insgesamt 139 infrage kommenden vergleichenden Studien erfüllten 31 die Einschlusskriterien der Übersichtsstudie. Das Ergebnis stellt praktisch den Versuch einer Quadratur des Kreises dar:

1. Obwohl der Einfluss der Massenimpfungen auf den Rückgang der Krankheiten den Autoren zufolge als „weitgehend nachgewiesen“ gelte, konnte keine einzige Studie zur Wirksamkeit der MMR-Impfung gefunden werden, die die Qualitätsanforderungen der Autoren erfüllte!

2. Die Autoren führen zwar Ergebnisse an, wonach ein Zusammenhang der MMR-Impfung mit Autismus nicht gefunden werden konnte. Gleichzeitig bemängeln sie jedoch, die Qualität der geprüften Studien zur Impfstoffsicherheit sei „völlig unzureichend“. Die Beweise für die Existenz von unerwünschten Nebenwirkungen der MMR-Impfung könnten deshalb nicht von deren Rolle bei der Verhinderung von Krankheiten getrennt werden. Damit wird jedoch auch jede Aussage bezüglich eines nicht bestehenden Zusammenhangs mit bestimmten Erkrankungen irrelevant.

3. Die Übersichtsarbeit wurde im Februar 2012 ergänzt. Das Ergebnis war weitgehend dasselbe. Damit stellt sich also bis heute die Frage, auf welcher Grundlage Hersteller und Behörden weltweit behaupten, die MMR-Impfung sei sicher!

13.11 Aufklärende Kinofilme sollen die Wende bringen

Bei der Kampagne gegen Andrew Wakefield spielen der britische Impfstoffhersteller GlaxoSmithKline (GSK) und seine Lobbyisten in Regierung und Behörden eine nicht unbeträchtliche Rolle. Der Journalist Brian Deer, der die Rufmordkampagne startete, arbeitete zum Beispiel für Rupert Murdoch, dessen Sohn damals bei GSK im Aufsichtsrat saß.

Die Macht gewisser Kreise, die Karriere von „störenden“ Zeitgenossen zu zerstören, ist fast schon beängstigend, und es liegt bei jedem Einzelnen von uns, ob wir das hinnehmen oder nicht.

Doch hin und wieder beißen diese mächtigen Kreise auf Granit: Obwohl er seine Zulassung nicht vor Gericht zurück klagen konnte, weil seine Rechtsschutzversicherung ihm die Übernahme der Kosten verweigerte, und obwohl er praktisch ins Exil nach Texas auswandern musste, weil ihn jeder in London auf der Straße als den angeblichen Wissenschafts-Betrüger erkannte, hat er bis heute nicht aufgegeben.

Hätte er den Gerichtsprozess damals finanzieren können, wäre er mit großer Wahrscheinlichkeit rehabilitiert worden. Dagegen konnte Prof. Walker-Smith, Mitautor der Studie, dem ebenfalls von der britischen Ärztekammer die Zulassung entzogen worden war, seine Zulassung in einem geradezu triumphalen Verfahren zurückgewinnen. Doch in der Presse wird dies bis heute weitgehend totgeschwiegen.

Im Frühjahr 2016 ist nun in den USA mit *Vaxxed* eine Dokumentation über Impfungen und Autismus in den Kinos an den Start gegangen, die Andrew Wakefield mitproduziert hatte. In dem Film geht es um Dr. William Thompson, einen hochrangigen Wissenschaftler der US-Seuchenbehörde CDC, der öffentlich zugegeben hatte, gemeinsam mit seinen Kollegen die Ergebnisse einer Studie manipuliert zu haben, die Wakefield ein für alle Mal hätte widerlegen sollen.

Auf Anweisung ihrer Vorgesetzten beim CDC hatten die Studienverantwortlichen durch Frisieren der Daten dafür gesorgt, dass sich ein statistisch signifikanter Zusammenhang zwischen der MMR-Impfung und Autismus in Luft auflöste. Thompson hatte damals die Unterlagen der Studie nicht wie befohlen vernichtet, sondern aufgehoben und Kopien davon unter anderem Andrew Wakefield und dem Kongressabgeordneten Bill Posey zur Verfügung gestellt.

Das war im Jahr 2014. Inzwischen war es 2016, und obwohl Bill Posey in einer Anhörung öffentlich eine vom CDC unabhängige Untersuchung gefordert hatte, war bisher eine Reaktion weitgehend ausgeblieben.

Die Premiere von *Vaxxed* war ursprünglich für den April 2016 in New York beim bekannten Tribeca Film Festival angesetzt worden, das übrigens von Hollywood-Ikone Robert De Niro mitgegründet wurde. De Niro hatte sich persönlich für *Vaxxed* eingesetzt – er hat selbst einen Sohn mit Autismus. In Interviews danach gefragt, erklärte er, dass seine Frau sich sicher sei, die ersten Symptome seien direkt nach der MMR-Impfung aufgetreten.

Noch am Karfreitag, also wenige Wochen vor dem Festival, hatte De Niro die Präsentation des Films verteidigt. Daraufhin war es im Internet und in den Medien zu einem derartigen Shitstorm gekommen, dass sich De Niro gezwungen sah, den Film am Ostermontag zurückzuziehen.

In Interviews zeigte er sich jedoch sowohl betroffen als auch erbost über die Vorgänge, und er gab bekannt, den Hintergründen nachzugehen. Danach hieß es, dass er selbst eine Dokumentation zum Thema produzieren wolle, ich habe aber davon bis heute (2022) nichts mehr gehört.

Vaxxed ist danach von wenigstens einem weiteren Festival zurückgezogen worden. Ähnlich ging es übrigens auch der europäischen Produktion *Man Made Epidemic* der deutschen Regisseurin Natalie Beer, die sich zeitgleich mit den möglichen Ursachen von Autismus, darunter vor allem mit Impfungen, beschäftigt hatte.

Die Premiere von *Man Made Epidemic* war für Juni 2016 in London im Rahmen des renommierten *East End Film Festivals* geplant. Auch hier kam es kurz vor der Aufführung zu einem Rückzug des Films durch die Festival-Verantwortlichen. Auch hier wurde offiziell keine ordentliche Begründung genannt. Ich bin mir jedoch ziemlich sicher, dass der Hauptgrund darin zu suchen ist, dass Beer es gewagt hat, neben etlichen Impfbefürwortern auch Andrew Wakefield ausführlich zu Wort kommen zu lassen.

Die Skandale rund um die Masern-Impfung wollen offensichtlich kein Ende nehmen, und die finanziellen Profiteure der Impfung wehren sich mit Händen und Füßen dagegen, zur Verantwortung gezogen zu werden. Das ist einerseits verständlich, andererseits bedeutet dies, dass vorläufig weiterhin jährlich Millionen gesunde Kinder mehr oder weniger zwangsweise einem überflüssigen, nutzlosen und gefährlichen Medikament ausgesetzt werden.

Leider konnten auch die Filme *Vaxxed*, *Man Made Epidemic* und später *Vaxxed II* keine Wende bringen. Selbst Bert Ehgartner, der bis dahin als renommierter Medizin-Journalist und Filmemacher galt, musste bei seinem neuesten Film *Unter die Haut* feststellen, dass impfkritischen Filmen grundsätzlich keiner der üblichen Vertriebswege mehr zur Verfügung stand, weder die Filmfestivals noch Kinos noch die großen Streaming- und Download-Seiten. Der letzte große unabhängige Aufklärungsfilm, der das noch schaffte, war meiner Beobachtung nach 2012 *The Greater Good*, ein Dokumentarfilm über die HPV-Impfung.

Während ich 2016 die erste Ausgabe dieses Buch fertigstellte, tourten die Produzenten von *Vaxxed* ungeachtet des ständigen Gegenwinds in einem großen Promotion-Bus durch die gesamten USA, um vielen Tausend Amerikanern diesen Film zu zeigen.

Dass es einen Zusammenhang zwischen der Masern-Impfung beziehungsweise der MMR-Dreifachimpfung und der Autismus-Epidemie gibt, steht aus meiner Sicht fest. Doch die Zusammenhänge sind komplex:

Schließlich wird nicht jedes mit MMR-geimpfte Kind zum Autisten. Zudem gibt es auch ungeimpfte Autisten: Der Sohn von Paul Shattock zum Beispiel, dem früheren Präsidenten des Weltautismusverbandes, war von Geburt an autistisch – seine Mutter hatte allerdings während der Schwangerschaft starke Medikamente nehmen müssen.

Auch der Zusammenhang mit den hochgiftigen Zusatzstoffen Quecksilber und Aluminium ist nicht wirklich eindeutig:. Keines von beiden ist außer in sehr kleinen Spuren in den sogenannten Lebendimpfungen enthalten.

Vielmehr ist es wohl die Summe der Stressfaktoren, die hier je nach Einzelfall zusammenwirken, und mir scheint durchaus plausibel, dass aluminiumhaltige Säuglingsimpfungen eine Grundlage legen, auf der die spätere MMR-Impfung aufsetzt. Nicht umsonst scheinen mit den USA und Großbritannien die höchste Autismusraten dort aufzutreten, wo Neugeborenen die aluminiumhaltige Hepatitis-B-Impfung verabreicht wird.

14 Entwicklungsschübe: Sind die Masern überhaupt eine Krankheit?

14.1 Was Eltern berichten.

Seit Langem berichten Naturheilkundler und Eltern von – zum Teil enormen – Entwicklungsschüben nach Masern, was unter anderem in einer deutlichen Verbesserung der sprachlichen, psychischen oder physischen Fähigkeiten zum Ausdruck kommt. Oft intensiviert sich im Zuge der Erkrankung auch die Mutter-Kind-Beziehung. Darüber hinaus wurde festgestellt, dass bei natürlich durchgestandenen Masern das Risiko für Krebs und immunreaktive Krankheiten sinkt.[71]

Die klassische Homöopathie, die allergrößten Wert auf eine sorgfältige Beobachtung des Patienten legt, will herausgefunden haben, dass ganz bestimmte Menschentypen besonders zur Masern-Erkrankung neigen – und auch besonders von ihr profitieren (Stichwort „tuberkulinisches Miasma").[72]

Die Masern nur als „Krankheit" anzusehen wird ihrer Bedeutung für den Menschen also nicht gerecht. Vielmehr könnte man die Masern sogar eine sinnvolle biologische Maßnahme der Natur ansehen, um Entwicklungsblockaden zu beseitigen und die Entwicklung des Menschen zu fördern.

Erfolgreich durchgestandene Masern können die Lebensqualität deutlich verbessern. Der Preis für den in der Regel lebenslangen Gewinn besteht in einer vorübergehenden Leidenszeit des Patienten, die mit einem erhöhten Pflegeaufwand durch die Angehörigen verbunden ist.

Masern bei allen vier Kindern während eines Sommers

„Ich habe vier Kinder, die diesen Sommer alle die Masern durchgemacht haben. Meine Älteste hat sie von der Schule mit nach Hause gebracht und somit angefangen, die restlichen drei haben nach circa 14 Tagen auf einen Schlag nachgelegt.

Annika, 12: *Die Erkrankung verlief ohne Komplikationen. Sie hat ein homöopathisches Mittel zur Unterstützung bekommen. Ich* *habe nach den Masern folgende positive Veränderungen bei meinem Kind beobachtet: ein wunderbar geklärtes Hautbild (davor oft Ekzeme und dauerhafte Hautunreinheiten) und mehr Gelassenheit.*

Niklas, 10: *Die Erkrankung verlief ohne Komplikationen. Er hat ein homöopathisches Mittel zur Unterstützung bekommen. Ich habe nach den Masern folgende positive Veränderungen bei meinem Kind beobachtet: höhere Frustrationstoleranz, mehr Engagement in der Familie, besonders im Umgang mit den jüngeren Geschwistern.*

Julina, 5: *Die Erkrankung verlief ganz mild und ohne Komplikationen. Ich habe nach den Masern folgende positive Veränderungen bei meinem Kind beobachtet: einen geistigen Entwicklungsschub (neue Wörter und Wortwendungen) und einen körperlichen Reifeschub (das Vorschulkind wurde sichtbar – feinere Glieder und Gesichtszüge).*

Sarah, 4: *Die Erkrankung verlief ohne Komplikationen. Mein Kind hat ein homöopathisches Mittel zur Unterstützung bekommen. Ich habe nach den Masern folgende positive Veränderungen bei meinem Kind beobachtet: einen geistigen Entwicklungsschub (neue Wörter und Wortwendungen), neue Wesenszüge (kokettes Auftreten), und sie schläft seit den Masern durch!!“* (Franziska Sedlmaier, Reichling)

Selbst das Dreitagefieber bewirkt Entwicklungsschübe

„Bezüglich Ihres Aufrufes, ob es ein Mythos sei, dass Kinder einen Entwicklungsschritt nach durchgemachten Masern erfahren, kann ich Ihnen sagen, dass dies kein Mythos ist. Selbst nach dem Dreitagefieber habe ich Entwicklungsschritte beobachtet. Das Dreitagefieber machen überwiegend jene Kinder durch, die gesund und nicht vorbelastet sind.“ (Anuschka B., Rahden)

Einmal mit und einmal ohne Entwicklungsschub

„Rebecca, 12: *Leichte Ohrenschmerzen als Komplikation. Sie hatte einmalig in geringer Dosis Fiebersenker bekommen, als wir noch nicht wussten, dass es die Masern sind. Ansonsten wurde sie homöopathisch und mit Schüßler-Salzen behandelt. Bei ihr war kaum ein Entwicklungsschub zu beobachten.*

Dominik, 9, Bruder von Rebecca, *hatte sich bei der Schwester angesteckt. Er bekam keine Fiebersenker und wurde schon im*

Vorfeld (vor der Erkrankung) homöopathisch und mit Schüßler-Salzen behandelt. Er hatte einen sehr milden Verlauf von Masern. Und der Ausschlag zeigte sich dennoch normal. Er hatte keine Komplikationen. Nach der Krankheit war ein sehr starker Entwicklungsschub zu beobachten, was sich in einem starken Selbstständigkeitsstreben äußerte. Er bestand darauf, seinen Schulweg von nun an mit dem Fahrrad alleine zu fahren, und wollte auch andere Aufgaben, für die er sonst Hilfe benötigte, unbedingt alleine erledigen.“ (Martina P., Ansbach)

Hosen und Pullis eine Handbreit zu kurz

„Meine große Tochter hatte mit 8 Jahren Masern, ganz klassisch (lichtscheu, 14 Tage schwer krank und hochfieberhaft, über 41 °C). Sie stand nach den 14 Tagen auf, Hosen und Pullis waren um jeweils eine Handbreite zu kurz, die Schuhe allesamt eine Nummer zu klein, und sprachlich hatte sie eine ganz neue differenzierte Gewandtheit und Schlagfertigkeit. [...] Die Masern haben wir ausschließlich mit der Heilpraktikerin durchgestanden, zu der Zeit hatten wir unsere naturheilkundlich orientierte Hausärztin noch nicht.“ (Anne M., Telgte)

Im Hochsommer 3 Wochen lang Masern

„Mein Sohn hatte mit 1,5 Jahren die Masern, weil er laut Kinderarzt wegen starker Neurodermitis erst etwas später als normal vorgesehen geimpft werden sollte. 3 Wochen starke Masern, wir blieben im Hochsommer 3 ganze Wochen im abgedunkelten Haus, keine Probleme, keine Spätfolgen, und zum Thema Entwicklungsschub kann ich nur sagen: In 3 Wochen entwickeln sich so kleine Kinder schon ein ganzes Stück weiter, besonders wenn sie dann endlich nicht mehr krank sind.

Meine Wenigkeit hatte Masern zur Kindergartenzeit, auch 3 Wochen, ebenfalls abgedunkelte Wohnung, keine Spätfolgen, meine Mutter kann sich jedoch nach über 40 Jahren an keinen Entwicklungsschub erinnern.“ (Claudia Brandl)

Drei von vier Kindern mit mildem Verlauf

„Drei meiner vier Kinder haben die Masern im April 1999 bekommen. Mein ältester Sohn Fabian war damals jedoch nicht betroffen. Er war zu der Zeit 9 Jahre alt. Lukas 7, Melanie 2, Stefanie 5: Jeweils ohne Komplikationen bei leichtem Verlauf. Alle drei Kinder

haben in ihrem Leben keine einzige Impfung erhalten.“ (Reinhard G., Freiburg)

Die geimpften Kinder waren wesentlich schwerer betroffen

„Ich habe vier Kinder, die ich ab meinem 23. Lebensjahr innerhalb von 5,5 Jahren bekommen habe. Bei den ersten beiden ließ ich anfangs gegen alles impfen, was der Kinderarzt empfahl, unter anderem auch gegen Masern. Das dritte und das vierte Kind ließ ich nicht mehr impfen und frischte bei den Großen keine Impfungen mehr auf.

Als meine jüngste Tochter die Masern aus dem Kindergarten nach Hause brachte, klagten sie und mein jüngster Sohn über leichte Bauchschmerzen, waren insgesamt ein bisschen weinerlich und bekamen den typischen Ausschlag.

Ein paar Tage später wanden sich meine beiden älteren Kinder schreiend vor Schmerzen. Nichts half, und sie quälten sich fast 3 Tage mit diesen grässlichen Bauchschmerzen. Da man bei ihnen keinen Ausschlag sah, konnten es laut Kinderarzt natürlich nicht die Masern sein, und eine geimpfte Form der Masern war für ihn selbstverständlich absolut ausgeschlossen und entsprang einzig der Phantasie einer ungebildeten Mutter ...“ (Eveline N. per E-Mail).

Wesentlich bessere Motorik und sprachliche Entwicklung

„Unsere Tochter Anna ist jetzt knapp 3 Jahre alt. Sie ist ungeimpft und hat bisher keine chemischen Arzneien in irgendeiner Form bekommen, das heißt bis auf die „prophylaktischen“ Vitamin-K-Gaben als Säugling. Anna reagierte prompt darauf mit Milchschorf und heftigem Ausschlag. Die Reaktion der Kinderärztin war, dass Anna wohl gegen die Muttermilch allergisch sei. Heute weiß ich, dass dies eine völlig absurde Behauptung ist. Eine plausible Erklärung fand ich bei einer heilpraktisch arbeitenden Ärztin, die nach den Vitamin-K-Gaben zunehmend Hautschorf und Blähungen bei Säuglingen feststellte.

Anna hat mit 4 Monaten innerhalb von 4 Tagen die Windpocken munter und fieberfrei überstanden. Mit 1,5 Jahren bekam sie die Masern. Auch hier war der Krankheitsverlauf in keiner Weise dramatisch, und innerhalb einer Woche waren die Symptome abgeklungen.

Die Entwicklungsschübe nach den Windpocken und Masern wurden deutlich in einer wesentlich besseren motorischen und sprachlichen Entwicklung. Die Kinderkrankheiten begleiten wir mit homöopathischen Komplexmitteln.

Nach dem Abklingen der Erkrankungen haben wir deutliche Entwicklungsschübe bei Anna festgestellt. Außer einer Durchfallerkrankung im Februar 2011, die sie innerhalb weniger Tage gut meisterte, war unsere Tochter nicht ernsthaft erkrankt. Sie kennt keine Ohrentzündungen oder Hautkrankheiten. Ihre Augen sind hellwach und von einer bestechenden Klarheit." (Peggy Bahmann, Neubrandenburg)

14.2 Praxisstudie zeigt Entwicklungsschübe und stabilere Gesundheit

Seit Generationen beobachten Naturheilkundler und Eltern, dass Masern nicht nur ein vorübergehendes Leiden des Patienten bedeuten, sondern sehr oft auch eine verbesserte gesundheitliche Gesamtsituation zur Folge haben können. Leider gibt es nur wenige systematische Studien, die versuchen, diese Beobachtungen zu objektivieren.

Dr. med. Karl-Reinhard Kummer, Kinderarzt in Karlsruhe, wertete im Jahre 1988 während einer kleinen Masern-Epidemie mehr als 200 Masern- Fälle aus.[73]

Kummer beobachtete im Winter und Frühjahr 1987/88 eine ungewöhnliche Häufung von Masern-Fällen in seiner Praxis. Er entschied, die Gelegenheit zu nutzen und eine Praxisstudie durchzuführen und die Zeit vor der Masern-Erkrankung mit der Zeit nach der Masern- Erkrankung zu vergleichen. Es wurden 251 Fragebögen an die Eltern der kleinen Patienten verschickt. Davon wurden 224 Bögen ausgefüllt zurückgegeben. 230 der Patienten waren im Vorschulalter, fünf Kinder unter 6 Monate und 19 Kinder zwischen 6 und 12 Monate alt. Das älteste Kind war 17 Jahre alt.

Die Kinder wurden grundsätzlich anthroposophisch-homöopathisch behandelt. Fast alle erhielten schleimlösende Mittel. Beinahe ein Drittel der Kinder hatte Fieber zwischen 39,5 und 40 °C, fast 20 Prozent Fieber zwischen 40 und 40,5 °C und fast 13 Prozent über 40,5 °C.

In keinem der Fälle war es zu Fieberkrämpfen gekommen. Das hohe Fieber dauerte in der Regel zwischen 3 und 5 Tage. Knapp 10 Prozent der Kinder fieberten länger als eine Woche.

Fast zwei Drittel der Eltern berichteten keinerlei Auffälligkeiten, 22 hatten Durchfall oder Erbrechen, 30 hatten eine Mittelohrentzündung, zwei hatten eine Lungenentzündung, 26 hatten sonstige Symptome.

Bei 60 Kindern waren die Begleitsymptome nach einer Woche beendet, bei 19 Kindern dauerten sie länger. In 38 Fällen (35 Prozent) war das Kind nach einer Woche wieder gesund, bei 40 Prozent dauerte es bis zu 2 Wochen und bei weiteren knapp 14 Prozent bis zu 3 Wochen.

Knapp 15 Prozent der Kinder fühlten kaum eine Beeinträchtigung, 41 Prozent berichteten eine körperliche und etwas über 17 Prozent mehr eine seelische Beeinträchtigung. Knapp 27 Prozent berichteten sowohl eine körperliche als auch eine seelische Beeinträchtigung.

Eltern ohne Angst vor Fieber berichteten seltener über eine negative Veränderung ihres Kindes nach den Masern. Ein gutes Drittel der Eltern konnten bei ihren Kindern nach der Masern-Erkrankung keine Veränderung beobachten. Mehr als 54 Prozent berichteten von positiven Entwicklungen und etwas mehr als 10 Prozent von negativen Veränderungen.

Beschriebene positive körperliche Veränderungen:

- *„Ja, ist größer geworden und schlanker, er hat sich gestreckt, auch die Gesichtszüge sind nicht mehr so rundlich wie beim Kleinkind."*
- *„Sie begann nach der Masern-Erkrankung zu laufen."*
- *„... gute, indem unsere Tochter mehr isst als vorher."*
- *„Ja, er war rosiger."*
- *„Körperliches Wachstum, ansonsten noch uneindeutig."*
- *„Ihre Gesichtsform ist länglicher geworden."*
- *„Entwicklungssprung, körperlich durch Wachstum und durch neue Zähne sichtbar ..."*
- *„Feinmotorik ausgeprägter ..."*
- *„... nach einer guten Erholung ist der physische und psychische Allgemeinzustand derzeit sehr zufriedenstellend."*
- *„... hat einen auffallenden Entwicklungsschub im körperlichen, geistigen und psychischen Bereich, strotzt vor Gesundheit und Dynamik, guter Appetit ..."*
- *„Die Bewegungen sind kraftvoll geworden, der Wille ist gestärkt."*
- *„Das Kind hat sich sehr rasch erholt, war nach 2,5 Wochen wieder sehr kräftig und macht heute einen rundherum gesunden Eindruck."*

Beschriebene positive seelische Veränderungen:

- *„[...] wurde wacher und wesentlich frecher (und ausgeglichener).*
- *„Er wirkte danach ein wenig selbstbewusster, sein „Ich“ schien gestärkter und seine ganze Person wurde klarer.“*
- *„... motorisch aktiver.“*
- *„... selbstständiger.“*
- *„... hat seine neue Umgebung angenommen, geht lieber in den Kindergarten, fand Freunde, sucht mehr als früher seine Grenzen.“*
- *„... deutlich positiv, körperliche Reifung, geistige Reifung, Beginn der Pubertät.“*
- *„... etwas ruhiger geworden, beobachtet intensiver.“*
- *„... fängt an zu sprechen, was er vorher überhaupt nicht tat, obwohl er schon 1,5 Jahre alt ist, sehr gesund und fröhlich, vorher oft quengelig, nun sehr ausgeglichen.“*
- *„... wird schon vernünftiger, zugänglicher, hat auch im Moment keine Schlafstörungen mehr.“*
- *„... insgesamt ruhiger und ausgeglichener geworden.“*
- *„... insgesamt positive Weiterentwicklung des Kindes, besonders im sozialen Verhalten.“*
- *„... bemerkenswerte Verbesserung der Konzentrationsfähigkeit.“*

Als negative Veränderungen wurden beschrieben:

Bei einigen Kindern schildern die Eltern, sie seien auch nach ihrer Genesung quengelig, launisch und unleidlich, weinerlich, mit Angstzuständen, wollten immer auf den Arm, seien länger erschöpft und Ähnliches.

Ein Zusammenhang zwischen Masern-Verläufen mit Begleitkrankheiten und der Neigung zur negativen oder positiven Veränderung nach der Genesung war nicht feststellbar.

Allerdings waren die Kinder nach den Masern seltener krankheitsbedingt in der Praxis als vorher: In den Zeiträumen 12 Monate nach den Masern, 6 Monate nach den Masern und 3 Monate nach den Masern wurden die Kinder der Stichprobe seltener ärztlich behandelt als vor den Masern. Auch der Anteil der häufig behandelten Kinder ist nach den Masern in allen drei Beobachtungszeiträumen niedriger.

Dr. Kummer weist in der abschließenden Diskussion darauf hin, dass Beschreibungen der Eltern wie zum Beispiel *„Mein Kind kann plötzlich ‚Ich‘ sagen“* nicht durch den Fragebogen vorgegeben waren, sondern Spontandarstellungen mit vermutlich hoher Zuverlässigkeit darstellen.

Ein wesentlicher Faktor, so vermutet Kummer, sei die Sicherheit der Eltern im Umgang mit der Kinderkrankheit. Dies übertrage sich auf die Kinder. Darüber hinaus hält er die Behütung der Kinder vor allem während ihrer weinerlichen Phase für wesentlich. Eine mangelnde einfühlsame Betreuung könnte durchaus ein Faktor sein, warum diese seelische Phase bei manchen Kindern auch nach der körperlichen Genesung anhält.

Das Ergebnis der Praxisstudie widerspricht dem allgemeinen Bild über die Masern. Die Quintessenz daraus könnte sein: Je intensiver die Symptome und je einfühlsamer die Betreuung, desto größer ist schließlich auch der positive Effekt nach der Genesung.

Im Jahr 1999 veröffentlichte Dr. Kummer das Ergebnis einer weiteren Praxisstudie, der sich weitere Kinderarztpraxen angeschlossen hatten.[74] Insgesamt wurden 1.001 Masern-Verläufe erfasst.

Interessant war der Zusammenhang mit äußeren Begebenheiten: Bei immerhin über der Hälfte der Kinder bestand eine andere Krankheit im Vorfeld. Bei fast einem Viertel traten die Masern im Anschluss an eine Reise oder einen Urlaub auf, ein weiteres Viertel der Eltern schildert sonstige Erlebnisse.

97,1 Prozent der Eltern würden es wieder so machen und nicht impfen, nur 2,4 Prozent bereuten die Entscheidung, nicht zu impfen.

Stationäre Behandlungen waren in keinem Fall notwendig.

Eine weitere Praxisstudie wurde 2002 im Rahmen einer Doktorarbeit veröffentlicht.[75] Insgesamt wurden im Raum Stuttgart in mehreren Kinderarztpraxen 632 Masern-Verläufe erfasst. Auch hier wurde bei 63 Prozent der Fälle eine positive Entwicklung nach der Genesung berichtet. Der Anteil negativer Berichte belief sich dagegen nur auf 13 Prozent.

Stationäre Behandlungen waren nur in vier Fällen, also bei 0,6 Prozent, notwendig. Verglichen mit den Hospitalisierungsraten bei schulmedizinisch behandelten Patienten während der Ausbrüche in Coburg und Nordrhein-Westfalen liegt sie bei naturheilkundlich/homöopathisch begleiteten Patienten nur bei einem Bruchteil. Auch das passt nicht in das offizielle Bild, das uns die Behörden über die Masern vermitteln.

15 Psychoterror zum Wohle Aller?

15.1 Masern-Tod in Berlin

Am Montag, den 23. Februar 2015, gab Berlins damaliger Gesundheitssenator Mario Czaja öffentlich bekannt, dass ein anderthalbjähriger Junge in der Berliner Universitätsklinik Charité an den Masern gestorben sei. Wo er sich angesteckt habe, sei unklar. Eine chronische Vorerkrankung habe nicht vorgelegen.[76] Schuld am Tod des Kindes sei, dass es nicht gegen Masern geimpft war.[77]

Eine skeptische Impfhaltung der Eltern des Jungen voraussetzend, äußerte Czaja denn auch gleich öffentliche Schelte an die Adresse der „unverantwortlichen“ Impfkritikern und Impfgegnern.

Dieser Todesfall verursachte eine enorme mediale Aufmerksamkeit: Sowohl die bekannten Anhänger einer Impfpflicht als auch viele Impfkritiker konnten sich tagelang vor Interviewanfragen von Presse, Rundfunk und Fernsehen kaum retten. Diese mediale Springflut sollte schließlich das – schon seit Jahren in den Schubladen liegende Präventionsgesetz – zum Durchbruch verhelfen.

Die ersten Widersprüche

Die Zeitung *Die Welt* meldete am gleichen Tag auf ihrer Webseite, dass die Todesursache nicht feststehe und noch untersucht werde.[78] Am nächsten Tag wurde bekannt, dass bei dem verstorbenen Kind – entgegen der öffentlichen Behauptung Czajas – eben doch eine Vorerkrankung vorgelegen hatte.[79] Aus ärztlichen Kreisen wurde vermeldet, der Junge habe an „einer schweren Herzerkrankung“ gelitten.[80] Zudem hieß es, dass der kleine Junge auf dem Weg zur Klinik wegen des Herzproblems wiederbelebt werden musste. Der Hautausschlag sei erst in der Klinik aufgetreten. Darüber hinaus habe man die Sorgeberechtigten des Jungen erst nach Tagen ausfindig machen können, da die Meldung an das Gesundheitsamt anonym erfolgt war.

Bis zum Abend des 10. März lag immer noch keine offizielle Stellungnahme durch die Charité vor. Da muss es überraschen, dass sich Senator Czaja bei einer Diskussionsrunde am 26. Februar im Fernsehen völlig überzeugt gab, dass der Junge ausschließlich wegen der Masern ins Krankenhaus gekommen und behandelt worden sei.[81]

Die Charité hat inzwischen (inoffiziell) verlauten lassen, Todesursache sei die Masern-Erkrankung gewesen. Der endgültige Obduktionsbericht stehe jedoch noch aus. Unabhängig vom Ausgang der Obduktion hatte Czaja – offensichtlich wider besseres Wissens – den Masern und der mutmaßlichen impfkritischen Einstellung der Eltern die Schuld gegeben und den tragischen Todesfall für eine Kampagne gegen impfskeptische Eltern zum Anlass genommen.

Maulkorb für Kita-Eltern?

Czajas Behauptung, das Kind sei nicht gegen Masern geimpft gewesen, war bereits damals für mich ohne weitere Bestätigung sehr zu hinterfragen. Aus dem Umfeld der Kita des verstorbenen Jungen hieß es denn auch, er habe sehr wohl die erste Masern-Impfung erhalten, den Eltern könne man deshalb keinerlei Schuld geben. Zitiert werden wollte mit solchen Aussagen jedoch niemand: Die Eltern befürchteten Repressalien, denn die Kita habe ihnen verboten, mit irgendjemandem über den Todesfall zu reden...

Wie Kliniken willkürlich die Tatsachen verdrehen

Wir sollten uns vielleicht noch einmal ins Bewusstsein rufen, dass die überwältigende Mehrzahl aller erfassten Masern-Erkrankungen ohne Komplikationen verlaufen. Wenn es vereinzelt zu schweren Verläufen oder gar Todesfällen kommt, sollte es in der Regel individuelle Gründe geben. Diese individuellen Gründe sind somit ein wesentlicher Teil des Problems, weshalb sie eigentlich systematisch erforscht werden müssten. Dass dies nicht geschieht, ist ein grob fahrlässiges Versäumnis der zuständigen Bundesbehörden, insbesondere des Robert-Koch-Instituts, der deutschen Seuchenbehörde.

Welcher Faktor war entscheidend für den Tod des Berliner Kindes, Vorerkrankung oder Masern? Wären die Masern ohne diese Vorerkrankung vielleicht völlig harmlos verlaufen? Die ersten Stellungnahmen der Charité über die Todesursache sind also mit Vorsicht zu genießen.

Vielleicht liegt die Wahrheit ja auch in der Mitte und keine der beiden Erkrankungen hätte für sich allein zum Tode geführt, beide gemeinsam waren jedoch zu viel für den kleinen Organismus.

Doch die von den Interessen der Pharmaindustrie dominierte Schulmedizin mag keine unscharfen Diagnosen. Wie ein Computer kennt sie nur Einsen und Nullen. Doch ein Mensch ist nun einmal mehr als das.

„Spezielle Interpretationen" durch die Kliniken haben übrigens durchaus Methode. Als 2015 im Kieler Universitätsklinikum fünf Patienten an Krankenhauskeimen verstorben waren, argumentierte die Klinikleitung nämlich genau andersherum: Die Todesursache liege nicht bei den Krankenhauskeimen, sondern bei bereits vorhandenen Grunderkrankungen.[82]

Oder man nehme die Todesfälle nach der Pandemrix-Impfung. Bei zehn erfassten Todesfällen waren, so die Zulassungsbehörde in einer Stellungnahme, die Ursache jedes Mal Vorerkrankungen und nicht die Impfung.[83]

Stellungnahme eines Kinderarztes

Der für seine sehr sachlichen und differenzierten Stellungnahmen zum Impfthema bekannte Münchner Kinderarzt Dr. Steffen Rabe veröffentlichte zu dem Berliner Todesfall am 23. Februar 2015 folgenden Kommentar:

„Im tragischen Fall des in Berlin an Masern verstorbenen Jungen tauchen immer mehr Fragen auf ... Der Pressesprecher der Charité, Uwe Dolderer, spricht mittlerweile von einer „Vorerkrankung [...], die aktuell [!] nicht zum Tode geführt hätte" (Quelle: persönliche schriftliche Mitteilung). Heißt dies, es gab eine Vorerkrankung, die zwar lebensbedrohlich, aber nicht unmittelbar für den Tod des Kindes verantwortlich war?

In diesem Falle wäre es hochgradig unlauter, den Tod dieses Jungen als Beweis für die Gefährlichkeit der Masern-Erkrankung für alle Kinder/Menschen heranzuziehen, wie es von der Politik und den Medien derzeit getan wird.

Es scheint auch in der aktuellen hysterisierten Diskussion mindestens zwei Arten von Schweigepflicht zu geben. So ist es offenbar völlig in Ordnung, in großem Stil zu verbreiten, die Obduktion habe ergeben, der Junge sei an Masern verstorben – die ebenfalls ja mittlerweile vorliegende Information über eventuelle (gravierende?!) Vorerkrankungen jedoch wird mit dem Hinweis auf die Schweigepflicht verweigert ...

Nur eine lückenlose Aufklärung dieses Todesfalles stellt die durch die (Des-)Informationskampagnen der vergangenen Tage arg ramponierte Glaubwürdigkeit der Berliner Gesundheitsbehörden (Masern als Todesursache veröffentlicht, als die Charité genau dies noch untersuchte ... Vorerkrankungen vehement abgestritten ...) wieder her und schützt die eigentlich renommierte

Charité vor dem Verdacht, sich von politisch-medial-pharmazeutischen Kampagnen (denn man darf nicht vergessen: Beim Impfen geht es immer auch um viel (!) Geld ...) instrumentalisieren zu lassen.“

Nachtrag: Also doch nicht die Masern!

Im November 2015 veröffentlichte das Robert-Koch-Institut in seinem Epidemiologischen Bulletin (EpiBull) den Fallbericht zum Berliner Todesfall.[84] Wie immer bei solchen offiziellen Stellungnahmen ist nicht nur das interessant, was darin steht, sondern auch das, was nicht darin steht:

> *„Die Schwangerschafts- und Geburtsanamnese sowie die bisherige Entwicklung des 18 Monate alten Jungen waren unauffällig. Er besuchte zum Zeitpunkt des Erkrankungsbeginns einen Kindergarten. Der Impfstatus war bei fehlender MMRV-, Hepatitis-, Pneumokokken- und Meningokokkenimpfung unvollständig.“*

Damit wird indirekt bestätigt, dass der kleine Junge zumindest die erste Masern-Impfung erhalten hatte – denn es heißt ja nicht, er hätte keine Masern-Impfung erhalten. Da im Internet intensiv über diese Frage spekuliert wurde, wäre eine Klarstellung bei gänzlich fehlender Impfung aus Sicht des Robert-Koch-Instituts mit Sicherheit angezeigt gewesen.

> *„Im Februar 2015 wurde der Junge wegen eines fieberhaften Infektes der oberen Atemwege beim niedergelassenen Kinderarzt vorgestellt. Zwei Tage später erfolgte die Vorstellung mit leblosem Kind in der Notaufnahme eines Berliner Krankenhauses.“*

Auch hier fehlt eine wichtige Information, nämlich die, welche Medikamente der Junge vom Kinderarzt erhalten hatte. Mit an Sicherheit grenzender Wahrscheinlichkeit wurden ihm Fiebersenker verschrieben. Wie bereits dargelegt, sind Fiebersenker in der Regel kontraproduktiv – vor allem, wenn ein Kind gesundheitlich bereits angeschlagen ist.

Dort wurde aufgrund eines Atem- und Kreislaufstillstands sofort mit der Reanimation des Kindes begonnen. Nach erfolgreicher Wiederherstellung einer Kreislauffunktion erfolgte die Verlegung auf die interdisziplinäre Kinderintensivstation. Wer die genauen Befunde wissen möchte, kann sie im EpiBull nachlesen.

Laut Fallbericht wurde dem Jungen Enoximone sowie Epinephrin verschrieben. Enoximon soll bei einer Herzschwäche die Kontraktionskraft des Herzmuskels verstärken. In der Produktinformation von PERFAN, das auf Enoximon basiert, heißt es jedoch gleichzeitig:

> *„Besondere Vorsicht bei der Anwendung von Perfan i.v. ist erforderlich insbesondere bei Patienten mit schwerer Herzinsuffizienz (Herzleistungsschwäche), da diese häufig an bedrohlichen ventrikulären (von der Herzkammer ausgehenden) Herzrhythmusstörungen (Arrhythmien) leiden oder für deren Entstehung besonders anfällig sind.“*

Bei Epinephrin handelt es sich um Adrenalin. Adrenalin ist jedoch laut Fachinformation bei Herzmuskelschwäche kontraindiziert.[85]

Meiner Ansicht nach ist es deshalb viel plausibler, dass der Junge aufgrund eines Kunstfehlers durch die Berliner Charité gestorben ist, in die er eingeliefert worden war.

Kein Wunder also, dass die Charité eine Informationsblockade über den Todesfall verhängte. Dass sich der Berliner Gesundheitssenator Czaja derart weit aus dem Fenster gelehnt hat und alles versuchte, um von der Charité abzulenken und den Ruf dieser Einrichtung zu schützen, ist so gesehen fast schon verständlich. Nur hat der kleine Junge nichts mehr davon und diejenigen, die seither unter ähnlichen Umständen eingeliefert wurden, ebenso wenig.

15.2 Psychologische Kriegsführung gegen Eltern

Dass die Impfpolitik in eine regelrechte Hetze gegenüber impfkritischen Eltern ausartet, wird offenbar von den Experten, Politikern und Behörden billigend in Kauf genommen. Es ist ja zum Wohle Aller und damit für einen guten Zweck! Bemerkenswert unkritisch verhalten sich die sogenannten Mainstream-Medien, die ja eigentlich als „vierte Gewalt“ eine Kontrollaufgabe gegenüber dem Staat haben. Damit ist eigentlich klar, dass die Milliarden, die von der Industrie und ihren Kapitalgebern in die Medien gepumpt werden, vordringlich eine Maulkorb-Aufgabe haben.

Der Tod des kleinen Jungen in Berlin wurde von den industriegesteuerten Medien entsprechend ausgeschlachtet. Über die Aufgabe hinaus, vom Verdacht eines Kunstfehlers der Charité abzulenken, wurde der Fall weidlich genutzt, nicht impfende Eltern noch mehr an den öffentlichen Pranger zu stellen – und die Einführung des Präventionsgesetzes, an dem schon seit Jahren gearbeitet wurde, durchzudrücken.

Eine zentrale Rolle bei dieser psychologischen Kriegsführung spielt die Erfurter Psychologin Cornelia Betsch. Die bekannte Impfaufklärerin Angelika Müller schreibt über sie:

„Sie ist studierte Psychologin und hat in den vergangenen Monaten viele Artikel zur Impfentscheidung und zum Einfluss von uns Impfgegnern zum Beispiel durch das Internet veröffentlicht. Jetzt hat man sie sogar in die Kommission für die Masern-Ausrottung beim Robert-Koch-Institut geholt.

Frau Dr. Betsch hat sich letztes Jahr in einer besonders kreativen Art und Weise für die Ausrottung der Masern engagiert. Im Auftrag und mit finanzieller Unterstützung der Bundeszentrale für gesundheitliche Aufklärung schrieb sie einen Wettbewerb aus:

Das Ziel? Spielerisch Wissen über Masern, Masern-Impfung und/oder das Eliminationsziel vermitteln – und das spannend, motivierend und mit Suchtpotenzial! Eingereicht werden können Wettbewerbsbeiträge, die ein Konzept für ein Online-Computerlernspiel beinhalten.

Die Bundesbehörde, die sonst vor Spielsucht warnt, finanziert also ein Masern-Spiel mit Suchtpotenzial ... ? In einer aktuellen Veröffentlichung „Die Rolle des Internets bei der Elimination von Infektionskrankheiten" von Frau Dr. Betsch geht es etwas vereinfacht gesagt darum, dass die Impfgegner durch ihre Aufklärung im Internet die Ausrottung gefährden.[86]

Sie hat sich zu diesem Zweck eine willkürliche Definition von Impfkritik ausgedacht. Impfkritik sei immer unwissenschaftlich und falsch oder ideologisch. Eine fachliche wissenschaftliche Auseinandersetzung mit dem Thema würde die Impfkritik nicht einschließen. Somit werden alle Impfkritiker als fanatische Spinner abgestempelt. Dieses gezielte Mobbing gegen Kritiker und Ungeimpfte hat bedenkliche Ausmaße angenommen, sodass es meiner Auffassung nach gegen geltende Gesetze verstößt.

Der Schutz von Minderheiten ist sogar im Grundgesetz verankert. Besonders schwer wiegt, dass Frau Betsch einen öffentlichen Auftrag der Gesundheitsbehörden wahrnimmt."

Dass sich Eltern ungehemmt im Internet über die Impfthematik informieren können, ist den Impflobbyisten ein Dorn im Auge. Die Analyse von Cornelia Betsch, wie das Internet sich auf das Impfverhalten von Eltern auswirkt, stieß deshalb auf größtes Interesse:

„Das, was Eltern am meisten beeindruckt und im Gedächtnis bleibt, sind Beschreibungen von konkreten Impfschadensfällen. Um das auszuhebeln, empfiehlt Betsch, ebenfalls Einzelfälle von SSPE oder anderen tödlich verlaufenen (angeblichen) Masern-Fällen in den Medien maximal aufzubauschen."

Das Ergebnis dieser Strategie durften wir in den zurückliegenden Jahren bereits erleben. Da selbst in ganz Deutschland nur eine Handvoll konkreter Fälle zur Verfügung stehen, werden immer wieder die gleichen SSPE-Fälle durch die Medien geschleift. Auf so einen „Glücksfall " wie den toten Berliner Jungen müssen die Impflobbyisten manchmal jahrelang mit zunehmender Verzweiflung warten.

15.3 Präventionsgesetz – Freibrief für Gesundheitsämter

Am 18. Juni 2015 verabschiedete der Deutsche Bundestag nach mehr als 10 Jahren der Vorbereitung das Präventionsgesetz. Es folgt wie erwartet der üblichen Tendenz, die staatlichen Vorgaben und Kontrollen im Hinblick auf das Gesundheitswesen und seine Akteure weiter zu verstärken.

Eines der Ziele ist die Erhöhung der Durchimpfungsraten – offenbar um jeden Preis. Dazu soll der Druck auf impfkritische Eltern deutlich verstärkt werden, dazu erhalten die Gesundheitsämter einen Freibrief für den Ausschluss Ungeimpfter aus Gemeinschaftseinrichtungen. Aber was ist mit dem Grundrecht auf körperliche Unversehrtheit und auf Gewissens- und Meinungsfreiheit?

Der lange Weg zum Präventionsgesetz

Um die Krankheitsvorsorge in Deutschland zu fördern, diskutieren die Parteien des Bundestages schon seit vielen Jahren über die Einführung eines Präventionsgesetzes. So legten bereits 2004 Bund und Länder gemeinsame Eckpunkte für ein Gesetz vor. Es kam jedoch aufgrund politischer Differenzen zwischen den Parteien im Bundestag und zwischen Bund und Ländern nicht zu einer Verabschiedung.

Der Entwurf der rot-grünen Regierung vom 15. Februar 2005 definierte die Erhöhung der Impfbereitschaft in der Bevölkerung als Aufgabe der Bundeszentrale für gesundheitliche Aufklärung (BZgA).[87]

Das hört sich harmlos an, birgt aber auch die Gefahr eines Widerspruchs in sich, denn zur ärztlichen Aufklärung gehört ja gerade der Hinweis des impfenden Arztes auf die bekannten Risiken (BGH-Urteil VI ZR 48/99). Die Erfahrung zeigt: Je ernster die Aufklärung genommen wird, desto stärker sinkt die Impfbereitschaft.

Will die BZgA aber ihrem Auftrag nachkommen, die Impfraten zu erhöhen, muss sie die möglichen Risiken und auch die Aufklärungspflicht des Arztes möglichst herunterspielen.

Ohne die gesetzlich geforderte Aufklärung ist die Impfung jedoch rechtlich gesehen keine medizinische Maßnahme, in die der Patient eingewilligt hat, sondern eine Körperverletzung, die entsprechend geahndet werden kann. Die individuelle Nutzen-Risiko-Abwägung eines mündigen Bürgers fällt ja bereits durch die einseitige Festlegung des Staates unter den Tisch.

Die Verabschiedung des Gesetzes wurde jedoch vom Bundesrat blockiert. Dies führte dazu, dass das Gesetz nicht mehr in der damaligen Wahlperiode verabschiedet werden konnte. Die Nachfolgeregierung, eine große Koalition aus CDU/CSU und SPD, formulierte ebenfalls im Koalitionsvertrag die Absicht, ein Präventionsgesetz zu verabschieden. Die Koalitionspartner konnten sich jedoch nicht einigen: Die SPD favorisierte unter anderem die Einrichtung einer Stiftung Prävention und Gesundheitsförderung, die CDU/CSU dagegen die Einrichtung eines Nationalen Rates zur Prävention.

Schließlich wurde am 20. Oktober 2014 ein Referentenentwurf vorgelegt. Dieser enthielt hinsichtlich des Impfens nur die Bestimmung, wonach künftig auch Betriebsärzte zulasten der Krankenkassen impfen dürfen. Die Aufgabe der BZgA, die Impfbereitschaft zu erhöhen, war in diesem Entwurf nicht enthalten.

Es wird konkret

Am 11. März 2015 nahm das Präventionsgesetz mit einem Gesetzentwurf, den die Bundesregierung vorlegte, einen neuen Anlauf. Der Entwurf enthielt bezüglich des Impfens drei Regelungen: [88]

1. Die Krankenkassen müssen gemeinsam bundeseinheitliche Rahmenempfehlungen für die Prävention erarbeiten und bei der Festlegung der Ziele auch die STIKO-Empfehlungen berücksichtigen.

2. Versicherte, einschließlich versicherter Kinder und Jugendlicher, haben im Rahmen von Gesundheitsuntersuchungen nun auch Anspruch auf Überprüfung des Impfstatus im Hinblick auf die STIKO-Empfehlungen.

3. Bei der Erstaufnahme in eine Kindertageseinrichtung müssen Eltern eine ärztliche Beratung in Bezug auf den Impfschutz ihres Kindes nachweisen. Vorhandene Informationen zum Impfstatus muss die Einrichtung auf Verlangen des Gesundheitsamtes zur Einsicht bereithalten.

Es gab verschiedene Änderungsanträge im Gesundheitsausschuss, die jedoch, soweit von der Opposition kommend, abgeschmettert wurden und auch das Impfthema nicht tangierten. Die Beschlussempfehlung des Gesundheitsausschusses des Bundestages war für die 46. Sitzung am 17. Juni geplant.

Eine Nacht-und-Nebel-Aktion der Impf-Lobbyisten

Am 13. Juni veröffentlichte die Springer-Presse die Nachricht, dass Gesundheitsminister Gröhe unter anderem eine deutliche Verschärfung der Impfregelungen im Präventionsgesetz plane. Zitiert wurde Jens Spahn, damals gesundheitspolitischer Sprecher der Union, der sich dabei vor allem auf die aktuellen Masern-Ausbrüche in Berlin berief. Die Bild-Zeitung zeigte sich dabei sehr gut informiert darüber, was geplant war. Der Ton ist bemerkenswert polemisch: [89]

„Hartnäckig halten sich bei Eltern vor allem in Westdeutschland Gerüchte über angebliche Gefahren von Impfungen. Diesen Impf-Muffeln sagt die Koalition jetzt den Kampf an.“

Die Welt polemisierte ein klein wenig gepflegter: Impfgegner würden „bisweilen ein keckes Argument vortragen“, ihre Sichtweise sei „ein wenig egozentrisch“, wer weiterhin die Impfung verweigere, sei „beratungsresistent “ und müsse quasi verantworten, dass der Ruf nach einer Impfpflicht wieder lauter werden könnte. Auf die wahren Argumente der Impfkritik wird nicht eingegangen. Diese Artikel sind im Grunde reines Impfmarketing.[90]

Erst 3 Tage später, am Nachmittag des 16. Juni, traf der Änderungsantrag der Koalitionsfraktionen, über den Bild und Die Welt bereits am 13. Juni berichtet haben, per E-Mail bei den Mitgliedern des Gesundheitsausschusses ein.[91]

Wer diese Änderungen vor der Verabschiedung der Beschlussempfehlung am 17. Juni noch durcharbeiten wollte, musste also eine Nachtschicht einlegen! Das ist durchaus nicht die Ausnahme, wie mir der wissenschaftliche Mitarbeiter einer Abgeordneten der Linken am Telefon erzählte, und auch nicht unbedingt Absicht, wenn man die internen, nicht immer einfachen Abstimmungsprozesse zwischen CDU/CSU und SPD bedenkt. Die Kurzfristigkeit der Änderungen wurde auch bei der Debatte im Bundestag am Folgetag von den Abgeordneten der Opposition nicht thematisiert. Inklusive der „Änderungen in letzter Minute“ wird das Impfthema im Gesetzentwurf nun wie folgt abgehandelt:[92]

1. Eltern müssen eine ärztliche Impfberatung nachweisen, wenn sie ihr Kind in einer Kita anmelden wollen. Gesundheitsämter können säumige Eltern zu einem Beratungsgespräch vorladen. Bei Nichteinhaltung droht ein Bußgeld von bis zu 2500 Euro.

2. Die Kita-Leitungen müssen, wenn das Gesundheitsamt dies verlangt, Daten über den Impfstatus, soweit vorhanden, zur Einsicht vorhalten.

3. Die Kosten für den Impfausweis werden nun von den Krankenkassen übernommen.

4. Im Impfausweis wird ein weiteres Pflichtfeld für den Eintrag des nächsten Impftermins eingeführt.

5. Impfungen müssen von den Kassen ins Bonusprogramm aufgenommen werden.

6. Arbeitgeber dürfen ihre Beschäftigten und Bewerber nach ihrem Impfstatus und Immunstatus befragen und diesen in ihre Personalentscheidung einbeziehen.

7. Im Jugendarbeitsschutzgesetz (JArbSchG) gehört nun zur ärztlichen Gesundheitsuntersuchung auch die Überprüfung des Impfstatus.

8. Versicherte und ihre mitversicherten Kinder haben im Zuge von Vorsorgeuntersuchungen Anspruch auf Überprüfung des Impfstatus.

9. Ungeimpfte Kinder dürfen bei Auftreten eines Masern-Falles, eines Masern-Verdachtsfalles oder eines Ansteckungsverdachtsfalles aus einer Gemeinschaftseinrichtung ausgeschlossen werden,

ohne dass der Nachweis eines Kontaktes zu diesem Fall notwendig ist.

Die Folgen

Der Druck auf impfkritische Eltern erhöhte sich durch das Präventionsgesetz (das ehrlicherweise besser „Impfstoffumsatzförderungsgesetz“ genannt werden sollte) deutlich, insbesondere durch die Beratungspflicht.

Wie diese Beratung finanziert werden sollte, war meines Wissens nicht geklärt. Bis dahin gab es für Kassenärzte keine Abrechnungsziffer für Impfberatung, wenn sich daran keine Impfung anschloss. Allein dadurch kann es in vielen Arztpraxen einerseits zu einem erhöhten Impf-Mobbing kommen.

Bis auf den letzten Punkt stellen die sonstigen Änderungen mehr oder weniger eine weitere Festlegung des Staates und des Gesundheitssystems auf Impfungen als die bevorzugte Krankheitsprävention bei Infektionskrankheiten dar.

Zum letzten Punkt: Bei oberflächlicher Betrachtung wird sich mit Inkrafttreten dieser Regelung an der Praxis, Ungeimpfte bei auftretenden Masern-Erkrankungen aus Gemeinschaftseinrichtungen auszuschließen, nichts ändern. Doch für die Gesundheitsämter neutralisiert diese Formulierung ein entscheidendes juristisches Hindernis, das eine überdurchschnittlich rechtskundige Mutter im Jahr 2012 vor dem Bundesverwaltungsgericht in Leipzig erstritten hatte.[93] Sie hatte dagegen geklagt, dass ihr ungeimpftes Kind anlässlich eines Masern-Falls vom Unterricht ausgeschlossen wurde. Die Richter hatten – wie schon die Vorinstanzen – entschieden, dass auch Ungeimpfte nur dann ausgeschlossen werden können, wenn die Möglichkeit eines Kontaktes – und damit einer Übertragung – von den zuständigen Behörden auch nachgewiesen werden konnte. Diesen Nachweis zu führen ist jedoch für Gesundheitsämter nicht immer einfach und kann einen enormen Aufwand mit sich bringen, was vermutlich in vielen Fällen die Ausschlüsse verhinderte.

Die quasi in letzter Minute eingebrachte Gesetzesänderung ermöglicht es nun, das Urteil zu ignorieren. Sie gibt den Gesundheitsämtern wieder freie Hand beim Ausschluss von ungeimpften Kindern – unabhängig davon, ob sie überhaupt in die Nähe von Erkrankten gekommen sind oder nicht.

16 Ärzte setzen sich zur Wehr

16.1 Was erfahrene Ärzte zum Beschluss des Ärztetages von 2006 sagen

Die Forderungen des Bundesverbandes der Kinder- und Jugendärzte, des damaligen Leiters der Ständigen Impfkommission, Schmitt, und des Deutschen Ärztetages von 2006 nach einer Impfpflicht und der Disziplinierung von Ärzten, die nicht alle Kinder nach „Schema F" durchimpfen, hatten damals in den Medien breiten Raum eingenommen.

Fast könnte man meinen, es habe keinerlei Gegenstimmen gegeben, die für mehr Sachlichkeit und Ausgewogenheit der Diskussion eintraten. Doch es gab sie. Und das nicht nur in impfkritischen Elternkreisen, sondern selbst unter jenen praktizierenden Ärzten, die nicht grundsätzlich gegen alle Impfungen eingestellt waren. Nachfolgend einige Auszüge kritischer Stellungnahmen, die zum Teil als Leserbriefe an verschiedene Zeitungen gingen.[94]

Georg Soldner, Kinderarzt, München

> *„Der Beschluss des Ärztetages ist absurd. Er verbietet die Diskussion eines Tatbestandes, der nachweislich einem raschen historischen Wandel unterliegt und in verschiedenen Ländern und selbst innerhalb der EU äußerst unterschiedlich gehandhabt wird. Was nun der Ärztetag beschlossen hat, zielt nicht nur auf die Impfpflicht etc., sondern vor allem auf ein Diskursverbot unter Ärzten."*

Dr. med. Werner Sameith, Freiburg

Der Freiburger Hausarzt Dr. Werner Sameith wundert sich in seinem Artikel *„Masern-Erkrankungen in Nordrhein-Westfalen – ein volksmedizinischer Notstand"* über die Panikmache der Behörden. Für ihn sei zum Beispiel die Aussage, bei jeder 500ten bis 2.000ten Infektion trete eine Enzephalitis auf, nicht nachvollziehbar. Alle angeblichen schweren Komplikationsfälle seien zudem innerhalb einer Woche wieder entlassen worden.

Für die Annahme der Behörden, die Masern seien bei einer Durchimpfungsrate von 95 Prozent ausrottbar, gebe es keine Belege. Im Gegenteil würde es selbst in entsprechend stark durchgeimpften Ländern wie den USA, England und der Ukraine immer wieder zu massiven Ausbrüchen vor allem bei den Masern und bei Mumps kommen. Die Annahme eines lebenslangen Schutzes sei trügerisch:

> *„Nach der ersten Masern-Impfung können etwa 90 Prozent mit einem Schutz rechnen. Wie lange diese Immunität anhält, ist allerdings völlig offen und kaum voraussagbar, weil sie von einem sehr komplexen immunologischen Geschehen abhängt:*
>
> *Eine langfristige Auffrischung des Impfschutzes sei nicht durch weitere Impfungen möglich, sondern pikanterweise nur durch den direkten Kontakt mit dem Masern-Virus, zum Beispiel vermittelt durch den Masern-Erkrankten."*

Die zweite Impfung verbessere also das Ergebnis der ersten Impfung nicht, sei also keine Auffrischimpfung, sondern solle nur den Anteil jener Geimpften verringern, die bisher nicht mit der Bildung von Antikörpern reagiert hatten.

Pikanterweise sei eine langfristige Auffrischung des Impfschutzes nicht durch weitere Impfungen möglich, sondern nur durch den direkten Kontakt mit dem Masern-Virus, zum Beispiel vermittelt durch Erkrankte.

Er spielte damit auf den sogenannten Booster-Effekt an, von dem Studien zufolge die gesamte Bevölkerung profitiert, solange das Wildvirus innerhalb dieser Bevölkerung kursiert. Der ständige Kontakt mit dem Virus hält den demzufolge den hohen Antikörpertiter aufrecht.

> *„Solange noch viele Masern-Viren zirkulierten, viele Masern-Erkrankungen zum Alltag gehörten, hatten die Geimpften immer wieder die Gelegenheit, ihre Immunität aufzufrischen. Paradoxerweise waren nun gerade die Masern-Kranken der Garant für eine sehr lange Immunität der Geimpften. Da die Impfstrategie aber vorsieht, die Masern-Viren auszurotten, eine Auffrischung per Impfung nicht möglich ist, wird dadurch der Impfschutz immer kürzer."*

Dies führe zu einer Verschiebung der Krankheit in das Erwachsenenalter. Das Durchschnittsalter der Erkrankten steige ständig. Da die geimpften Mütter keinen ausreichenden Nestschutz vermitteln könnten, seien auch die Säuglinge betroffen. Dies könne zu den gefürchteten Komplikationen wie SSPE führen: Die von dieser schweren Gehirnentzündung betroffenen Kinder haben sich ja der Lehrmeinung zufolge ursprünglich im Säuglingsalter angesteckt. Dr. Sameith deutet damit an, dass man SSPE als Spätfolge der Massenimpfungen betrachten könne. Abschließend schreibt er:

> *„Jede Impfung, auch die Masern-Impfung, kann im Einzelfall ihre Berechtigung haben. Dies muss aber individuell entschieden werden und vor allem dem nachhaltigen und langfristigen Wohle des Kindes dienen. Massenimpfstrategien, die offensichtlich mehr Probleme schaffen als lösen, die kurzfristigen und kurzsichtigen Interessen verpflichtet sind, deren Drohgebärden gegenüber Andersdenkenden immer massiver werden, die auch vor Kriminalisierung Einzelner nicht mehr zurückschrecken, können von uns nicht widerspruchslos hingenommen werden."*

Dr. med. Martin Hirte, München, Dr. med. Steffen Rabe, München, Dr. med. Stefan Schmidt-Troschke, Herdecke vom Verein Ärzte für individuelle Impfentscheidung e.V.

> *„Dem Leser wird das Gefühl vermittelt, es bestünde im Fall der Masern ein bedrohlicher volksmedizinischer Notstand. [...] Noch kann [...] niemand mit Sicherheit sagen, ob der Versuch der Ausrottung durch generelle Impfprogramme auch langfristig zu einer günstigeren Situation führt: Ein Teil der Geimpften bleibt ohne Schutz oder verliert nach Jahren den Impfschutz wieder, sodass künftig mit Epidemien unter Erwachsenen gerechnet werden muss, die besonders stark zu Komplikationen neigen. Die schwerste und immer tödliche Masern-Komplikation SSPE ist sogar infolge der Impfung häufiger geworden: Geimpfte Mütter geben ihren Säuglingen nur noch einen minderwertigen Nestschutz mit, sodass diese schon im ersten Lebensjahr an Masern erkranken können, was häufiger als nach einer späteren Erkrankung zur SSPE führt.*
>
> *Des Weiteren gibt es Anhaltspunkte dafür, dass durch die Impfung zwar die Gehirnentzündung durch das Masern-Virus seltener wird, die Gesamtzahl schwerer Gehirnentzündungen in der Bevölkerung jedoch gleich bleibt. [...]*
>
> *Es wird behauptet, es gäbe so gut wie keine Impfnebenwirkungen. Dabei ist es allgemein bekannt, dass systematische Unter-*

suchungen zu Nebenwirkungen von Impfungen nicht durchgeführt werden, dass das diesbezügliche deutsche Meldewesen völlig zusammengebrochen ist und dass das zuständige Paul-Ehrlich-Institut die spärlich eingegangenen Meldungen von Impfnebenwirkungen weder laufend noch detailliert veröffentlicht. [...]

Der Vorsitzende der deutschen Impfkommission STIKO Heinz-Josef Schmitt hetzt (...) Eltern dazu auf, Politiker und Gesundheitsämter im Falle der Masern-Epidemie wegen „fahrlässiger Körperverletzung" anzuzeigen. Eine Institution, deren Vorsitzender Impfkampagnen mit dem juristischen Dampfhammer durchführt, disqualifiziert sich selber und vertritt offensichtlich nicht die Interessen mündiger Bürger, die einen Anspruch auf differenzierte Informationen haben. Eine Impfkommission, die regelmäßig wichtige und weitreichende Empfehlungen herausgibt, sollte von unabhängigen und dialogbereiten Kräften besetzt sein.

Dr. med. Udo Schippling, Arzt für Allgemeinmedizin, Bingen

„Die Masern [...] führen jedoch nur in seltenen Fällen zu bedrohlichen Komplikationen wie Gehirn- oder Lungenentzündungen. Die Häufigkeit der Masern hatte in Deutschland 2005 den niedrigsten Stand überhaupt erreicht. Es gibt also keinen Grund, die Bevölkerung zu verunsichern. [...] Ein Teil der Geimpften kommt ohne Schutz ins Erwachsenenalter, und die Säuglinge geimpfter Mütter haben keinen Nestschutz. Bei Erwachsenen und Säuglingen aber liegt die Komplikationsrate wesentlich höher. So ist die tödliche Komplikation SSPE seit Einführung der Masern-Impfung häufiger geworden. Die Vorschläge des STIKO-Vorsitzenden Prof. Schmitt, eine generelle Impfpflicht einzuführen und Nichtgeimpfte aus dem Kindergarten oder der Schule auszuschließen, bedeuten eine Entmündigung der Eltern ohne drohende epidemische Gefahr."

16.2 Die Salzburger Masern-Resolution von 2008

Dr. med. Johann Loibner schrieb:

„Am gleichen Wochenende, an dem der gesamtösterreichische Impftag abgehalten wurde, fand auch das jährlich stattfindende Symposium Pathovacc statt. Diese wissenschaftliche Einrichtung beschäftigt sich mit den gesundheitlichen Nachteilen und der

gründlichen Sinnfrage des Impfens. Für diese ärztliche Fortbildung mit wesentlich bescheidenerem Kongressambiente stehen keine Sponsoren zur Verfügung. Dennoch wird diese Tagung regelmäßig von über 50 Ärzten besucht. Es handelt sich dabei vorwiegend um Ärzte, die in der niedergelassenen Praxis tätig sind. Diese Ärzte hielten die Berichterstattung in den Medien sachlich für übertrieben. Als schließlich aus einem zwar größeren Ausbruch von Masern gar eine Epidemie ausgerufen wurde, entschlossen sich die Ärzte, ein klärendes Protestschreiben an die Öffentlichkeit zu richten. Es wurde eine Resolution verfasst, die als Salzburger Resolution von den großen Medien wie Der Standard, Die Presse *und die* Salzburger Nachrichten *spontan veröffentlicht wurde. So war am 7. April 2008 im Standard zu lesen: ‚MASERN: Impfkritische Ärzte kritisieren Panikmache. Gesundheitsdienst sollte beruhigend wirken und den Anschein der Kriminalisierung von Nicht-Geimpften vermeiden.'"*

Originaltext der Resolution vom 7. April 2008

„Salzburg/Graz (OTS) – Aufgrund einseitiger und übertriebener Medienberichte über die Gefährlichkeit der Masern hat eine Gruppe von Ärzten eine Resolution verfasst. Dieser Resolution schlossen sich bis zur Stunde über 30 Ärzte namentlich an. Die Namensliste wird noch ständig erweitert.

Resolution zur Masern-Epidemie in Salzburg:

Laut Aussagen der öffentlichen Gesundheitsbehörden sind 90 Prozent der Bevölkerung gegen Masern geimpft oder nach Erkrankung immun. Wir fragen an, warum diese Bevölkerungsgruppe vor Masern Angst haben soll. Die Mehrheit der Nichtgeimpften beziehungsweise deren Erziehungsberechtigte haben sich nach gründlicher Beschäftigung mit der Materie bewusst gegen die Impfung entschieden, weil sie meinen, das Risiko der Impfung sei größer als jenes der Krankheit selbst.

Als Ärztinnen und Ärzte können wir das nachvollziehen, da auch wir durchaus schwerwiegende Nebenwirkungen nach Impfungen immer wieder in unseren Praxen beobachten. Wir ersuchen die Verantwortlichen des öffentlichen Gesundheitsdienstes, jeden Anschein einer Kriminalisierung der Menschen zu vermeiden, die von einer Impfung wohlüberlegt und selbstverantwortlich

Abstand genommen haben. Vom öffentlichen Gesundheitsdienst erwarten wir, der gegenwärtigen Situation in Salzburg angemessen, das Risiko der Erkrankung realistisch einschätzend zu begegnen und auf die Bevölkerung beruhigend einzuwirken.

Wir fordern Sie auf, die gegenwärtigen, sehr stark emotionalisierten und behördlich übertriebenen Maßnahmen zu überdenken und jede beleidigende Wortwahl zu vermeiden.

Als gleichberechtigte Absolventen einer medizinischen Fakultät fordern wir in ärztlicher Kollegialität zum Wohle der uns anvertrauten Patientinnen und Patienten auch die Freiheit einer kritischen akademischen Diskussion über Vorbeugungs- und Behandlungsweisen im Impfwesen und wehren uns gegen ein Denkverbot oder gar eine Vorverurteilung durch „Fachexperten" des öffentlichen Gesundheitsdienstes.

Diese Resolution unterstützen die in der folgenden Liste angeführten Ärzte (siehe dazu http://www.ots.at/presseaussendung/OTS_20080407_OTS0200)."

Disziplinarverfahren gegen die Unterzeichner der Resolution

Die Impfbetreiber waren von der Aktion dieser Ärztegruppe offenber sehr überrascht. Bisher waren sie gewohnt, dass die gesamte Ärzteschaft mehr oder weniger geschlossen hinter ihnen stand.

Dem neuerlichen „Treiben der Impfskeptiker" galt es offenbar sofort Einhalt zu gebieten. Wenige Wochen später erhielten die Unterzeichner der Salzburger Resolution ein Schreiben des Disziplinaranwalts der Österreichischen Ärztekammer.

Jeder einzelne Arzt war aufgefordert, eine Stellungnahme abzugeben. Die Ärzte antworteten mit medizinisch sachlichen und standesgemäß klaren Worten. Ein Disziplinarprozess mit exemplarischen Strafen, den sich die Impfbetreiber gewünscht hatten, wurde daraufhin abgeblasen.

16.3 Die DAGIA-Initiative fordert Einhaltung wissenschaftlicher Mindeststandards

Auf www.dagia.org fordern seit Jahren hunderte deutschsprachige Ärzte und Apotheker öffentlich von den Behörden die Einhaltung wissenschaftlicher Mindestanforderungen:

„Aus unserer Sicht erfüllt die derzeitige Zulassungspraxis nicht die Kriterien für einen evidenzbasierten Einsatz von Impfstoffen.

Dennoch gibt es in Fachkreisen bisher keine echte Diskussion über Mindestanforderungen.

DAGIA hat sich als unabhängige Institution deshalb zum Ziel gesetzt, eine entsprechende Fachdiskussion anzuregen. Wenn Sie Arzt sind und diese zehn Forderungen für sinnvoll halten, können Sie dies durch die Eintragung in eine Unterstützerliste dokumentieren. Unser Ziel ist, diesen Forderungen durch eine möglichst große Anzahl von Unterstützern ein gesundheitspolitisches Gewicht zu verleihen. Weitere Infos unter info@dagia.org.

Definition der Erwartungen

Eine individuelle Garantie für Wirksamkeit und Sicherheit wird weder von den Herstellern noch von den zuständigen Gesundheitsbehörden gegeben. Versprochen wird jedoch ein statistischer gesundheitlicher Vorteil einer definierten Gruppe von Geimpften gegenüber Ungeimpften. Vor der Beurteilung eines Impfstoffs steht die Definition der an ihn gerichteten Erwartungen. Diese Erwartungen müssen natürlich aus der Sicht desjenigen definiert werden, der einen Vorteil aus der Impfung ziehen soll und das Risiko etwaiger Nebenwirkung trägt, also des Impflings beziehungsweise seiner Eltern/Sorgeberechtigten.

Notwendigkeit

Die Notwendigkeit ergibt sich zum einen aus dem realistischen Ansteckungs- und Erkrankungsrisiko, das durch die Impfung gesenkt werden soll, zum anderen aus fehlenden Alternativen der Behandlung und Vorsorge.

Signifikanter gesundheitlicher Vorteil

Geimpfte müssen gegenüber Ungeimpften unter dem Strich einen signifikanten gesundheitlichen Vorteil vorweisen können. Deshalb sind sowohl die Symptome, gegen die geimpft wird, zu berücksichtigen als auch alle anderen gesundheitlichen Parameter, die auf etwaige Nebenwirkungen hindeuten.

Kalkulierbarkeit des Impfrisikos

Um eine Risiko-Nutzen-Abwägung zu ermöglichen, muss neben dem Erkrankungsrisiko und dem klinischen Wirkungsgrad des Impfstoffs auch die statistische Wahrscheinlichkeit von Nebenwirkungen bekannt sein.

Unsere konkreten Forderungen an eine Zulassungsstudie sind:

1. ***Randomisierte Placebo-kontrollierte und mehrfach verblindete Vergleichsstudien:*** *Will man den gesundheitlichen Vorteil bewerten, den Geimpfte gegenüber Ungeimpften haben, muss man natürlich Geimpfte mit Ungeimpften in einer ergebnisoffenen Studie miteinander vergleichen und dabei möglichst alle Faktoren, die das Ergebnis verzerren könnten, ausschließen. Randomisierte Placebo-kontrollierte Doppelblindstudien gelten als Standard der evidenzbasierten Medizin. Künftig dürfte dies jedoch die Dreifachverblindung sein, um zusätzlich auch eine Ergebnisverzerrung im Rahmen der Studienauswertung zu verhindern.*

2. ***Zwingender Eintrag in ein öffentliches Studienregister:*** *Nicht zuletzt der Skandal um die vom Hersteller zurückgehaltenen Studiendaten zum Grippemedikament TAMIFLU zeigt, dass eine Studie nur dann Bestandteil des Zulassungsverfahrens werden darf, wenn sie rechtzeitig vor ihrem Beginn in ein öffentliches Studienregister eingetragen wurde. Durch die Unterschlagung wichtiger Studien und Studienergebnisse kann die Darstellung der Faktenlage stark beeinflusst werden.*

3. ***Verwendung eines echten Placebos:*** *Ein Placebo ist ein Scheinmedikament, das weder Wirkungen noch Nebenwirkungen entfaltet, zum Beispiel eine physiologische Kochsalzlösung. Schein-Placebos, die Bestandteile des Impfstoffs enthalten, erfüllen dieses Kriterium nicht, die auf diese Weise gewonnenen Studienergebnisse sind allenfalls akademischer Natur. Der Vergleich mit anderen Impfstoffen statt mit einem echten Placebo ist genauso wenig aussagefähig. Dass diese Forderung nicht selbstverständlich ist, zeigt zum Beispiel die europäische Zulassung der HPV-Impfstoffe GARDASIL und CERVARIX oder der Rotavirus-Impfstoffe ROTARIX und ROTATEQ (alle seit 2006 zugelassen).*

4. ***Ausreichende Studiengröße und -laufzeit:*** *Das Ziel einer signifikanten Aussage über einen gesundheitlichen Vorteil der geimpften Gruppe macht Mindestgrößen bei den Probandengruppen (Proband = Testperson) und eine Mindestlaufzeit der*

Studie notwendig. Nur so können auch seltenere schwerwiegendere Nebenwirkungen erfasst werden, was wichtig ist, um die Risiken eines Impfstoffs kalkulieren und gegen die Risiken einer Erkrankung abwägen zu können. Je seltener eine impfpräventable (durch Impfung vermeidbare) Krankheit in der Bevölkerung auftritt, desto größer muss die Studie sein, um vergleichbare Erkrankungsraten erfassen zu können. Die Laufzeit muss angesichts neuerer Erkenntnisse bezüglich der Langzeitwirkungen von Aluminium-Adjuvantien mindestens ein Jahr betragen, besser jedoch 3 Jahre.

5. ***Transparenz bei Studiendesign und Daten:*** *Das Design einer Studie entscheidet maßgeblich über ihre Aussagekraft. Design und (anonymisierte) Daten müssen öffentlich zugänglich sein. Änderungen des Designs während der laufenden Studie sind genauestens zu dokumentieren. Das Gleiche gilt zum Beispiel für die Methodik bei der Zusammenstellung der Probandengruppen, für den Verbleib von Studienabbrechern und aus der Studie ausgeschlossenen Probanden, insbesondere wenn es sich um Todesfälle handelt.*

6. ***Uneingeschränkte Erfassung von klinischen Endpunkten:*** *Während der gesamten Laufzeit der Studie sind sämtliche gesundheitlich relevanten Ereignisse zu erfassen, nicht nur ausgewählte Symptome oder reine Messwerte wie zum Beispiel der Antikörpertiter.*

7. ***Nachweislich unabhängiger Vertrauensmann:*** *Erfahrungsgemäß neigen Studienärzte dazu, mögliche Nebenwirkungen gegenüber dem Probanden abzuwiegeln. Deshalb muss dem Probanden ein nachweislich unabhängiger Vertrauensmann zur Seite gestellt werden, an den er sich jederzeit wenden kann.*

8. ***Herstellerunabhängigkeit:*** *Herstellerfinanzierte Studien sind nachweislich tendenziös. Dafür gibt es eine ganz einfache Erklärung: Fällt die Studie ungünstig für den Impfstoff aus, sinkt die Wahrscheinlichkeit von Folgeaufträgen für die beauftragten Institute und ihre Mitarbeiter. Es muss deshalb gewährleistet sein, dass Planung und Durchführung der Zulassungsstudien in der Hand finanziell unabhängiger Institutionen liegen.*

9. ***Realistische Abbildung der Epidemiologie in der Bevölkerung:*** *Spätestens die Zulassungsstudien der Rotavirus-Impfstoffe haben gezeigt, dass die im Rahmen einer Studie erfassten Erkrankungen aufgrund der gewählten Diagnosemethodik nicht unbedingt die tatsächliche Epidemiologie in der Bevölkerung wiedergeben. Darum muss zur Gegenkontrolle eine dritte Versuchsgruppe weder Wirkstoff noch Placebo erhalten. Die Erfassungsstrategie sollte sowohl retrospektive (rückschauende) als auch prospektive (vorausschauende) Elemente enthalten.*

10. ***Langzeitbeobachtung der Probanden:*** *Auch nach der Zulassung eines Impfstoffs müssen die langfristigen Auswirkungen auf die Gesundheit der Probanden im Rahmen einer Langzeitstudie erfasst werden."*

17 Impfstatus ist nicht gleich Immunstatus!

17.1 Herdenschutz als Begründung für Unterrichtsausschlüsse

Laut Infektionsschutzgesetz (IfSG) können die Gesundheitsämter jeden Ungeimpften für Wochen vom Unterricht ausschließen, sobald es an der Schule zu einem einzigen Masern-Fall kommt. Die Masern-Erkrankung muss noch nicht einmal bestätigt werden, sondern der Verdacht der Erkrankung oder einer Ansteckung reicht bereits aus:

> *„Wird festgestellt, dass eine Person in einer Gemeinschaftseinrichtung an Masern erkrankt, dessen verdächtig oder ansteckungsverdächtig ist, kann die zuständige Behörde Personen, die weder einen Impfschutz, der den Empfehlungen der Ständigen Impfkommission entspricht, noch eine Immunität gegen Masern durch ärztliche Bescheinigung nachweisen können, die in § 34 Absatz 1 Satz 1 und 2 genannten Verbote erteilen, bis eine Weiterverbreitung der Krankheit in der Gemeinschaftseinrichtung nicht mehr zu befürchten ist."* (IfSG § 28)

Der Gesetzgeber will damit eine Verbreitung der Viren unterbinden, die Infektionsketten unterbrechen und jene Kinder schützen, die nicht geimpft werden können, weil sie beispielsweise einen Immundefekt haben. Das vorgebliche Ziel des Gesetzes ist also der Herdenschutz. Der Herdenschutz basiert auf der Ansicht, dass immune Menschen keine Viren aufnehmen und ausscheiden können. Um diese Ausscheidung des Virus zu verhindern, reicht nach Ansicht der Experten ein „schützender Antikörpertiter" aus. Doch was genau ist ein schützender Antikörpertiter bzw. wie hoch muss der Titer eigentlich sein, um verlässlich eine Infektion und darüber hinaus eine Masernerkrankung zu unterbinden?

17.2 Wie hoch muss der Titer sein, um eine Virusausscheidung zuverlässig zu unterbinden?

Wie hoch muss der Titer sein, um die Ausscheidung des Masern-Virus sicher zu unterbinden? Und welche wissenschaftlichen Studien haben die Unterbindung der Virusausscheidung zweifelsfrei bewiesen? Ich kann nur jedem meiner Leser raten, selbst einmal diese Frage an das Robert-Koch-Institut (presse@rki.de) und das Paul-Ehrlich-Institut (presse@pei.de) zu richten. Sie werden vermutlich – so wie ich auch – von den Antworten überrascht sein. Am 17. Mai 2007 fragte ich das Robert-Koch-Institut:

> *„Ich bitte um Überlassung von internen Unterlagen des RKI, aus denen hervorgeht, auf welche wissenschaftlichen Arbeiten sich Ihre Behörde bei der Annahme beruft, das Masern-Virus würde von Geimpften bei Kontakt mit dem Wildvirus in geringerem Umfang und für eine Zeitspanne ausgeschieden als von Ungeimpften."*

Die Antwort am 23. Mai 2007:

> *„Fachliche Grundlage für einen Ausschluss ungeimpfter Personen vom Besuch einer Schule, an der akut Masern-Fälle auftreten, ist das Erfahrungswissen, dass Ungeimpfte das Virus sowohl unter anderen ungeimpften Personen innerhalb der Gemeinschaftseinrichtung als auch außerhalb in der Allgemeinbevölkerung verbreiten können, Geimpfte hingegen im Allgemeinen nicht. Bei dieser Erkenntnis handelt es sich um anerkanntes Lehrbuchwissen. Ergebnisse eigener Untersuchungen dazu liegen nicht vor. Wir gehen davon aus, dass sich damit Ihr Antrag erledigt hat."*

Dem Paul-Ehrlich-Institut hatte ich damals die gleiche Frage gestellt, auch eine Eingangsbestätigung erhalten, aber selbst nach Mahnschreiben meines Anwalts vom 11. Januar 2008 kam keine Antwort. Leider ist das bei mir dann untergegangen, sodass ich bei dieser Anfrage nicht weiter nachhakte.

Sie haben vielleicht bemerkt, dass ich meine Anfrage damals noch sehr vorsichtig formuliert hatte. Natürlich kann das mit dem Herdenschutz nur dann funktionieren, wenn nach einer Impfung der Antikörpertiter in der Regel hoch genug ist, um die Ausscheidung komplett zu unterbinden! Ansonsten müssten nämlich nicht nur die Ungeimpften, sondern *alle* Schüler bei einem Masern-Ausbruch nach Hause geschickt werden, weil eine Ansteckung nicht ausgeschlossen werden könnte.

Dass Ungeimpfte das Virus verbreiten, Geimpfte jedoch „im Allgemeinen" nicht, ist also Erfahrungswissen? Wer genau hat diese Erfahrung denn gemacht, an welchem Ort zu welcher Zeit, und wie hat er sie dokumentiert? Wo kann ich das nachlesen? Ich jedenfalls habe diese Erfahrung nicht gemacht, und von den Eltern und Medizinern, mit denen ich korrespondiere, hat diese Erfahrung meines Wissens nach auch niemand gemacht. Bei dieser Erkenntnis handle es sich um „anerkanntes Lehrbuchwissen", und dem Robert-Koch-Institut liegen keine eigenen Untersuchungen dazu vor. Im Grund haben wir hier wieder ein Münchhausen-Syndrom in voller Aktion:

> *„Wenn eine Virusausscheidung durch Geimpfte nicht in den Lehrbüchern vermerkt ist, gibt es das auch nicht! (‚Was ich nicht sehe, wenn ich die Augen ganz fest zudrücke, existiert auch nicht!')"*

Wie bei einer anderen Anfrage an das Robert-Koch-Institut bereits erlebt, wäre es dem Robert-Koch-Institut sicherlich auch hier nicht möglich gewesen, die genauen Seitenzahlen in den Lehrbüchern anzugeben, auf die sich die Behörde bezieht. Mit der Frage, auf welche Seite in welchem Lehrbuch sie sich beziehen, kann man die Mitarbeiter dieser Behörden vermutlich ziemlich ins Schwitzen bringen!

Wenn wir an dieser Stelle noch nicht bereit sind aufzugeben, dann könnten wir noch fragen, wie hoch denn der Titer genau sein muss, um die Virusausscheidung komplett zu unterbinden.

Auf meine Frage an das Robert-Koch-Institut nach dem „direkten Immunschutz" und dem „indirekten Immunschutz" antwortete mir das Robert-Koch-Institut am 19. Juni 2016, dass ihnen dieser Begriff nichts sage. Das ist unglaubwürdig. Mit „direktem Immunschutz" wird jene Titerhöhe bezeichnet, von der man annimmt, dass sie ausreicht, um die Krankheitssymptome komplett zu unterbinden. Damit ist jedoch nicht gesagt, dass der nicht sichtbar Erkrankte nicht wenigstens in einem geringeren Umfang Viren ausscheidet. Denn das Immunsystem benötigt bei Kontakt mit dem Erreger schließlich etwas Zeit, um aktiv zu werden.

Der indirekte Immunschutz verhindert nicht nur sichtbare Krankheitserreger, sondern unterbindet darüber hinaus auch komplett die Virenausscheidung. Es ist von essenzieller Bedeutung, denn aus schulmedizinischer Sicht kann ja bereits ein einziges Masern-Virus einen ungeschützten Organismus infizieren. Das Robert-Koch-Institut teilte mir jedoch in der gleichen E-Mail mit:

> *„International wird ein Referenzwert von 0,2 IU/ml als Schutz vermittelnd angesehen (Chen et al. Measles antibody:* Reevaluation of protective titers. *J Infect Dis. 1990 Nov;162(5):1036-42). Interne Unterlagen dazu haben wir nicht."*

17.3 Verschafft uns eine Studie aus dem Jahr 1990 mehr Klarheit?

Die hier genannte Studie aus dem Jahr 1990 ist durchaus interessant: Bei einem Masern-Ausbruch im Jahr 1985 in Boston mit der Universität als Epizentrum hatte es 112 erfasste Masern-Fälle gegeben. 80 Personen aus dem betreffenden Wohngebiet hatten zuvor an einer Blutspendeaktion teilgenommen, so dass ein Vergleich des vorher vorhandenen Masern-Titers mit der Masern-Symptomatik möglich war. Zu beachten ist, dass in dieser Studie nicht von IU/ml, sondern vom PRN-Titer ausgegangen wird. Der in dieser Studie ermittelte Grenzwert von 120 (PRN-Titer!) entspricht einem Wert von 0,21 IU/ml.[95]

Das Ergebnis: Von 9 Fällen, bei denen der Titer unter einem Titer von 0,21 IU/ml oder darunter lag, erkrankten 8 mit vollem Symptombild, einer jedoch nicht. Von den Kindern, bei denen der Titer über 0,21 IU/ml lag, erkrankte keiner „mit vollem Symptombild". Auf diesem Ergebnis baut also die weltweite Durchimpfungspolitik gegen Masern auf.

Aber: Von den Kindern mit wesentlich höheren Titern zeigten zwischen 31 Prozent und 70 Prozent wenigstens eines der typischen Masern-Symptome. Fazit der Autoren:

> *„Die Studie legt nahe, dass PRN-Titer von 120 und weniger nicht gegen Masern schützen. Eine Erkrankung ohne Masern-Ausschlag kann jedoch auch bei höherliegenden Titern auftreten."*

Die interessanten Ergebnisse der Studie:

1. Die Studie bestätigt immerhin, dass es im Zusammenhang mit einer Masern-Erkrankung im Körper zu einer messbaren biochemischen Veränderung kommt, die man zum Beispiel als „Antikörper" interpretieren kann.

2. Dass diejenigen, die nicht sichtbar erkrankt sind, auch keinerlei Viren ausschieden, wird in der Studie nicht ausgesagt, aber das wurde ja auch nicht untersucht.
3. Auch eine Überschreitung des Grenzwertes von 0,21 IU/ml (PRN-Titer 120) kann bei 30 Prozent bis 70 Prozent eine leichte Erkrankung (und Ansteckbarkeit?) nicht verhindern.
4. Welcher Titer notwendig ist, um jegliche Krankheitsanzeichen komplett zu unterbinden, wird in der Studie nicht ausgesagt. Selbst bei einem PRN-Titer von 1.052 zeigten 31 Prozent (11 von 35) abgeschwächte Symptome, weshalb sie durchaus Viren ausgeschieden haben können.
5. Ob dieser Titer dann auch die Ausscheidung von Viren komplett unterbinden könnte, was ja die Voraussetzung für den Herdenschutz wäre, ist unbekannt.
6. Acht der erkrankten neun Menschen mit nicht schützendem Titer waren wenigstens einmal geimpft, drei waren zweimal geimpft. Sie hatten also trotz Impfung keinen schützenden Titer und erkrankten. Die Autoren sehen die Schutzwirkung als fraglich an und empfehlen, weitere Studien zur Effektivität der Impfung durchzuführen.
7. Leider wird der Impfstatus der Menschen, die leicht erkrankten, nicht angegeben. Das könnte darauf hindeuten, dass der Anteil der Geimpften recht hoch sein muss.
8. Das Alter der Erkrankten wird leider ebenfalls nicht angegeben. Da in erster Linie eine Universität von dem Ausbruch betroffen war, kann man davon ausgehen, dass in erster Linie junge Erwachsene betroffen waren – was bereits damals für eine Verschiebung der Krankheit durch die Massenimpfungen ins komplikationsreichere Erwachsenenalter spricht.
9. Als einzige Grundlage für ihre Vermutungen in Bezug auf schützende Masern-Antikörper und Immunität geben die Autoren Beobachtungen an, die ein gewisser Panum 1846 auf den Färöer-Inseln machte, sowie die Beobachtung, dass die Masern selten ein zweites Mal bei der gleichen Person auftreten. Das ist zwar eine oft gemachte Beobachtung, liesse sich aber auch außerhalb der Infektionshypothese im Rahmen der Epigenetik erklären.
10. Welche Titerhöhe man vor dem Jahr 1990 als schützend angesehen hat, wird in der Studie nicht gesagt. Das ist eine Frage, die man dem Robert-Koch-Institut vielleicht noch stellen könnte.

17.4 Nichts Genaues weiß man nicht – aber das weiß man ganz genau!

Der vom Robert-Koch-Institut mir gegenüber angegebene Referenzwert von 0,2 IU/ml ist also nach der vom Institut selbst zitierten Publikation nicht in der Lage, eine Masern-Erkrankung vollständig zu unterdrücken. Das ist vielleicht auch der Grund, warum das Robert-Koch-Institut bei seinen eigenen Publikationen erst bei einem Wert von 0,35 IU/ml als zuverlässig schützend ausgeht.[96]

Aber schützen 0,35 IU/ml zuverlässig vor einer Ausscheidung und Übertragung des Virus? Bezüglich des Antikörpertiters ist wohl einiges noch nicht geklärt, wie zum Beispiel Autoren der Universität Baltimore (USA) noch im April 2014 feststellten: [97]

> *„Die Komponenten der durch den Impfstoff hervorgerufenen Immunität, die für den Schutz vor einer Infektion und vor Erkrankung nötig sind, wurden für die meisten Impfstoffe noch nicht identifiziert."*

Auch der bekannte Immunologe und Nobelpreisträger Prof. Rolf Zinkernagel betont die Wissenslücken im Bereich des immunologischen Gedächtnisses: [98]

Einige gegen Viren gerichtete Impfstoffe, wie zum Beispiel die gegen Masern und Mumps, sind weit davon entfernt, einen kompletten Schutz zu erzeugen, weil virale Durchbrüche vorkommen können. Diese Erfolge und Misserfolge beziehungsweise Unzulänglichkeiten der Impfstoffe zeigen auf, dass unser Verständnis von der Natur des immunologischen Gedächtnisses unvollständig ist.

In meinem Bemühen um Klarheit schrieb ich dem Robert-Koch-Institut am 30. April 2016:

> *„Unter Berufung auf das Informationsfreiheitsgesetz bitte ich um Einblick in behördeninterne Unterlagen, aus denen hervorgeht, wie hoch der Masern-Antikörpertiter (gemessen mIU/ml) aus Sicht Ihrer Behörde sein muss, um nicht nur Krankheitssymptome, sondern darüber hinaus auch zuverlässig die Ausscheidung des Erregers zu unterbinden. Auf welche wissenschaftlichen Quellen berufen Sie sich dabei?*
>
> *Vorsorglich sei darauf hingewiesen, dass ein Verweis auf ‚anerkannte Fachliteratur' oder auf einen angeblichen ‚wissenschaft-*

lichen Konsens' nicht ausreicht. Bitte nennen Sie konkrete Quellen mit den in der Wissenschaft üblichen Angaben, die ein Nachvollziehen ermöglichen."

Antwort des Robert-Koch-Instituts am 24. Mai 2016:

„Unterlagen der von Ihnen genannten Art liegen uns nicht vor. Auch Menschen mit einem nach Erkrankung oder Impfung positiven IgG-Titer können geringe Mengen des Virus ausscheiden. Anders als bei Patienten, die Krankheitssymptome aufweisen, führen diese aber im Normalfall nicht zur Ansteckung. "

Nanu? Die Masern-Viren sind doch „hochkontagiös" (hochansteckend), eine Ansteckung ist bei Kontakt mit dem Virus zu 100 Prozent wahrscheinlich? Wieso ist dies dann bei „geringen Mengen" des gleichen Virus nicht der Fall? Das empfand ich als Widerspruch.

Also fragte ich am 26. Mai nach:

„Symptomlos Infizierte können also nicht Teil der Infektionskette sein? Auf welche wissenschaftlichen Quellen beruft sich das Robert-Koch-Institut bei dieser Aussage?"

Antwort des Robert-Koch-Instituts am 27. Juni 2016:

„Die von uns gemachte, nicht die von Ihnen verzerrt wiedergegebene Äußerung beruht auf der dem wissenschaftlichen Erkenntnisstand entsprechenden Fachkunde unseres Instituts. Eigene Untersuchungen hierzu bestehen nicht. Einen Anspruch auf die Durchführung wissenschaftlicher Literaturrecherchen eigens zur Beantwortung von Bürgeranfragen gewährt das Informationsfreiheitsgesetz nicht. Publikationen in Büchern, Zeitschriften und Datenbanken, die als Arbeitsmittel angeschafft wurden und beispielsweise in der Bibliothek den Mitarbeitern für ihre Arbeit zur Verfügung stehen, werden nicht schon dadurch zu den dem Informationsfreiheitsgesetz unterfallenden ‚amtlichen Informationen'."

Selbstverständlich wollte ich die Äußerungen des Robert-Koch-Instituts nicht verzerrt wiedergeben, ich wollte mir nur sicher sein, dass ich sie richtig verstehe. Also fasste ich meinen Erkenntnisstand noch einmal per E-Mail am 22. Juli 2016 zusammen:

„Ich bemühe mich wirklich, die Stellungnahmen Ihrer Behörde korrekt wiederzugeben:

- *Die zuverlässige Unterbrechung der Infektionskette wäre die Voraussetzung für den gewünschten Herdenschutz. Ist das so richtig von mir verstanden?*
- *Wie hoch der Masern-Titer konkret sein muss, um zuverlässig zu verhindern, dass eine immune Person aufgenommene Masern-Viren kurzzeitig oder auch länger ausscheidet, kann mir das RKI nicht sagen. Habe ich das richtig verstanden?*
- *Das RKI hat zu dieser Frage bisher auch keine eigenen Untersuchungen vorgenommen.*
- *Das RKI ging vielmehr bisher davon aus, dass die Titerhöhe, die zu einer Unterdrückung von Masern-Symptomen führt, auch zuverlässig die Ausscheidung von Viren – und damit die Ansteckung empfänglicher Kontaktpersonen – verhindert.*
- *Wissenschaftliche Beweise für diese Hypothese können Sie nicht anführen. Vielmehr pochen Sie offensichtlich auf den weltweiten Mehrheitskonsens unter den Experten.*
- *Unbewiesene Vermutungen einer Expertenmehrheit reichen dem RKI also aus, erhebliche Grundrechtseinschränkungen der Bevölkerung durch die Ungleichbehandlung von Geimpften und Ungeimpften in Kauf zu nehmen?*

Habe ich das richtig verstanden? Falls ja, reicht mir diese Auskunft aus, denn dann gibt es natürlich keine behördeninternen Unterlagen, da diese Fragestellung bisher innerhalb des RKI gar nicht aufkam. Falls nein, kann sich das RKI selbstverständlich auf anerkannte wissenschaftliche Publikationen berufen, die beweisen, dass Personen mit einer Titerhöhe, die für eine Zulassung eines Masern-Impfstoffs ausreicht, zuverlässig zu keinem Zeitpunkt ansteckend sind. In diesem Fall möchte ich Sie bitten, genau diese wissenschaftlichen Publikationen zu benennen, damit ich sie mir besorgen und selbst prüfen kann."

Noch am gleichen Tag teilte mir das RKI mit:

„Mit Blick auf die beginnende Ferienzeit und eine anhaltend sehr hohe Arbeitsbelastung müssen wir Ihnen bereits jetzt mitteilen, dass wir voraussichtlich nicht vor Ende August werden antworten können. Wir bitten um Verständnis."

Am 29. August 2016 kam dann tatsächlich doch noch eine sogar recht ausführliche Antwort:

> *„Sehr geehrter Herr Tolzin, bitte entschuldigen Sie die späte Antwort. Auf Ihre Rückfragen teilen wir folgendes mit: Nach Ausbildung einer Immunität kommt es nach erneutem Kontakt mit dem Masernvirus aufgrund der Pathophysiologie der Maserninfektion (diese wurde in zahllosen Untersuchungen untersucht und beschrieben) und den zirkulierenden Antikörpern zu einer sofortigen Immunreaktion durch das Immunsystem. Bei einer ausreichenden Immunität kommt es nicht zu einer Erkrankung und mithin auch nicht zu einer Übertragung der Viren, da die verschiedenen Zyklen des Pathomechanismus (insbesondere die zweite Virämie) gar nicht mehr ausgeprägt vonstattengehen können. Zudem findet ein potenter Schutz durch das zelluläre Immunsystem statt, das durch die Serologie nicht beschrieben wird.*
>
> *Literatur: z.B. Plotkin. Orenstein, Offit (Herausgeber): Vaccines, Elsevier Verlag, 2013, siehe Kapitel: 1) Vaccine Immunology, 2) Measles Vaccines, insbesondere Pathogenesis as it relates to prevention; hier auch eine Zusammenstellung der einschlägigen und aktuellen Literatur.*
>
> *Im Rahmen eines (seltenen) sekundären Impfversagens aufgrund einer zuvor schwach ausgeprägten Immunität, kommt es immer noch zu einer deutlich abgeschwächten Erkrankung oder zu atypischen Verläufen. Eine typische Masernerkrankung mit Fieber, Exanthem und vor allem Husten, der ja als besonderer Motor der Ansteckung durch sein eruptives Ausbringen der Erreger in die Umgebung, angesehen wird, ist nur sehr selten vorhanden.*
>
> *In welchem Ausmaß sind subklinische und atypische Verläufe, insbesondere bei sekundären Impfversagern, ansteckend? Aufgrund des hohen IgG-Titers findet eine schnelle Eliminierung des Virus im Körper statt, die Virusausscheidung ist entscheidend verkürzt. Es wurde weltweit nur in Einzelfällen darüber berichtet, dass sekundäre Impfversager mit einer Erkrankung zu einer Ansteckung weiterer Personen geführt haben (s. Rota et al.). Die epidemiologische Bedeutung der sekundären Impfversager wird daher als gering eingeschätzt.*
>
> *Literatur: a) Hickman CJ, Hyde TB, Sowers SB et al: Laboratory Characterization of Measles Virus Infection in Previously Vaccinated and Unvaccinated Individuals. JID 2011; 204 (Suppl1):*

S549-558. b) Rosen JB, Rota JS, Hickman CJ, Sowers SB, Mercader S, Rota PA, Bellini WJ, Huang AJ, Doll MK, Zucker JR, Zimmerman CM: Outbreak of measles among persons with prior evidence of immunity, New York City, 2011. Clin Infect Dis. 2014 May;58(9):1205-10. c) Rota JS, Hickman CJ, Sowers SB et al.: Two Case Studies of Modified Measles in Vaccinated Physicians Exposed to Primary Measles Cases: High Risk of Infection But Low Risk of Transmission. JID 2011; 204 (Suppl1): S559-563.

Es gibt keinen IgG Titer, bei dem auf Ebene des Individuums ein 100%er Schutz prognostiziert werden kann. Meist wird deswegen bei einem pos Masern IgG befundet: von Immunität ist auszugehen. Die berühmte Arbeit von Chen und Koautoren hat im Jahr 1990 gezeigt, dass Individuen mit einem Titer im Plaqueneutralisationstest (aber nicht im ELISA!) von >1:120 in einem nachfolgenden Masernausbruch geschützt waren. Dazu kommen die epidemiologischen Beobachtungen, dass bei einem pos IgG Titer bzw. dokumentierter Impfung die Wahrscheinlichkeit, an Masern zu erkranken nur einen Bruchteil dessen beträgt, was sie bei Ungeimpften ausmacht.

Voraussetzung für Herdenimmunität ist das Erreichen einer ausreichend hohen Durchimpfungsrate in der Bevölkerung. Diese wird vom Erreger und dessen Infektionskraft (R0) einerseits und der Effizienz des Impfstoffs andererseits bestimmt. Ist die Durchimpfungsrate in einer Gruppe erreicht, kann von Herdenimmunität ausgegangen werden. Mit freundlichen Grüßen."

Auch hier setzt das RKI wieder die Durchimpfungsrate mit der Immunitätsrate gleich, was einfach unwissenschaftlich ist!

Die hier angeführten Publikationen kann ich leider erst für die nächste Ausgabe dieses Buches besprechen. Die klare Aussage des RKI ist jedenfalls, dass man auch bei Geimpften sowie bei Menschen mit nachweisbarem hohen Titer keine klare Aussage für die Empfänglichkeit für Masernsymptome machen kann.

Im Grunde müsste man in einer kontrollierten Studie für ein paar Jahre regelmäßig den Antikörpertiter möglichst vieler Menschen messen und ebenso ihren Gesundheitszustand erfassen. Das könnte man übrigens gleich für möglichst viele andere Infektionskrankheiten mit erfassen.

Nach vielleicht drei bis fünf Jahren müsste eigentlich eine verlässliche Aussage über die gesundheitlichen Auswirkungen von hohen oder auch niedrigen oder gänzlich fehlenden Antikörpertitern machen können. Darüber hinaus könnte auch der Impfstatus berücksichtigt werden, so dass eine Aussage über die Effektivität einer künstlichen Immunisierung im Feldeinsatz ermöglicht wird. Eine derartige Studie ist mir jedoch nicht bekannt.

Ich kann mir inzwischen auch nicht mehr vorstellen, dass irgendein Hersteller eine solche Studie finanzieren würde. Aber was ist mit unseren Gesundheitsbehörden? Was mit dem RKI?

17.5 Wie viele geimpfte junge Erwachsene sind potenzielle Virenschleudern?

Das Robert-Koch-Institut räumt selbst auf seiner Website ein:

> *„Abgeschwächte Infektionsverläufe [...] werden bei Menschen beobachtet, bei denen infolge mütterlicher [...] Antikörper [...] oder einer nicht vollständig ausgebildeten Impfimmunität die Virusreplikation beeinträchtigt beziehungsweise gestört ist und eine reduzierte Virämie vorliegt. Das Exanthem ist in diesen Fällen nicht voll ausgebildet, sodass eine klinische Diagnose erschwert ist; mit Ansteckungsfähigkeit muss jedoch gerechnet werden."* [99]

Auch abgeschwächte Krankheitsverläufe können demnach ansteckend sein. Es kann sogar sein, dass die Masern gar nicht als solche erkannt werden, zum Beispiel dann, wenn es keinen sichtbaren Ausschlag gibt und keine Masern-Fälle im Lebensumfeld bekannt sind. Interessanterweise werden Masern ohne Symptome oder mit nur abgeschwächten Symptomen von den Behörden gar nicht als Masern gezählt.[100]

Wie viele „Virenschleudern" oder „Bio-Terroristen", um mit dem Ex-STIKO-Vorsitzenden Schmitt zu sprechen, laufen ständig herum, ohne von den Behörden als solche erkannt zu werden?

Angelika Müller war es, die mich schließlich auf eine Publikation aus dem Jahr 2011 aufmerksam machte, die an der renommierten Mayo-Klinik in den USA durchgeführt worden war.[101]

763 Kinder und junge Erwachsene zwischen 11 und 22 Jahren, die nachweislich vorschriftsmäßig ihre beiden Masern-Impfungen erhalten hatten, wurden auf ihren aktuellen Masern-Antikörpertiter untersucht.

Man ging dabei von zwei Titer-Grenzwerten aus, die auf der bereits vom Robert-Koch-Institut angeführten Publikation von 1990 basieren. Als unterer Wert wurde 0,21 IU/ml angesehen (entspricht PRN-Titer 120), als Schutz gegen eine Erkrankung und als oberer Wert 1,841 IU/

Abb. 38

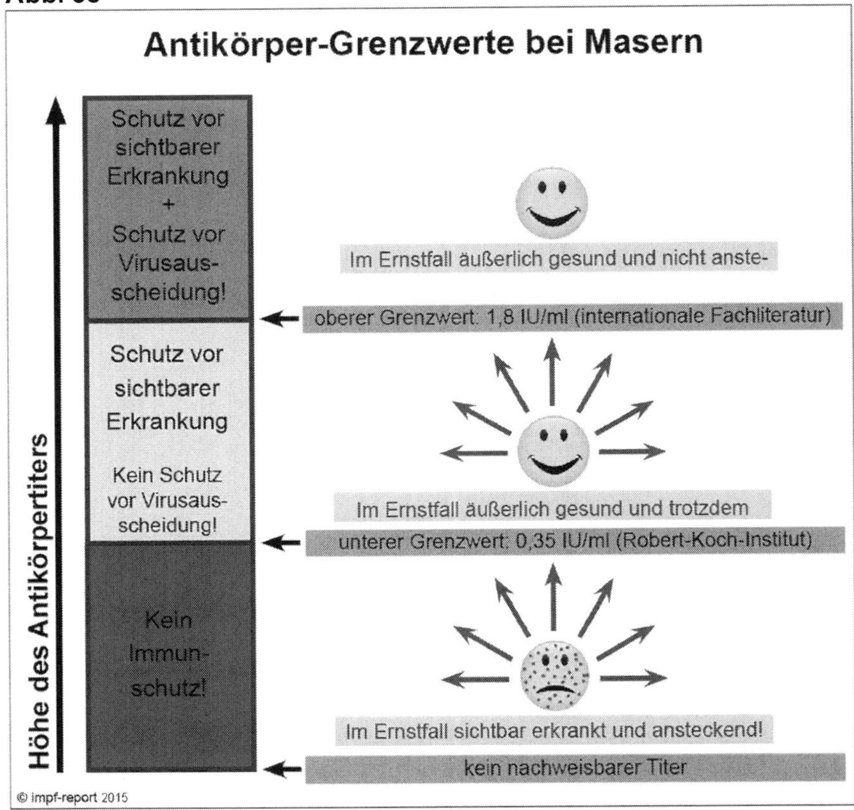

Wie hoch muss der Masern-Antikörpertiter sein, um nicht nur vor sichtbarer Erkrankung (unterer Grenzwert), sondern zusätzlich auch vor Virenausscheidung zu schützen? Eine Frage, die auch das RKI als Bundesseuchenbehörde, nicht eindeutig beantworten kann!

ml (entspricht PRN-Titer 1.052) als kompletten Schutz vor der Infektion.

Ein bisschen irritierend ist, dass in der Studie von 1990 immerhin 31 Prozent der Fälle (11 von 35) mit einem PRN-Titer über 1052 eine abgeschwächte Erkrankung durchmachten. Da wäre es doch mehr als plausibel, dass diese 31 Prozent auch eine Infektion durchgemacht haben und Viren ausgeschieden haben. Eigentlich müsste der Titerwert, der garantiert jede Ausscheidung verhindert, noch weit über 1,841 IU/ml liegen. Doch lassen wir es im Moment damit gut sein, denn für die Schlussfolgerung am Ende dieses Kapitels ist das nicht wirklich relevant.

Abb. 38 gibt noch einmal grafisch das wieder, was die angeblichen

„Impfexperten" über den Zusammenhang von Antikörpertiter und Ansteckung postulieren.

Nehmen wir also an, ein Titer von 1,841 IU/ml würde garantiert davor schützen, sich zu infizieren und das Virus weiterzugeben. Was ja, wie gesagt, die unbedingte Voraussetzung für den „Herdenschutz" wäre. Die Ergebnisse der Mayo-Studie waren jetzt folgende:

8,9 Prozent der Erkrankten hatten einen Titer unterhalb von 0,21 IU/ml und würden somit aus Sicht der Autoren sowohl sichtbar erkranken als auch das Virus ausscheiden und damit andere anstecken.

67,2 Prozent hatten einen Titer oberhalb von 0,21 IU/ml und würden somit aus Sicht der Autoren nicht oder nur abgeschwächt erkranken, wären jedoch nicht gänzlich vor einer Infektion geschützt, was auch die Möglichkeit der Virusausscheidung impliziert.

23,9 Prozent hatten einen Titer oberhalb von 1,841 IU/ml und würden somit aus Sicht der Autoren weder erkranken noch sich infizieren noch möglicherweise das Virus ausscheiden.

Demnach wären möglicherweise mehr als drei Viertel aller vorschriftsmäßig geimpften Jugendlichen und jungen Erwachsenen im Falle eines Masern-Ausbruchs ansteckend!

17.6 Was bedeutet all dies für den Unterrichtsausschluss Ungeimpfter?

Eines der Ergebnisse der KiGGS-Studie, der größten bisher in Deutschland durchgeführten Studie über die Gesundheit von Kindern und Jugendlichen, war eine Impfversagerquote bei den vorschriftsmäßig zweimal gegen Masern Geimpften von 6,7 Prozent. Maßgeblich ist dabei eine Titerhöhe von 0,35 IU/ml, die vom Robert-Koch-Institut als Garantie für Nichterkrankung angesehen wird. Weil die Titer mit der Zeit wieder sinken, erhöht sich die Rate der Impfversager laut KiGGS-Daten auf 12,6 Prozent.

Angenommen, in einer Grundschulklasse mit 25 Schülern sind 24 Kinder zweimal gegen Masern geimpft, ein Kind jedoch nicht. Nun kommt es an der Schule zu einer Masern-Erkrankung, und eine unbekannte Anzahl von Masern-Viren schwirrt durch die Flure der Schule.

Das örtliche Gesundheitsamt tut seine „Pflicht" und schickt den einen Ungeimpften nach Hause, einmal zu seinem eigenen Schutz (er könnte ja erkranken und an Masern sterben) und zum anderen, damit er nicht als Teil der Infektionskette andere Kinder (zum Beispiel das immunschwache Mädchen aus der Parallelklasse) ansteckt.

Abb. 39

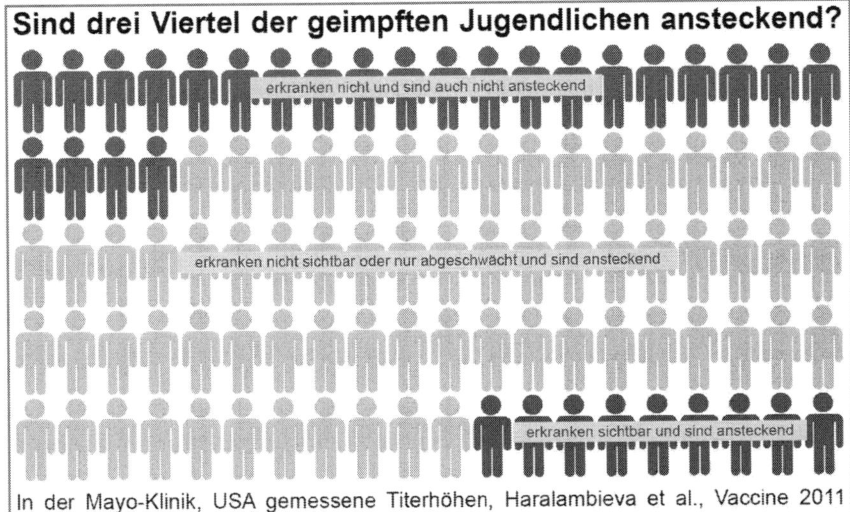

Ausgehend von den in der Literatur genannten unteren und oberen Titer-Grenzwerten kommt die Studie der Mayo-Klinik zu dem Schluss, dass bis zu drei Viertel der vorschriftsmäßig geimpften jungen Erwachsenen bei Viruskontakt zumindest vorübergehend Virenausscheider sein könnten.

Abb. 39 verdeutlicht die Folgen: Während der Ungeimpfte zu Hause bleibt und sich alle entspannen und in Sicherheit wähnen, sind jedoch 12,6 Prozent, also 3 der 24 restlichen Kinder, weiterhin ansteckend, denn sie sind ja Impfversager.

Legt man die Daten der Mayo-Klinik zugrunde, dann könnten sogar noch mehr Kinder in der Klasse ansteckend sein, auch wenn sie nur sehr schwach oder gar nicht sichtbar erkranken.

Der Ausschluss der Ungeimpften ergibt also absolut keinen Sinn und ist vergleichbar mit jenem Schildbürgerstreich, in dem die tapferen Bewohner von Schilda in ihrem neuen Rathaus dummerweise die Fenster vergessen und versuchen, das Sonnenlicht in Eimern hineinzutragen.

Grundsätzlich ist der Gedanke, die Bevölkerung vor schweren Erkrankungen zu schützen, ja in Ordnung und gehört auch zur Aufgabe der Gesundheitsbehörden. Doch selbst dann, wenn die Masern eine gefährliche Infektionskrankheit wären und wenn der Antikörpertiter eine zuverlässige Messgröße für die Erkrankungswahrscheinlichkeit wäre, macht es keinerlei Sinn, bei einem Ausbruch den Impfstatus als Messgröße für Immunität zu verwenden, denn das hat zur Folge, dass die Mehrheit

Abb. 40

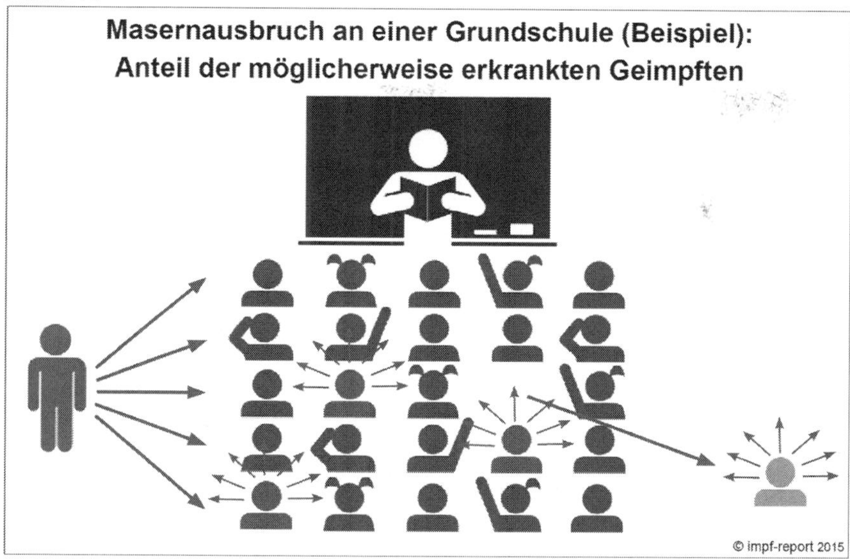

Bei einem Masernausbruch an einer Schule werden ungeimpfte Kinder (hier im Beispiel eines von 25) aus dem Unterricht ausgeschlossen, aber laut Studiendaten könnten wenigstens drei der Geimpften trotz Impfung Virenausscheider sein – und sich dabei irrtümlich in Sicherheit wiegen.

der ansteckenden Geimpften dabei übersehen wird. Vielmehr müsste in einem solchen Fall bei allen Schülern der Antikörpertiter gemessen werden, und nur diejenigen mit wenigstens 1,841 IU/ml dürften die Schule besuchen.

2016, als ich die erste Auflage dieses Buches zusammenstellte, hatte ich Eltern noch vorgeschlagen, diese Fakten einem Gericht im Rahmen einer Feststellungsklage vorzutragen. Jetzt haben wir jedoch Mitte 2022 und nicht nur die Masernimpfpflicht ist wider aller Fakten wahr geworden, sondern darüber hinaus hat eine vorher nicht vorstellbare Viruspanikmache im Rahmen der behaupteten Corona-Pandemie unser Land überrollt. Wie sich bisher sowohl in der Masern- als auch in der Coronafrage gezeigt hat, ist im Rahmen der fortschreitenden gesellschaftlichen Spaltung der gerichtliche Weg nicht erfolgversprechend:

Jeder Richter, der Urteile fällt, durch die das herrschende Erreger- und Impf-Dogma gefährdet wird, muss damit rechnen, dass nicht nur seine Karriere beendet ist, sondern er öffentlich gedemütigt wird. Aber das ist ein Thema für andere Publikationen.

18 Gibt es überhaupt ein Masernvirus?

18.1 Vom Problem der Virologen, ein Virus genau zu beschreiben

Schon immer ist der etablierten Medizin der Umgang mit medizinischen Querdenkern und Zweiflern schwergefallen. So mancher unbequeme Kritiker landete letztlich in der Psychiatrie und/oder starb eines ungeklärten Todes. Wir kennen dieses Phänomen unter der Bezeichnung Semmelweis-Reflex. Vor ein paar Jahren lief ein Gerichtsverfahren gegen einen unbequemen Biologen, der es wagte, die etablierte Fachwelt zu provozieren, indem er eine Belohnung von 100.000 Euro für den Beweis der Existenz des Masern-Virus aussetzte. In der ersten Instanz hatte er prompt verloren, in der zweiten Instanz entschied das Gericht, dass seine Ausschreibungsbedingungen nicht erfüllt wurden und er somit das Preisgeld nicht zahlen muss.

100.000 Euro Belohnung für den Existenznachweis eines Virus

Für die etablierte Medizin ist der Zusammenhang zwischen der Kinderkrankheit Masern und dem Masern-Virus eindeutig und unzweifelhaft: Das Virus dringt von außen in den Körper und dann in die Körperzellen ein und verursacht so die typischen Symptome. Das geschieht nicht, wenn der gleiche Organismus schon mal Bekanntschaft mit dem Virus gemacht hat und deshalb durch einen Vorrat an Antikörpern und durch den im Immunsystem abgespeicherten Steckbrief des Übeltäters auf einen erneuten Besuch vorbereitet ist.

Deshalb stellte der ausgelobte Preis des bereits als AIDS-Kritiker bekannten Biologen Dr. rer. nat. Stefan Lanka über 100.000 Euro für „normale" Mediziner und Virologen eine echte Provokation dar. Aber das war ja wohl auch beabsichtigt.

Schließlich hob ein Medizinstudent den Fehdehandschuh auf und schickte Lanka sechs Publikationen, die seiner Meinung nach die Existenz des Masern-Virus beweisen. Lanka erklärte diese Publikationen jedoch für nicht aussagekräftig genug, und so kam es schließlich zu einem

Gerichtsverfahren. Das Gericht gab dem klagenden Medizinstudenten in der ersten Instanz recht.

Makabre Übertragungsversuche als Virusbeweis?

„Virus" bedeutet eigentlich „Gift" und war anfänglich nichts weiter als ein Synonym für alle unbekannten Krankheitsursachen. Wusste man nicht, was die Ursache war, dann war es halt „ein Virus".

Schließlich waren ab etwa Mitte des 19. Jahrhunderts die Lichtmikroskope so weit ausgereift, dass man zumindest größere und später auch immer kleinere Bakterien sichtbar machen konnte.

Doch immer noch gab es rätselhafte Erkrankungswellen, ohne dass man ein Bakterium als Ursache finden konnte. Man vermutete, dass es sich um besonders kleine Bakterien oder eben noch kleinere Partikel – eben „Viren" – handelte, die im Lichtmikroskop nicht sichtbar waren.

Die Existenz eines „Virus„ wurde zum allerersten Mal im Jahr 1882 „bewiesen". Der Deutsche Adolf Mayer übertrug die Krankheitssymptome der Tabakmosaikkrankheit durch einen von erkrankten Tabakblättern gewonnenen „bakterienfreien Extrakt" auf gesunde Pflanzen.[102]

Auch bei den Masern schloss man aus dem Ergebnis von Übertragungsversuchen mit erkranktem Gewebe auf die Existenz eines spezifischen Virus: Die US-amerikanischen Forscher Anderson und Goldberger injizierten 1911 verschiedenen Rhesusaffen das Blut eines Masern-Patienten in die Bauchhöhle oder unter die Haut, was jedoch nur mäßiges Fieber verursachte.

Weitere Versuche wurden mit Injektionen ins Herz und ins Gehirn unternommen. Schließlich erzielten sie einigermaßen reproduzierbare Symptome aus Fieber und Hautausschlägen durch gleichzeitige Injektionen ins Gehirn und in das Bauchfell.[103]

Diese Experimente werden heute von der Fachwelt als die ersten erfolgreichen Übertragungsversuche der Masern angesehen.[104]

„Was ich nicht weiß, macht mich nicht heiß."

Die Aussagekraft solcher Tierversuche sorgte in den vergangenen Jahren in medizinkritischen Kreisen zunehmend für Diskussionen. Immerhin wissen wir heute, dass allein die Injektion von körperfremdem Gewebe zu anaphylaktischen Reaktionen bis hin zum Tod führen kann. Außerdem wurden die Proben oft mit Desinfektionsmitteln wie zum Beispiel Phenol behandelt, um Bakterien als Krankheitsursache ausschließen zu können. Welche gesundheitlichen Auswirkungen die Reste solcher Stoffe innerhalb von Proben bei direkter Injektion haben können, war jedoch vor 100 Jahren definitiv kein Thema.

Um ausschließen zu können, dass die Symptome allein von der Art des Experiments verursacht werden, wäre es notwendig gewesen, mit einer Kontrollgruppe zu arbeiten, die eine exakt gleich behandelte Probe injiziert bekommt – mit einer einzigen Ausnahme: Das Ausgangsmaterial hätte nicht von einem Masern-Patienten stammen dürfen, sondern von einer durch und durch gesunden Person.

Mir persönlich war das Fehlen einer solchen Kontrollgruppe erstmals 2003 im Zusammenhang mit SARS aufgefallen.[105] Um sicherzustellen, dass Interessenkonflikte oder eine Voreingenommenheit der Wissenschaftler das Ergebnis nicht beeinflussen, sollten die Versuche verblindet durchgeführt werden. Das bedeutet, dass sie nicht wissen dürfen, ob das Ausgangsmaterial von einem Masern-Patienten oder von einem Gesunden stammte.

Der wissenschaftliche Ruf nach Kontrollgruppen

Seit Kurzem gibt es auch einen wissenschaftlichen Namen für die bis heute bei solchen Versuchen fehlende Gegenprobe: „systematische, negative Kontrolle". Geprägt wurde dieser Begriff vom Forschungsmethodiker Prof. Dr. Dr. Harald Walach. Walach hatte auf seiner Website sehr interessante Stellungnahme zum Masern-Prozess veröffentlicht und dem Verfahren damit möglicherweise eine völlig neue Wendung gegeben.[106]

Kontrollexperimente, die sicherstellen, dass die Studienverantwortlichen nicht Opfer ihrer Voreingenommenheit zugunsten ihrer Lieblingshypothesen werden, sollten in der Wissenschaft eigentlich selbstverständlich sein. Doch beinhalten sie natürlich auch das schlecht kalkulierbare Risiko von unerwünschten Ergebnissen...

Bemerkenswerte Voreingenommenheit der Masern-Forscher

Spezifische Krankheiten stammen von spezifischen Erregern, und diese Erreger haben spezifische Eigenschaften, unter anderem eine bestimmte äußere Form. So dachte man zumindest vor über 130 Jahren, als die sogenannten Henle-Koch-Postulate als Weg der Beweisführung für krank machende Erreger definiert wurden.

Das erste Postulat ist demnach erfüllt, wenn mit dem Lichtmikroskop erkennbar gleichartig aussehende und auf Färbetechniken reagierende

Erreger regelmäßig in Erkrankten – und genauso regelmäßig nicht in Gesunden gefunden würden.

Dazu muss man natürlich den Erreger unter anderem mithilfe des Mikroskops aufgrund seiner eindeutigen Form von anderen Erregern unterscheiden können. Im Handbuch der Kinderheilkunde von Pfaundler und Schlossman, Ausgabe 1923, heißt es auf Seite 185:

> *„Der Masern-Erreger ist immer noch unbekannt. Auf die zahlreichen Arbeiten, die sich mit dem vermeintlichen Masern-Erreger beschäftigen, kann hier nicht eingegangen werden; sie halten ernster Kritik nicht stand.“*

Und in der vierten Auflage von 1930 findet sich ab Seite 195 folgender Passus:

> *„Eine entscheidende Klarheit über die Natur des Masern-Erregers haben auch die Forschungen der letzten Jahre nicht zu bringen vermocht. Die Schwierigkeiten, welche sich der ätiologischen Masern-Forschung entgegentürmen, sind in erster Linie dadurch bedingt, dass es nur sehr schwer gelingt, Masern regelmäßig auf Tiere zu übertragen. [...] Etwas besser [als bei anderen Versuchstieren] steht es bei der Übertragung der Masern auf Affen.“*

Auch im Handbuch der pathogenen Mikroorganismen von 1923 heißt es in Band 8 auf S. 464:

> *„Als Erreger der Masern sind die verschiedenartigsten Bakterien beschrieben worden. Meist handelt es sich, namentlich wenn Conjunctivalsekret als Untersuchungsmaterial benutzt wurde, um gewisse dem Diphtheriebacillusähnliche Stäbchen oder noch häufiger, bei den Untersuchungen der Sekrete des Respirationstraktus, um influenzaähnliche Bakterien. [...] Alle bisherigen bakteriologischen Befunde haben die Aetiologie der Masern noch nicht aufgeklärt, denn sie geben weder ein abgeschlossenes Bild von der pathogenen Bedeutung der betreffenden Mikroben, noch sind sie hinreichend bestätigt worden, um als konstant zu gelten.“*

Das Ergebnis der Übertragungsversuche hing also weitgehend von unbekannten Faktoren ab, sodass sie eben oft nicht erfolgreich waren. Bemerkenswert ist, dass sich trotz der fehlenden Beweise bereits damals die wissenschaftliche Welt völlig sicher war, dass die Masern von einem Erreger verursacht werden. Genau dies versuchten die Forscher in ihren zahllosen Experimenten zu beweisen. Andere Erklärungsansätze, die ohne einen von außen eindringenden Erreger auskamen, wurden gar nicht erst diskutiert, zumindest nicht im Rahmen der offiziellen Lehrmeinung.

Die einzige Ausnahme waren von Anfang an die sogenannten Pleomorphisten, die davon ausgingen, dass die Infektionen nicht von außen, sondern aufgrund unbekannter Faktoren aus den Zellen selbst heraus erzeugt wurden. Doch diese Ansicht gilt bis heute als skurrile Außenseitermeinung – was sich angesichts geradezu revolutionärer neuer Erkenntnisse der Zellforschung durchaus in den nächsten Jahren ändern könnte.

Könnte die offensichtliche Voreingenommenheit der damaligen Mikrobiologen möglicherweise bedeuten, dass die heutige wissenschaftliche Mehrheitsmeinung zur Ursache der Masern falsch ist?

Im Jahr 2013 zum Gestaltwandler mutiert?

Über die äußere Form des Masern-Virus war man sich bis vor Kurzem einig. Auf Wikipedia findet man die Abbildung eines einigermaßen runden Virus, die Größe liegt demnach zwischen 100 und 250 nm (nm = Nanometer = Millionstel Millimeter). Auch in der ersten Auflage von *Vaccines*, der „Bibel der Impfexperten", wird das Masern-Virus als kugelförmig beschrieben, mit einem Durchmesser von etwa 120 bis 250 nm.

Das entspricht dem, was in den meisten Lehrbüchern steht. Will man den Fachkreisen glauben, dann ist das Masern-Virus kürzlich zum Gestaltwandler mutiert. In der aktuellen 6. Auflage von *Vaccines* (2013) ist die Form nun nicht mehr kugelförmig („spheric"), sondern als vielgestaltig („pleomorph") beschrieben. Aber noch in der 5. Auflage von 2008 ist es kugelförmig.

Wie kann ein spezifisches Virus, das ja per Definition weitestgehend immer aus dem gleichen genetischen Code (DNA oder RNA) bestehen muss und laut Lehrmeinung kaum mutiert, ab etwa 2013 völlig variabel aussehen?

Doch nicht nur die Form, auch die Größe des angeblichen Masernvirus schwankt, und zwar zwischen 50 und 1000 nm, also in einem bemerkenswerten Ausmaß. Zumindest behauptet dies der vom Gericht bestellte Gutachter Prof. Podbielski von der Uni Rostock. Plötzlich ist es also nicht mehr so einfach, wie man dachte, das Masern-Virus exakt zu beschreiben.

Ribosom oder nicht Ribosom – das ist hier die Frage

Einer Klärung bedarf auch die Frage, ob ein Masern-Virus Ribosomen enthalten darf. Ribosomen sind *„Funktionseinheiten zur Herstellung von Proteinen anhand einer spezifischen RNA-Matrize“* (Gutachten Podbielski), die damit in lebenden Zellen eine wichtige Aufgabe erfüllen.

Da ein Virus per Definition keinen eigenen Stoffwechsel hat und dafür auf Wirtszellen angewiesen ist, dürfte es also auch keine Ribosomen enthalten. Dies stellt Gutachter Podbielski auch eindeutig gegenüber dem Gericht fest. Doch Lanka lag eigenen Angaben zufolge eine Stellungnahme des Robert-Koch-Instituts (RKI), der deutschen Seuchenbehörde, vor, wonach das Masern-Virus eben doch Ribosomen enthalten kann. Das würde im deutlichen Widerspruch zum Gutachten stehen. Ich hatte daraufhin selbst eine Anfrage an das Robert-Koch-Institut gerichtet und erhielt am 26. Januar 2016 folgende Antwort:

> *„Die Pressestelle des RKI hat in einer abgestimmten Antwort auf eine Reihe gleichlautender Anfragen unter anderem darüber informiert, dass Masernviren Ribosomen enthalten können. Viren können durchaus einige wenige Ribosomen enthalten. Vor allem bei größeren Viren wie Arena- oder eben Masern-Viren kann es bei der Abknospung an der Plasmamembran zum (zufälligen) Einschluss von zellulärem Material/Plasma u. a. Ribosomen kommen, unabhängig davon, in welches Kompartiment die Viren danach gelangen.*
>
> *Bei der Abknospung an der Membran gelangt zytoplasmatisches Material unkontrolliert in die Viruspartikel. Bei den eingeschlossenen Ribosomen handelt es sich höchstwahrscheinlich um nutzlosen Beifang (so sind Masernviren für die Replikation auf die Ribosomen der Wirtszelle angewiesen), der für die Viren aber auch nicht ‚schädlich‘ ist. In der Fachliteratur ist der Einschluss von Ribosomen beispielsweise für die Arenaviren eindeutig beschrieben (zum Beispiel Molekulare Virologie von Modrow D. et al.).“*

Masern-Viren können also Ribosomen enthalten und sich damit zumindest theoretisch selbst vermehren. Nach Ansicht des Robert-Koch-Instituts handelt es sich jedoch „höchstwahrscheinlich“ nur um „zufälligen Beifang“, der dem Virus weder nutzt noch schadet.

Damit hatten die Richter in der Berufungsinstanz ein weiteres Problem bei ihrer Entscheidung, ob der Beweis für die Existenz des Masernvirus erbracht wurde oder nicht.

Denn wenn der bestellte Gutachter sich sicher ist, dass Viren per Definition keine Ribosomen enthalten, was ist dann das, was man bisher für das Masern-Virus hielt?

Die hier angeführten Probleme im Zusammenhang mit der Ausgangsfrage, ob es das Masern-Virus (im Sinne der etablierten Medizin) gibt, sind im Grunde nur die Spitze des Eisbergs. Weitere Aspekte werden wir in den nachfolgenden Abschnitten diskutieren.

Bei den unzähligen Viren, die den Virologen auf der Nase herumtanzen, ist es ihnen offenbar nicht möglich, das Masern-Virus eindeutig zu identifizieren. Da möchte man – trotz der bisher günstigen Karriereaussichten – vielleicht doch lieber kein Virologe sein.

18.2 Geistige Erben des Militarismus

Ist die Feuerwehr die Ursache von Bränden, die Polizei die Ursache von Einbrüchen oder der ADAC-Abschleppwagen die Ursache von Staus auf der Autobahn? Natürlich nicht. Warum sind wir uns dann so sicher, dass Bakterien und Viren, die wir in entzündetem Gewebe finden, die Ursache der Entzündung darstellen? Könnten sie nicht ebenso gut eine *Reaktion* darauf darstellen, so wie das Anrücken der Feuerwehr eine *Reaktion* auf den Brand ist?

Eine echte wissenschaftliche Auseinandersetzung zu dieser Frage wurde, wie medizinhistorische Betrachtungen zeigen, weder von den Vätern der Ansteckungshypothese noch von ihren Nachfolgern ernsthaft geführt. Warum eigentlich?

Wenn wir das verstehen wollen, müssen wir das geistige Umfeld jener Zeit berücksichtigen, in der die Lehre von der Invasion der Erreger auf unseren vermeintlich wehrlosen Organismus entstanden ist. Das Umfeld des 19. Jahrhunderts war von Kampf, Angriff, Eroberung und Verteidigung geprägt.

Fällt der reife Apfel wirklich immer nach unten?

Am Anfang stand die Beobachtung. Danach kam die Hypothese, und als Letztes folgte der Beweis. Ein ganz profanes Beispiel: Nehmen wir einmal an, ich sitze zum ersten Mal in meinem Leben unter einem Apfelbaum und beobachte, dass der reife Apfel immer nach unten fällt, niemals aber zur Seite oder nach oben. Schließlich stelle ich folgende Hypothese auf: Äpfel fallen grundsätzlich und überall auf der Welt immer nach unten. Die Beweisführung könnte dann so aussehen, dass ich die ganze Welt bereise und systematisch sämtliche Apfelbäume, die ich finde, eine Zeit lang beobachte. Um auszuschließen, dass ich selbst auf unbewusste Weise einer Täuschung unterliege oder den Vorgang beeinflusse, könnte ich auf die Idee kommen, Kameras aufzustellen und die Aufnahmen von unabhängigen Personen auswerten zu lassen.

Außerdem könnte ich systematisch die Besitzer von Apfelbäumen und Erntehelfer befragen, ob sie meine Beobachtung bestätigen können. Wenn ich niemanden finde, der eine andere Beobachtung gemacht hat, erkläre ich schließlich meine Hypothese für bewiesen – auch wenn ich natürlich nicht sämtliche Apfelbäume auf der Welt untersuchen konnte.

Falls dann doch mal jemand einen Apfel in den Himmel hat fliegen sehen, untersuche ich die Umstände so sorgfältig wie möglich, denn vielleicht ist meine Hypothese ja noch nicht ganz ausgereift.

Meine Fragen könnten sein: Ist der Vorgang reproduzierbar? War dieser Beobachter zum fraglichen Zeitpunkt nüchtern? Ist er psychisch stabil und als vertrauenswürdig bekannt? Oder könnte er vielleicht einem Glaubenssystem anhängen, das seine Wahrnehmung beeinflusst? Das wäre beispielsweise der Fall, wenn er der Anhänger einer Religion wäre, der zufolge das Jüngste Gericht durch nach oben fliegende Äpfel angekündigt würde. In diesem Fall würde ich seine Wahrnehmung eher nicht ernst nehmen.

Das Beispiel ist natürlich banal. Was aber, wenn es sich nicht um Äpfel handelt, deren Fallverhalten jeder mit eigenen Augen überprüfen kann, sondern um Viren, die man nur unter dem Elektronenmikroskop, nur unter bestimmten Umständen und in der Regel nur als Momentaufnahme sehen kann?

Die Regeln der guten wissenschaftlichen Praxis verlangen, *„alle Ergebnisse konsequent anzuzweifeln“*[106]. Dies ist sogar die unbedingte Voraussetzung dafür, neues Wissen zu schaffen, also Wissenschaft zu betreiben. Natürlich ist es unmöglich, dass jeder Mensch, auch wenn er Experte auf einem bestimmten Gebiet ist, sämtliche Paradigmen vollständig hinterfragt und überprüft hat.

Aber einige Experten sollten es irgendwann einmal getan haben. Und es sollte in den entsprechenden wissenschaftlichen Datenbanken dokumentiert und damit nachvollziehbar sein, sodass ein angehender Experte während seiner Ausbildung Stichproben durchführen kann, ob das aktuell geltende Paradigma wirklich wissenschaftlich fundiert ist. Wie wir noch sehen werden, schiebt die etablierte Medizin diese Überprüfung bezüglich der Erregerhypothese bis heute vor sich her.

Historische Beobachtungen bei Infektionskrankheiten und ihre Interpretation

Auch bei Infektionskrankheiten haben die Menschen über unzählige Generationen hinweg Beobachtungen angestellt und interpretiert. Eine Beobachtung war zum Beispiel, dass bei Infektionskrankheiten in der Regel sichtbare äußere Ursachen für die Erkrankung wie etwa Verletzungen oder Vergiftungen fehlten. Gleichzeitig traten diese Erkrankungen immer wieder in Wellen auf, betrafen also nicht nur Einzelpersonen, sondern viele Menschen oder gar ganze Gemeinschaften, Städte, Landstriche. Eine dritte Beobachtung bestand darin, dass die Überlebenden nach der Genesung sehr häufig gesundheitlich stabiler waren als zuvor.

Das haben sich die Menschen und insbesondere die Mediziner natürlich zu erklären versucht. Es entwickelten sich bereits im Altertum zwei gegensätzliche Denkschulen:

Die Vier-Säfte-Lehre sah die Ursache aller Krankheiten, bei denen keine eindeutigen äußeren Ursachen ausfindig gemacht werden konnten, in einem Ungleichgewicht der Körpersäfte. Die Behandlung bestand also darin, dieses Gleichgewicht wiederherzustellen, zum Beispiel durch Behebung von Mangelerscheinungen, Ernährungsumstellung oder Änderung eines ungesunden Lebensstils.

Die Dämonenlehre dagegen sah die Ursache von ansonsten unerklärlichen Erkrankungen in unsichtbaren bösen Geistern, in Flüchen böser Hexen oder in einem Teufelswerk als Folge von sündigen Taten oder Gedanken. Das Lösungsangebot bestand, wie wir im Alten Testament nachlesen können, darin, den Göttern Opfer darzubringen. Darüber hinaus sollten Schutzzauber, Gebets- und Reue-Rituale oder unbedingter Gehorsam gegenüber der Priesterschaft vor weiteren Krankheiten schützen.

Noch bis vor wenigen hundert Jahren unterdrückten die „Stellvertreter Gottes auf Erden“ auch bei uns manchen medizinischen Fortschritt mit der Begründung, in Gottes Werk einzugreifen sei Frevel. Heilkundige Kräuterfrauen wurden über Jahrhunderte hinweg verfolgt und verbrannt. Dies hat sich über Generationen hinweg im Zuge von Reformation und Aufklärung geändert. Die Kirche verlor rapide an Macht und Autorität, und das ist gut so, zumindest soweit dies die Gewinnung neuer Erkenntnisse und die Schaffung von Wissen behinderte.

Man kann die beiden historischen gegensätzlichen Anschauungen auch philosophisch betrachten:

Hinter der Vier-Säfte-Lehre könnte man eine grundsätzliche Lebenseinstellung vermuten, wonach der Mensch selbst die Ursache seiner Gesundheit ist, im weiteren Sinne die Ursache seiner alltäglichen Realität.

Und hinter der Dämonenlehre würde dann eher das Bedürfnis stehen, einen Schuldigen zu suchen, der von außen kommt, sowie ein Gefühl des Ausgeliefertseins gegenüber unsichtbaren und unerklärlichen Mächten zu erzeugen, die dem Menschen feindlich gesonnen sind und vor denen er sich schützen muss.

Je nachdem, welcher Weltsicht ein Forscher bewusst oder unbewusst anhängt, könnte bereits dies die Ausrichtung seiner Experimente beeinflussen.

Vielleicht sehen Sie diese Polaritäten als irrelevant an. Bitte bedenken Sie dabei, dass wir bis heute quasi täglich mit der Frage konfrontiert werden, ob der Mensch sein Schicksal selbst gestaltet oder ob er nur die Marionette höherer Mächte ist. Diese Frage zieht sich durch sämtliche Lebensbereiche, auch durch die Wissenschaft.

Die Mikroben-Bekämpfer und der Militarismus des 19. Jahrhunderts

Die Entstehung des Lichtmikroskops reicht ungefähr bis zum Beginn der christlichen Zeitrechnung zurück. So genau kann man das wohl nicht sagen. Über Jahrhunderte hinweg wurden Verbesserungen eingeführt. Im 17. Jahrhundert erschienen die ersten Werke, in denen die Welt jenseits des menschlichen Sehvermögens genauer dargestellt wurde, zum Beispiel der kristalline Aufbau einer Schneeflocke oder die Gestalt von Flöhen.

Mitte des 19. Jahrhunderts erlebte die Weiterentwicklung des Lichtmikroskops plötzlich eine dramatische Beschleunigung. Zu den dafür Verantwortlichen gehörten unter anderem Carl Zeiss und seine Mitarbeiter. Das Auflösungsvermögen wurde nun ständig verbessert. Zahllose Mediziner und Forscher stürzten sich auf die neue Technologie, um der Welt jenseits des Sichtbaren ihre Geheimnisse zu entreißen.

So wie sich im Altertum die Anhänger der Vier-Säfte-Lehre und der Dämonenlehre unversöhnlich gegenüberstanden, kristallisierten sich auch in der Mikrobiologie sehr schnell zwei verschiedene Denkrichtungen heraus. Die einen suchten vor allem nach dem unsichtbaren Feind, der ständig auf der Lauer lag, um eine Invasion in den menschlichen Körper durchzuführen und seine Gesundheit zu zerstören.

Die anderen waren etwas weniger voreingenommen. Diejenigen mit dem Feindbild im Kopf suchten im Grunde nur so lange, bis sie in Patientenproben bisher unbekannte kleine Lebewesen finden konnten.

Dann gingen sie sofort daran, durch Tierversuche Beweise für deren krankheitsverursachende Eigenschaft zu schaffen. Der damals hoch angesehene Mediziner, Naturforscher und Professor Antoine Béchamp hielt dagegen solche Übertragungsversuche unter extremen Laborbedingungen für völlig nichtssagend.

Die Anhänger des sogenannten Pleomorphismus, darunter unter anderem Prof. Béchamp, waren mit schnellen Schlussfolgerungen generell vorsichtiger und konzentrierten sich weiterhin auf die Beobachtung. Béchamp widersprach auch der Behauptung seines Zeitgenossen Pasteur vehement, der Mensch sei im gesunden Zustand völlig steril, und Bakterien seien grundsätzlich von Übel. Er selbst war aufgrund seiner Beobachtung von Zellgewebe und Bakterienkulturen zu der Ansicht gekommen, dass der Ursprung der Bakterien in den Körperzellen selbst zu suchen sei und dass sie verschiedene Entwicklungsstadien durchlaufen konnten. Diese Forschungen wurden später unter anderem vom Deutschen Zoologen und Pharmazeuten Günther Enderlein fortgeführt.

Auch im deutschsprachigen Raum widersprachen eine Reihe bekannter Mediziner wie Max von Pettenkofer (München), Theodor Billroth (Wien), Ernst Hallier (Jena) und Carl Wilhelm von Nägeli (München) der „Luftkeimtheorie“ Pasteurs & Co., wonach unsichtbare Bakterien ständig in der Luft auf uns lauern.

Der Münchner Professor Max von Pettenkofer hielt Verunreinigungen des Trinkwassers durch unbekannte Stoffe im Boden für die Ursache der damals in München grassierenden Cholera-Epidemie. Die von ihm veranlasste Filterung des Trinkwassers und die strikte Trennung von den Abwässern beendete schließlich den Ausbruch. Da er sich dennoch nicht gegen seinen preußischen Kontrahenten Robert Koch durchsetzen konnte, besorgte er sich von diesem eine Cholerakultur, trank sie vor Zeugen in einem Zug aus – und blieb unbeschadet.

Doch die Bakterienjäger ließen sich von solchen Selbstversuchen wenig beeindrucken. Noch vor Pettenkofer in München hatte Prof. Rudolf Virchow in Berlin für den Bau einer Kanalisation und verbesserte Trinkwasserversorgung gesorgt. Er betonte, wie wichtig es sei, den Menschen und seine Lebensumstände als Ganzes zu erfassen.

Die Bakterienkrieger zeigten sich von dieser Opposition anfänglich irritiert. Stefan Winkle schreibt dazu in seiner *Kulturgeschichte der Seuchen:*

„Doch in den Vorstellungen über die mikrobielle Flora herrschte Unklarheit. Besonders viel Verwirrung schuf 1874 der berühmte Wiener Chirurg Billroth mit seiner pleomorphistischen Meinung, die kugelförmigen Mikroben aus Wundeiter seien nur eine ‚Vegetationsform' vielgestaltiger ‚Coccobakteria septica' und alle bei Wundeiterungen gefundenen Kugel- und Stäbchenformen könnten ineinander übergehen. [...] Ebenso behauptete der Jenenser Botaniker Hallier als Wortführer der ‚bakteriologischen Unitaristen', alle Mikroben hätten ein Mikrokokkenstadium, und alle Bakterienformen könnten, je nach den Umweltbedingungen, ineinander übergehen. Die gleiche Ansicht vertrat auch der namhafte Münchner Botaniker Nägeli."

Der Wiener Professor Billroth war ein berühmter Chirurg, der dieser Fachrichtung bedeutende Fortschritte gebracht hatte. Darüber hinaus beschäftigte er sich mit Mikrobiologie, da er nach den Ursachen der Wundinfektionen suchte. Dabei entdeckte er 1874 als Erster die Streptokokken, eine bestimmte Bakterienart, die in jedem Menschen vorkommt.

Der ebenfalls erwähnte Ernst Hallier war ein bekannter Professor für Botanik an der Universität Jena, ein Kenner insbesondere von Pilzen. Carl Wilhelm von Nägeli schließlich war seinerzeit Professor für Botanik an der Ludwig-Maximilians-Universität München und ebenfalls in der Fachwelt sehr bekannt.

Die Stimmen, die sich damals für den Pleomorphismus erhoben, waren also durchaus gewichtig. Der Pleomorphist und Agrarbakteriologe Felix Löhnis gibt in einer Arbeit von 1921:

„... etwa 1.000 Publikationen an, die sich alle mehr oder weniger mit der Variabilität der Wuchsformen der Bakterien und ihrer Beziehung zu höherstehenden Organismenformen beschäftigen. Allein die Anzahl der Publikationen verdeutlicht, dass es sich bei den beobachteten Wachstumsveränderungen bereits damals um ein massenhaft zu beobachtendes Phänomen gehandelt haben muss. Und so stellt sich die Frage, warum die Theorie vom Monomorphismus der Bakterien, als dem ausschließlichen Vorkommen einer Bakterienart in einer definierten Wuchsform, zur allgemeingültigen werden konnte."

Dr. med. Elke Krämer wirft mit diesem Zitat aus ihrem Buch *Leben und Werk von Prof. Dr. phil. Günther Enderlein* eine entscheidende Frage auf: Wie konnte sich die bis heute gültige Lehrmeinung vom Wesen und von der Pathogenität der Bakterien und Viren trotz diesem enormen Widerstand durchsetzen?

Es mag dafür mehrere Gründe geben. Eine mögliche Antwort könnte der Militarismus im Europa des 19. Jahrhunderts darstellen. Zum einen boten sich den damaligen Kolonialmächten England und Frankreich auch nach der Niederlage Napoleons ständig Konfliktthemen über die Aufteilung der Welt an, zum anderen strebte das sich von Großmächten umzingelt fühlende Deutschland nach der lange gesuchten Einigkeit und Stärke, aber auch einen eigenen Platz im Kreise der Kolonienbesitzer. Die innereuropäischen Spannungen entluden sich schließlich im deutsch-französischen Krieg 1870/71. Viele der Bakterienforscher waren Militärärzte und vom Geiste der ständigen Kriegserwartung und des Kampfes geprägt. Die Ärztin Dr. Anne Katharina Zschocke, eine Expertin für das Zusammenspiel zwischen Bakterien und Mensch, beschreibt den Geist der damaligen Forscher folgendermaßen:[107]

> *„Das gesamte Vokabular des Immunsystems beruht auf dem Konstrukt von Angriff und Verteidigung. Hier der menschliche Körper – man hat das Immunsystem zunächst fast nur an Säugetieren studiert, dort die feindliche Umgebung, die sein Leben bedroht und vor der er sich schützen muss. Trennung, Kampf, Angst vor Bedrohung – und Zusammenbruch und Krankheit, wenn die Verteidigung nicht mehr funktioniert.*
>
> *Alle diese Elemente der Kriegsführung liegen dem alten Konzept des Immunsystems zugrunde. In keinem anderen Fachbereich der Biologie und Medizin findet man so viel verbales Kampfgetöse wie hier. Da gibt es ‚Killerzellen‘ und ‚Abwehrstrategien‘, ‚Fresszellen‘ und ‚Frühwarnsysteme‘, die ‚Verteidigungslinien‘ sind in mehreren Ebenen aufgestellt, und die Wörter, die mit ‚Anti‘ beginnen, dem lateinischen Wort für ‚gegen‘, sind ohne Zahl: Antikörper, Antitoxin und Antigen, Anti-Idiotypen und Antiglobulin, Antiserum […] die geballte Gegnerschaft. Eindringlinge werden bekämpft, Menschen geschützt, und dabei dienen ‚Helferzellen‘ oder ‚Defensine‘, um das Immunsystem zu ‚alarmieren‘. Es klingen einem unwillkürlich Militärmarsch und Stiefelschritte in den Ohren, wie sie ja im 19. Jahrhundert zum Alltag des Kaiserreichs gehörten. Heute ist kaum mehr vorstellbar, wie sehr Kampf in der Zeitströmung vor den beiden Weltkriegen als triumphierend und verherrlicht gelebt wurde.“*

Der militaristischen Denkweise der herrschenden Strukturen standen die Ansichten der Infektionisten natürlich näher. Rückwirkend betrachtet erscheint es mir sogar mehr oder weniger zwangsläufig, dass sich damals diese Denkrichtung gegenüber den Pleomorphisten und Sozialmedizinern durchsetzte. Dazu schreibt der bekannte Medizin-Journalist Bert Ehgartner:[108]

> *„In den kommenden Jahrzehnten setzte sich Kochs, Pasteurs oder Ehrlichs eng mit der militärischen Logik verknüpfte Sichtweise der Krankheitsentstehung durch und wurde zum medizinischen Leitbild des gesamten blutigen 20. Jahrhunderts. Hier der reine, sterile Körper, dort die aggressiven, schmutzigen Feinde, deren Abwehr erste Forscherpflicht war. Rückblickend wundert es nicht, dass eine derartige Katastrophenzeit auch kriegerische Heilslehren verfolgte.*
>
> *Erst langsam erholen wir uns von diesem Trauma, das von der Politik über die Medizin bis hin zur Pädagogik fast alle Lebensbereiche erfasst hatte und dem ein ganzes Gewirr unguter Gefühle zugrunde lag: Angst vor dem Unbekannten, das uns Böses will, blinde Autoritätshörigkeit, geboren aus einem Mangel an Selbstbewusstsein, wenig Vertrauen in die eigene Kraft, das alles gepaart mit der Bereitschaft, uns auszuliefern an eine Autorität, eine starke Macht, die uns lenken und schützen soll."*

Dass Pasteur, Koch und ihre Schüler nicht auf die Idee kamen, bei ihren Ansteckungsexperimenten auch gleich ihre eigenen Feindbilder durch entsprechende Kontrollgruppen zu überprüfen, wie sie heute u. a. von Dr. Lanka und Prof. Walach gefordert werden, ist somit vor dem Hintergrund des Zeitgeistes früherer Generationen psychologisch nachvollziehbar und verständlich. Aber nach mehr als 130 Jahren ist eine Überprüfung der darauf fußenden Hypothesen mehr als überfällig.

18.3 Wie beweist man ein Virus?

Die Geschichte der Henle-Koch-Postulate

Seit der ersten Vermutung, dass die sogenannten Infektionskrankheiten durch unsichtbare Mikroorganismen verursacht werden, hatten die Pioniere der Mikrobiologie intensiv nach Wegen gesucht, dies durch Experimente zu beweisen. Über viele Jahre hinweg hat sich eine Vorgehensweise entwickelt und schließlich durchgesetzt, die wir heute die „Henle-Koch-Postulate" nennen. Eine gute Zusammenfassung, was genau darunter zu verstehen ist, finden wir in der Internet-Enzyklopädie Wikipedia. Zwar kann Wikipedia keinen Anspruch auf wissenschaftliche Wahrheit für sich in Anspruch nehmen, aber ein ausgeklügeltes Redaktionssystem sorgt dafür, dass zumindest die herrschende Mehrheitsmeinung zu einem Thema in der Regel recht zuverlässig dargestellt wird.

Folgen wir also Wikipedia ein Stück weit in das Land der Mikroben und der offiziellen Lehrmeinung ihrer Rolle im Krankheitsgeschehen. Dem folgenden Zitat liegt die Version von Ende 2016 zugrunde:

> *„Die Henle-Koch-Postulate, häufig auch nur Koch-Postulate genannt, bezeichnen die Ursache-Wirkungs-Beziehung zwischen einem Parasiten und dem entsprechenden Wirt, die mithilfe dieser Postulate experimentell überprüft und abgegrenzt werden kann. Der Name der Postulate ergibt sich aus den Arbeiten des Anatomen und Pathologen Jakob Henle (1809–1885) und des Arztes und Mikrobiologen Robert Koch (1843–1910).*
>
> ***Historische Ableitung:*** *Die Anforderungen der Postulate lassen sich auf Henles Arbeit* ‚Von den Miasmen und Contagien und von den miasmatisch-contagiösen Krankheiten' *aus dem Jahre 1840 zurückführen. Hier formulierte er die Vermutung, dass parasitäre Kleinstlebewesen die Ursache von Infektionen seien, was er aber noch nicht direkt beweisen konnte.*
>
> *Eine weitere Quelle sind Arbeiten von Edwin Klebs aus den 1870er-Jahren. Klebs formulierte den klassischen Dreischritt von Isolieren, Kultivieren und Verimpfen, ohne ihn jedoch für unbedingt erforderlich zu erklären.*
>
> *Robert Koch, der bei Henle in Göttingen studiert hatte, hat diese Postulate nicht in dieser Form in einer Arbeit notiert. Eine Zusammenstellung bestimmter Kriterien bei einer Infektion führte Koch 1884 in einem Aufsatz über Tuberkulose an.*
>
> *Friedrich Loeffler, ein Mitarbeiter von Koch, war es, der 1884 erstmals die drei Schritte als Postulate bezeichnete und durchnummerierte. In seiner Arbeit über den Diphtherie-Bazillus formulierte er wie folgt: Wenn nun die Diphtherie eine durch Mikroorganismen bedingte Krankheit ist, so müssen sich auch bei ihr jene drei Postulate erfüllen lassen, deren Erfüllung für den strikten Beweis der parasitären Natur einer jeden derartigen Krankheit unumgänglich notwendig ist:*

1. Es müssen konstant in den lokal erkrankten Partien Organismen in typischer Anordnung nachgewiesen werden.

2. Die Organismen, welchen nach ihrem Verhalten zu den erkrankten Teilen eine Bedeutung für das Zustandekommen dieser Veränderungen beizulegen wäre, müssen isoliert und rein gezüchtet werden.

3. Mit den Reinkulturen muss die Krankheit wieder erzeugt werden können.

Koch selbst variierte seine Methodik häufig und sprach auch nie von Postulaten. Loefflers Postulate bilden aber die Methodik ab, die beide in ihrer gemeinsamen Arbeit über Tuberkulose verwendet hatten. Koch, der dazu ebenfalls 1884 veröffentlichte, stellte aber das Problem und nicht die Lösung in den Mittelpunkt seiner Ausführungen:

Die auf diesem Wege gewonnenen Tatsachen können möglicherweise schon so viel Beweismaterial liefern, dass nur noch der äußerste Skeptizismus den Einwand erheben kann, dass die gefundenen Mikroorganismen nicht Ursache, sondern eine Begleiterscheinung der Krankheit seien. [...] Es gehört deswegen zur vollständigen Beweisführung, dass man sich nicht alleine damit begnügt, das Zusammentreffen der Krankheit und der Parasiten zu konstatieren, sondern dass außerdem direkt diese Parasiten als eigentliche Ursache der Krankheit nachgewiesen werden. Dies kann nur in der Weise geschehen, dass die Parasiten vom erkrankten Organismus vollständig abgetrennt und von allen Produkten der Krankheit [...] befreit werden und dass durch Einführung der isolierten Parasiten in den gesunden Organismus die Krankheit mit allen ihren eigentümlichen Eigenschaften von Neuem hervorgerufen wird. Auf dem 10. Internationalen Medizinischen Kongress von 1890 in Berlin sprach Koch über bakteriologische Forschung und kombinierte nun gewissermaßen sich selbst und Loeffler:

‚Wenn es sich nun aber nachweisen ließe:

1. dass der Parasit in jedem einzelnen Falle der betreffenden Krankheit anzutreffen ist, und zwar unter Verhält-

nissen, welche den pathologischen Veränderungen und dem klinischen Verlauf der Krankheit entsprechen,

2. *dass er bei keiner anderen Krankheit als zufälliger und nicht pathogener Schmarotzer vorkommt und*

3. *dass er von dem Körper vollkommen isoliert und in Reinkulturen hinreichend oft umgezüchtet imstande ist, von Neuem die Krankheit zu erzeugen,*

dann könnte er nicht mehr zufälliges Akzidens der Krankheit sein, sondern es ließe sich in jedem Falle kein anderes Verhältnis mehr zwischen Parasit und Krankheit denken, als dass der Parasit Ursache der Krankheit ist."

Heute werden diese Postulate nicht mehr in dieser strikten Form gefordert, sie sind aber eine beliebte historische Referenz in infektiologischen Arbeiten."

18.4 Die „moderne" Form der Postulate

Weiter heißt es bei Wikipedia:

„Im ‚goldenen Zeitalter der Mikrobiologie', das auf Louis Pasteurs und Kochs Entdeckungen folgte, galten Kochs Postulate uneingeschränkt. Zahlreiche Infektionskrankheiten wurden entdeckt, Therapien und Impfungen entwickelt. Heute wissen wir jedoch, dass es auch Krankheitserreger gibt, mit denen sich nicht alle Koch'schen Postulate erfüllen lassen. Viren beispielsweise lassen sich auf einfachen Nährmedien nicht kultivieren, ebenso wenig bestimmte Bakterien (Rickettsien, Chlamydien, Treponemen).

Andere Erreger wirken auf Tiere anders als auf Menschen, sodass das dritte Postulat verletzt wird (zum Beispiel beim Erreger der Gonorrhoe, Neisseria gonorrhoeae). Andere Erreger wurden überhaupt erst mit modernen molekularbiologischen Methoden nachweisbar. Es war deshalb erforderlich, die Postulate neu zu fassen:

Das erste Postulat betrifft den regelmäßigen, zum Beispiel mikroskopischen Nachweis des Erregers in den Produkten der betreffenden Krankheit. Das zweite Postulat behandelt die Reinzüch-

tung des Erregers außerhalb des erkrankten Organismus. Das dritte Postulat bestimmt den Nachweis der pathogenen Eigenschaften des reingezüchteten Erregers. Ein heute ergänztes viertes Postulat rechnet auch noch den Nachweis immunologischer Erreger-Wirt-Beziehungen dazu.

Erstes Postulat: Das Auffinden des natürlichen Standorts der obligat pathogenen Erreger entspricht dem ersten Postulat. Jeder Erreger besitzt ein bestimmtes Wirtsspektrum beziehungsweise eine bestimmte Gewebe- oder Organaffinität. Die pathogenen Eigenschaften des Erregers und die Empfindlichkeit des Wirts stehen im umgekehrten Verhältnis zueinander. Die beste Form der gegenseitigen Anpassung ist die Symbiose, das Zusammenleben von Erreger und Wirt mit gegenseitigem Nutzen. Beispielsweise sind Menschen, die Typhusbakterien ausscheiden, immun gegen die eigenen Keime, die für nicht immune Personen hochgefährlich sind. Verschiedene Übertragungsmechanismen gewährleisten die Weiterverbreitung bestimmter Erreger, wenn der Wirt und mit ihm der ‚Standort' stirbt oder wenn die Parasiten der Wirtsabwehr erliegen. Andere Übertragungsmechanismen sind an die weitere Existenz des Standorts gebunden. Kurz: Der mutmaßliche Krankheitserreger muss immer mit der Krankheit assoziiert sein und darf in gesunden Tieren nicht nachgewiesen werden.

Zweites Postulat: Die Erfüllung des zweiten Postulats stellt besondere Anforderungen an die Arbeit des Nährbodens für die Züchtungsbedingungen. Es sollen die natürlichen Umweltbedingungen des Erregers simuliert werden und dessen pathogene Eigenschaften erhalten bleiben. Kurz: Der mutmaßliche Erreger muss in Reinkultur gezüchtet werden.

Drittes Postulat: Das dritte Postulat beruht auf dem Nachweis der pathogenen Eigenschaften des Erregers. Die gesuchten Merkmale müssen mit Labormethoden quantitativ überprüfbar sein. Das Haften und Eindringen, die Vermehrungskraft und Pathogenität sind Eigenschaften, die abhängig sind von der Virulenz, das heißt der Anzahl der notwendigen Erreger, und von der Immunität, der Wirtsabwehr. Im Tierversuch wird entweder die Eindringungs- und Vermehrungspotenz der Erreger und/oder deren Pathogenität gemessen. Fehlt die pathogene Wirkung im Tier oder sind die Faktoren der pathogenen Wirkung im Tierversuch andere als beim Menschen, so ist der Vergleich zwischen der experimentellen Infektion und der des Menschen zweifelhaft. Kurz:

Eine Reinkultur des mutmaßlichen Erregers sollte im gesunden Tier die Krankheit auslösen.

Ergänzung: viertes Postulat: *Das ergänzende vierte Postulat behandelt die immunologische Erreger-Wirt-Beziehung. Hier wird der Krankheitserreger in Bezug auf die Fähigkeit definiert, nach dem Eindringen und der Vermehrung das System der weißen Blutzellen (Leukozyten) des Wirtes zur Bildung von Antikörpern zu stimulieren. Antikörper sind Eiweißmoleküle, die durch eine Neusynthese und Freigabe in die Körperflüssigkeiten gegen den ursächlichen Erreger gebildet werden oder schon vorhanden sind. Aufgrund ihrer spezifischen Struktur sind sie fähig, die pathogene Potenz des Erregers, seine Vermehrungskraft, seine Pathogenität nach der Bindung an den Krankheitserreger oder dessen pathogene Ausscheidungen zu reduzieren beziehungsweise zu neutralisieren. Das Vorhandensein solcher Antikörpermoleküle ist zugleich ein wichtiger Hinweis auf ablaufende oder abgelaufene Kontakte zwischen den Geweben des Wirts und den Krankheitserregern.*

Insbesondere ist die Steigerung beziehungsweise die Senkung der messbaren Antikörperwirkungen im Blut des Wirts eine Erkennungshilfe, wenn die Erreger nicht oder nur schwierig zu züchten sind, wenn Schutzimpfungen geplant und deren Erfolg bestimmt werden soll oder wenn der Stand der Abwehrbereitschaft und somit die Verbreitung des Erregers in der Bevölkerung untersucht werden sollen. Kurz: Der Organismus muss re-isoliert werden und identisch mit dem ursprünglichen Erreger sein.“

Negativ-Kontrollen: „Staatsfeind Nr. 1“ der Pharmaindustrie?

Die Henle-Koch-Postulate gelten seit etwa 130 Jahren als Standard der Beweisführung für die Existenz eines pathogenen, also krankheitsverursachenden Erregers. Doch welche Instanz hat bis heute dafür gesorgt, dass die Postulate auch ordnungsgemäß angewendet wurden? Und: Ergeben die Postulate überhaupt Sinn? Erfüllen sie alle Kriterien einer wissenschaftlichen Vorgehensweise? Und falls nicht: Könnte die Einführung eines weiteren, eines fünften Postulats, nämlich die „systematische, negative Kontrolle“ nach Walach, hier möglicherweise sinnvolle Abhilfe schaffen?

Zunächst müssen wir feststellen, dass sich zwar jeder Wissenschaftler gerne auf die Henle-Koch-Postulate beruft, dass sie jedoch in den medizinischen Wissenschaften keinesfalls als verbindlich angesehen werden. Es gibt beispielsweise keine Instanz, die die Einhaltung kontrolliert und bewertet oder die Postulate offiziell korrigiert oder verbessert.

Der Umgang mit den Postulaten basiert vielmehr bis heute auf dem Konsensprinzip, folgt also einfach der jeweiligen Mehrheitsmeinung unter den Forschern. Diese kann auf Wissenschaftlichkeit basieren, muss aber nicht.

Seit einigen Jahrzehnten hat sich die US-Seuchenbehörde CDC als weltweit tonangebende Institution auf dem Gebiet der Infektion etabliert. Wenn das CDC etwas zu einem „neuen Virus“ veröffentlicht, wird das von der wissenschaftlichen Welt mit größter Aufmerksamkeit beobachtet. Das hat nicht nur wissenschaftliche Gründe, sondern auch ganz pragmatische. Was das CDC veröffentlicht, tut es erfahrungsgemäß in Übereinstimmung mit der US-Regierung. Das heißt, dass recht schnell Millionen oder gar Milliarden an Fördergeldern fließen. Das Institut, das rechtzeitig auf den neuen Viren-Zug aufspringt, hat berechtigte Aussichten, diesen Fördertopf anzapfen zu können.

An zweiter Stelle kommt das weltweite Netzwerk von Instituten und Laboren, die von der Weltgesundheitsbehörde WHO als Referenzlabore benannt werden. Doch auch hier nimmt wieder das CDC die prominenteste Position ein. Die Frage, inwieweit die Arbeit des CDC wie auch die WHO durch industrielle als auch geopolitische Überlegungen beeinflusst werden, bietet zunehmenden Zündstoff, denn auf diesem Wege werden nicht nur öffentliche Fördergelder, sondern auch mögliche Umsätze der Pharma-Multis mobilisiert und kanalisiert. Und dann sind da noch die geopolitischen Auswirkungen von Seuchenszenarien wie bei SARS, Schweinegrippe, Ebola oder Covid-19.

Optische Identifizierung ausschließlich im Kranken

Zurück zu den eigentlichen Postulaten. Das erste Postulat, wonach der Erreger optisch eindeutig identifiziert werden muss und nur in Kranken gefunden werden darf und nicht in Gesunden, erscheint wirklich sinnvoll und nachvollziehbar. Denn ab dem Moment, wo man den Erreger auch in Gesunden findet oder typische Krankheitssymptome auch ohne den Erreger auftreten, ist der eindeutige ursächliche Zusammenhang zwischen dem Erreger und der Krankheit nicht mehr gegeben, und man muss die Ursachenfrage neu stellen.

Vermehrbarkeit in der Petrischale

Beim zweiten Postulat wird es schon kritischer. Koch und seine Kollegen gingen davon aus, dass der hypothetische Erreger in einer Kultur, also außerhalb eines lebenden Organismus in einer künstlich geschaffenen Umgebung, letztlich die gleichen Eigenschaften aufweisen muss, wie er sie auch im lebenden Gewebe zeigt. Und dass aus diesem Verhalten Rückschlüsse auf seine Rolle im lebenden Gewebe gezogen werden können.

Da die Pleomorphisten, die damals noch durchaus zahlreichen Gegenspieler von Robert Koch und Louis Pasteur, davon ausgingen, dass Form, Entwicklungsstadium und Eigenschaften des Erregers unter anderem von seiner Umgebung abhingen, bestanden im Hinblick auf das zweite Postulat bereits damals berechtigte Zweifel.

Mit der Erfüllung des zweiten Postulats wäre zwar bewiesen, dass sich ein Erreger (unter diesen Umständen) in großen Mengen vermehren kann. Aber dass er dies zwangsläufig auch in jedem Falle im lebenden Gewebe tut, das ja aus einem hochkomplexen biochemischen Zusammenspiel besteht, ist damit ja nicht wirklich zwingend.

Erfolgreicher Tierversuch

Das dritte Postulat, wonach man im Tierversuch die Krankheit künstlich mithilfe des kultivierten Erregers erzeugen können muss, ist jedoch das fragwürdigste der drei ursprünglichen Postulate.

Zunächst einmal muss es den Mikrobiologen gelungen sein, den Erreger in einer hochaufgereinigten Form bereitzustellen. Das heißt, es dürften keine sonstigen Bakterien und Viren oder sonstige Verunreinigungen in der Ansteckungsprobe enthalten sein. Wenn doch, könnte man sich ja nie sicher sein, welcher Bestandteil der Probe nun wirklich die Ursache aufgetretener Symptome gewesen ist.

Auch die verwendeten Desinfektionsmittel und die Reste der sonstigen möglicherweise bedenklichen Kulturflüssigkeiten hätten sauber von dem Erreger getrennt werden müssen. Doch war das mit den damaligen Mitteln überhaupt möglich? Entsprechende Diskussionen wurden meines Wissens niemals innerhalb der (etablierten) Fachkreise geführt.

Ein weiterer kritischer Aspekt bezüglich des dritten Postulats ist der Ansteckungsweg im Rahmen des Experiments. Der natürliche Ansteckungsweg besteht aus den Atemwegen, den Schleimhäuten und dem Verdauungstrakt. Hier sitzt logischerweise auch der Großteil des Immunsystems. Es sitzt nicht in der Haut oder in der Muskulatur, sondern existiert dort nur rudimentär. Will man eine natürliche Infektion nachbilden, dann muss das Ansteckungsexperiment auch den natürlichen Infektionsweg nachbilden. Zum Beispiel in Form eines Aerosols, dass dem Testobjekt in den Mund/Rachen gesprüht wird.

Drittens kann man nicht automatisch davon ausgehen, dass ein bestimmter Erreger in einem Affen die gleiche Auswirkung hat wie in einem Menschen, oder in einem Kaninchen die gleichen Auswirkungen hat wie in einem Affen, und in einer Maus die gleichen Auswirkungen hat wie in einem Kaninchen.

Darum kann als wirklich aussagekräftiges Ansteckungsexperiment letztlich nur der Versuch am Menschen gelten, und zwar unter Nutzung der natürlichen Infektionswege und unter Verwendung des vermeintlichen Erregers in hochaufgereinigter Form.

So ein Versuch wäre heutzutage aus ethischen Gründen undenkbar. Doch vor hundert Jahren hatte man noch ein anderes Verständnis von Ethik. Entsprechende Menschenversuche wurden beispielsweise im November 1918 in San Francisco und in Boston mit dem angeblich grauenhaftesten Virus aller Zeiten, dem der „Spanischen Grippe“, durchgeführt. Damals war nicht eine der Versuchspersonen erkrankt, obwohl man alles Menschenmögliche versucht hatte, um eine Ansteckung durch Übertragung per Luft oder Speichel von todkranken Patienten auf Gesunde zu erzwingen. Erst als man die Proben, die man den an Spanischer Grippe leidenden Patienten entnommenen hatte, Versuchspersonen direkt unter die Haut injizierte, erkrankten diese sichtbar.

Das zweite und das dritte Postulat geben den Mikrobenjägern also reichlich Spielraum, durch eine geschickte Wahl und Bearbeitung der Kulturnährlösung, der Auswahl des Versuchsobjektes und der Art und Weise, wie mit dem Versuchsobjekt umgegangen wird, das Ergebnis des Experiments zu steuern – und zwar im Sinne einer Bestätigung ihrer Lieblingshypothese.

Indirekter Nachweis über Antikörpertests

Das später hinzugefügte vierte Postulat ist jedoch jenes, das den größten Spielraum für beliebige Interpretationen und Missbrauch bietet. Im Extremfall kann es nämlich für die Identifizierung eines pathogenen Erregers schon ausreichen, wenn der Forscher im erkrankten Gewebe messbare Veränderungen der Biochemie als Anwesenheit eines spezifischen Erregers (fehl-)deutet.

Dazu gehören die Bestimmung des Antikörpertiters, über den auf eine Infektion mit einem spezifischen Erreger geschlossen wird. Oder auch sogenannte PCR-Tests, mit denen spezifische Gensequenzen nachgewiesen werden können, die man bestimmten Erregern zurechnet.

So ist es meiner Ansicht nach bei der Erforschung des Gebärmutterhalskrebses geschehen. Prof. Harald zur Hausen fand in erkranktem Gewebe über das PCR-Verfahren genetische Sequenzen, die man dem Humanen Papillomavirus (HPV) zurechnet. Daraus schlussfolgerte er, dass das HPV die Ursache von Gebärmutterhalskrebs sein muss. Für diese Schlussfolgerung bekam er schließlich sogar den Nobelpreis.

Selbst wenn diese Zuordnung zu einem spezifischen Virus zutreffen sollte, so ist das erste Postulat bei HPV (und auch bei anderen Bakterien und Viren) definitiv nicht erfüllt, denn im Laufe ihres Lebens hat zahlreichen Studien zufolge jede Frau wenigstens einmal Kontakt mit diesem Virus – und nur ein verschwindend kleiner Bruchteil davon zeigt die Vorstufen der Krebserkrankung, und die meisten davon heilen wieder ganz von allein ab.

Hier kann man – als ein sich seines gesunden Menschenverstandes bedienender Nichtwissenschaftler – eigentlich nur noch fassungslos den Kopf schütteln.

Dieser gesunde Menschenverstand muss jeder wissenschaftlichen Erkenntnis vorausgehen, und beide müssen miteinander vereinbar sein. Darum, lieber Leser, besinnen Sie sich Ihres gesunden Menschenverstandes und bilden Sie sich eine eigene Meinung über die Postulate der Infektionsmedizin.

Die systematische, negative Kontrolle

Die drei oder vier Postulate des Nachweises eines krankheitsverursachenden Erregers haben sicherlich ihre Stärken, aber vor allem auch große Schwächen. Das hat zur Folge, dass die Ergebnisse von entsprechenden Experimenten fehlgedeutet werden können.

Um die Möglichkeit einer Fehlinterpretation aufzudecken, kann der Forscher das durchführen, was Prof. Harald Walach eine „systematische negative Kontrolle“ nennt. Beispielsweise könnte man bei der Wiederholung der ursprünglichen Versuche Patientenproben von Menschen entnehmen, die nicht an Masern, sondern an anderen Krankheiten erkrankt sind. Diese Proben müssten exakt gleich behandelt werden wie die Proben der Masern-Patienten. Um dies sicherzustellen, müssten die Proben verblindet werden, sodass die Forscher nicht wissen, ob sie von einem Masern-Patienten oder einem anderen Patienten oder gar von einem Gesunden stammen.

Wäre das Ergebnis bei der Kontrollgruppe im Versuchstier identisch oder vergleichbar mit der echten Versuchsgruppe, wäre damit erwiesen, dass die Art und Weise des Experiments maßgebend für das Ergebnis ist – und nicht ein spezifisches Virus im Erkrankten.

Um die Bedeutung von Negativ-Kontrollgruppen (also ohne Erreger) hervorzuheben, könnte man die systematische negative Kontrolle auch das „Fünfte Postulat" oder vielleicht besser noch das „Eiserne Postulat" nennen.

18.5 In 11 Schritten von der Virushypothese zum Virusbeweis

Im Zuge meiner Recherchen musste ich immer wieder feststellen, dass es trotz der Existenz der sogenannten Henle-Koch-Postulate keineswegs eine verbindliche Vorgehensweise für die Beweisführung zur Existenz eines pathogenen Virus gibt. Was mich aber vor allem störte, war die kollektive Abneigung der etablierten Wissenschaft, ihre eigenen Hypothesen mit angemessenen Kontrollgruppen zu überprüfen, wie sie nun endlich von Prof. Walach gefordert werden. Schließlich entschied ich mich, obwohl ich weder Mediziner noch überhaupt Akademiker bin, selbst eine sinnvolle und logische Vorgehensweise für eine solche Beweisführung zu definieren. Das Ergebnis sind die nachfolgenden „Elf Schritte von der Virushypothese zum Virusbeweis", die im Zuge meiner Recherchen über die sogenannte Blauzungenkrankheit entstanden und erstmals im impf-report Nr. 54/55, Mai/Juni 2009 veröffentlicht wurden. Bitte betrachten Sie das nachfolgende Kapitel vor allem als Anregung zur Diskussion unter Fachleuten und interessierten Laien.

Erster Schritt: Feststellung eines neuen, bisher unbekannten Symptombildes

Nehmen wir einmal an, eine neue, bisher unbekannte Krankheit bewirkt, dass die Ohrläppchen zuerst anschwellen, dann blau anlaufen, der Erkrankte im weiteren Verlauf sein Gehör verliert, im Endstadium das Gehirn angegriffen wird und schließlich der Tod eintritt.

Somit hätten wir es mit völlig neuen Symptomen zu tun, die es so wahrscheinlich bisher noch nie gegeben hat und die möglicherweise eine völlig neue Form der Behandlung notwendig machen. Nehmen wir weiter an, diese „Blauohrenkrankheit“ (BOK) kommt nicht etwa vereinzelt vor, sondern erfasst regelmäßig ganze Stadtteile, Schulen oder die Mitarbeiter einer Firma – sie tritt also in Wellen und gehäuft auf, und das auch bei Personen, die Kontakt untereinander hatten.

Würde es sich um ein bereits bekanntes Symptombild handeln, bestünde im Grunde kein Anlass, nach neuen Ursachen zu suchen. Nur dann, wenn sämtliche bekannten Ursachen sorgfältig – und erfolglos – abgeklopft wurden, kann man die Möglichkeit in Erwägung ziehen, dass es sich um eine völlig neue, bisher unbekannte Krankheitsursache handelt.

Auch das Versagen eines Medikaments oder eines Impfstoffs bei Patienten mit einem bekannten Symptombild kann im Grunde nicht automatisch dazu führen, die Ursache allein in „mutierten“ Erregern zu vermuten, die dann eine neue Diagnose sowie die Entwicklung neuer Medikamente und Impfstoffe notwendig machen.

Zweiter Schritt: sorgfältige Anamnese

Doch wir gehen in unserem Beispiel davon aus, dass die Symptome bisher unbekannt waren. Als Erstes wäre nun zu prüfen, welche individuellen Faktoren die Krankheit (mit-)verursacht haben könnten und ob gemeinsame Faktoren bei allen betroffenen Personen vorliegen. Haben sie zum Beispiel das gleiche Wasser getrunken, das gleiche Obst gegessen, im gleichen Laden eingekauft, die gleiche Zahnpasta verwendet, von der gleichen Dosen-Delikatesse eines bestimmten Herstellers gekostet, haben sie ihre Türen mit den gleichen Holzschutzmitteln angestrichen, gehen sie zum gleichen Friseur, haben sie das gleiche Handy oder DECT-Telefon, sind nur Frauen oder nur Männer betroffen oder ist nur eine bestimmte Altersgruppe oder nur eine bestimmte Volksgruppe erkrankt usw.

Sowohl psychosomatische als auch toxische (giftige) oder sonstige krankheitsverursachende Faktoren sind sorgfältig abzuklären. Erst wenn die Suche nach naheliegenden Ursachen erfolglos war, wäre eine Erregersuche angesagt.

Denn würde zuerst nach Erregern gesucht, bestünde bei der allgegenwärtigen Virus-Panikmache die Gefahr, dass andere wesentliche Faktoren einfach übersehen werden. Und das können wir uns einfach nicht leisten!

Dritter Schritt: Optische Identifizierung des Erregers

Nehmen wir an, man hätte den gesuchten gemeinsamen Faktor durch eine sorgfältige Anamnese nicht gefunden. Da ein Teil der jeweils Erkrankten Kontakt miteinander hatte, tippt man nun auf einen bisher unbekannten oder einen bereits bekannten, jedoch frisch mutierten Erreger.

Da selbst ein völlig gesunder Mensch mehr Bakterien und Viren in sich trägt als eigene Körperzellen, gleicht die Erregersuche ein wenig der Suche nach der Nadel im Heuhaufen. Man könnte jetzt unter Mikroskop und Elektronenmikroskop nach Mikroorganismen suchen, die man noch nicht kennt. Doch so viele verschiedene Formen gibt es gar nicht. Eine Vielzahl von Bakterien und Viren unterscheiden sich morphologisch, also von der Gestalt her, nicht voneinander.

Doch nehmen wir einmal an, der neue Erreger würde es uns einfach machen und hätte eine völlig neue Form, nämlich die eines Zahnrades, und man fände dieses Zahnrad regelmäßig in Proben von Menschen, die an der Blauohrenkrankheit erkrankt sind, unter dem Mikroskop.

Vierter Schritt: Hochaufreinigung

Der vierte Schritt wäre nun die Hochaufreinigung dieses bisher unbekannten Virus. Manche Leute nennen den Vorgang auch „Virusisolierung". Doch die Wortbedeutung ist nicht eindeutig, und oft wird bereits die optische Identifizierung eines Mikroorganismus unter dem Mikroskop so genannt. Bleiben wir also zur klaren Unterscheidung bei dem Begriff „Hochaufreinigung". Mit verschiedenen Methoden, zum Beispiel Filterung und Ultrazentrifugierung, wird das neue Virus nun Schritt für Schritt von allen anderen Partikeln getrennt, bis schließlich nur noch das Virus und nichts als das Virus im Reagenzglas übrig bleibt. Diese Aufreinigung, Isolierung von allem, was nicht Virus ist, muss abschließend durch ein elektronenmikroskopisches Foto dokumentiert werden, auf dem – dichtgepackt – nur das Zahnradvirus und sonst nichts zu sehen ist.

Wichtig: Ist die Trennung von allen virusfremden Partikeln nicht sauber gelungen, kann dies die Ergebnisse der nachfolgenden Schritte völlig verfälschen!

Fünfter Schritt: Bestimmung der biochemischen Eigenschaften

Da man jetzt das verdächtige Virus in Reinkultur vor sich hat, kann man an die Bestimmung seiner Eigenschaften gehen: Woraus genau besteht die Hülle, aus welchen Proteinen bestehen die „Zähne“ auf der Hülle, und welches Erbgut befindet sich innerhalb der Hülle?

Durch den aufgereinigten Zustand kann man sich sicher sein, dass alles, was man in der Probe findet, wirklich nur von diesem spezifischen Virus stammen kann und von nichts anderem. Noch einmal: Jede kleinste Verunreinigung der Probe kann dazu führen, dass man dem Virus falsche Eigenschaften zuspricht!

Sechster Schritt: Identifizierung eindeutiger Merkmale

Hat man die biochemische Zusammensetzung des hochaufgereinigten Virus eindeutig bestimmt, sucht man sich Hüllenbestandteile oder Gensequenzen, die für dieses neue Virus typisch sind und zugleich in anderen Bakterien, Viren oder menschlichen Zellen nicht vorkommen.

Das ist gar nicht so einfach, denn ein Teil des menschlichen Genoms (je nach wissenschaftlicher Quelle bis zu 50 %) ist mit dem viralen Genom identisch, und auch bei der Produktion seiner Hüllenzähne greift das Virus auf die Ressourcen einer menschlichen Zelle zurück – schließlich vermehrt es sich ausschließlich innerhalb solcher Zellen!

Siebter Schritt: Eichung von Labortests

Nehmen wir einmal an, es wäre uns gelungen, solche eindeutigen Merkmale zu identifizieren. Nun können wir darangehen, Antikörper- und PCR-Tests so anzupassen, dass sie ausschließlich auf diese eindeutigen Merkmale reagieren. Gelingt uns das, haben wir von nun an eine zuverlässige Messmethode für die Anwesenheit dieses speziellen Virus. Wichtig: Die Aussagekraft dieser Labortests hängt definitiv davon ab, dass Schritt 4, 5 und 6 korrekt vollzogen wurden!

Achter Schritt: Erfüllung des ersten Koch’schen Postulats

Das erste Koch’sche Postulat verlangt nun, dass der Erreger nur in Kranken, niemals aber in Gesunden gefunden wird. Ist dies der Fall, besteht ein eindeutiger Zusammenhang zwischen der Erkrankung und dem Virus. Ob es auch ein ursächlicher Zusammenhang ist oder ob beide nur die gemeinsame Folge einer anderen Ursache sind, ist damit aber noch nicht geklärt. Findet man das neue Virus jedoch auch in vielen Gesunden und/oder in vielen „Blauohrenkranken“ nicht, dann ist der ursächliche Zusammenhang nicht eindeutig, und wir wären wieder bei Schritt 2.

Neunter Schritt: Erfüllung des zweites Koch'schen Postulats

Das zweite Postulat verlangt, dass ein Krankheitserreger sich vermehren können muss. Da dies innerhalb des menschlichen Körpers nicht so einfach nachvollzogen werden kann, nimmt man ersatzweise eine Zellkultur in der Petrischale und experimentiert so lange, bis diese Zellen das Virus fleißig reproduzieren. Natürlich muss das Endprodukt nachweislich mit dem Ausgangsprodukt 100-prozentig übereinstimmen, was immer wieder zu überprüfen wäre.

Zehnter Schritt: Erfüllung des dritten Koch'schen Postulats

Das dritte Postulat nach Robert Koch verlangt, dass der Erreger, wenn man ihn – natürlich möglichst auf dem Wege des vermuteten natürlichen Übertragungsweges – in einen nachweislich gesunden Organismus einbringt, dort genau die gleiche „Blauohrenkrankheit" auslösen muss wie in den Patienten, aus denen die Viren ursprünglich entnommen wurden. Gelingt dies nicht, wären wir wieder bei Schritt 2 und müssten die Untersuchungen von vorne beginnen. Möglicherweise handelt es sich dann um ein sogenanntes „endogenes Virus", das Körperzellen von sich aus produzieren, zum Beispiel als Folge von Stress, der auf den Organismus einwirkt.

Ein wesentliches Element dieses zehnten Schrittes ist der Einsatz von Kontrollgruppen, die genau gleich behandelt werden, aber ganz andere, als harmlos bekannte, Mikroorganismen enthalten. Auch die Testsubstanzen müssen (bis auf die zu untersuchende Mikrobe) identisch zusammengesetzt sein.

Dabei darf den Forschern, die die Versuche durchführen, nicht bekannt sein, welche Versuchsperson beziehungsweise welches Versuchstier zu der eigentlichen Testgruppe oder aber zur Kontrollgruppe gehört.

Nur auf diesem Wege ist es möglich, eine bewusste oder unbewusste Beeinflussung des Ergebnisses zu verhindern. Das Weglassen einer Kontrollgruppe ist einer der deutlichsten Hinweise auf eine mögliche Manipulation des Ergebnisses durch die Studienverantwortlichen.

Elfter Schritt: Dokumentation und Bestätigungen

Darüber hinaus muss natürlich die Ausführung jedes einzelnen Schrittes öffentlich so dokumentiert sein, dass andere Forscher die jeweiligen

Experimente und Schritte genauestens nachvollziehen können. Erst dann, wenn die Versuche jederzeit von anderen (möglichst unabhängigen) Wissenschaftlern nachvollzogen werden können, wird aus der Virushypothese ein Virusbeweis. Erst dann macht es überhaupt Sinn, antivirale Medikamente oder gar Impfstoffe zu entwickeln.

Sind die zehn vorangegangenen Schritte jedoch nicht von anderen Forschern nachvollziehbar, muss wieder von vorn – beziehungsweise bei Schritt 2 – begonnen werden.

Zu beachten ist, dass das Elektronenmikroskop erst 1939 zur Verfügung stand und von den ersten wissenschaftlichen Instituten bei Siemens in Berlin bestellt werden konnte. Dies bedeutet, dass eine optische Bestätigung der Existenz von Viren mit der experimentellen Vorversion des Elektronenmikroskops frühestens ab etwa 1935 möglich war. Bitte beachten Sie weiter, dass zahlreiche angebliche „Virenbeweise“ aus den Jahrzehnten davor stammen (zum Beispiel Polio-Virus: 1908, Masern-Virus: 1911).

So weit die Ausführungen zu den elf Schritten, mit denen sich ein pathogenes, also krank machendes, Virus beweisen lässt. Um diese Schritte nachvollziehen zu können, müssen Sie kein Virologe oder Experte sein. Es reicht der Einsatz Ihres gesunden Menschenverstandes und der Gesetze der Logik. So mancher Virologe wird dies natürlich vehement bestreiten. Bilden Sie sich Ihre eigene Meinung! Spannend wird es nun natürlich, wie die Virenbeweise bei den Masern nun tatsächlich erbracht wurden...

18.6 Die Qual der Wahl: Wissenschaft oder Anpassung?

Wovon hängt Wissenschaftlichkeit eigentlich ab? Ist wissenschaftlich, was rational und logisch erscheint? Wer bestimmt, was als wahr und bewiesen gelten darf? Der Mehrheitskonsens der Wissenschaftler und Fachleute? Ist dieser Konsens immer das Ergebnis einer sorgfältigen Überprüfung des bisherigen Wissens, der nachweislichen Reproduzierbarkeit von Versuchsergebnissen unter Einbeziehung von Kontrollversuchen und Gegenkontrollen? Welche Rolle spielen in der Wissenschaft unausgesprochene Normen und der Zwang zur Anpassung an die derzeit geltende Mehrheit? Was honoriert unsere Wissenschaft mehr, die Anpassung oder das Infragestellen? Mit wie viel Widerstand müssen neue Ansätze und Ideen in der Praxis rechnen?

Was wir von Hütchenspielern lernen können

Vor Jahren habe ich mir abends eine der Robin-Hood-Verfilmungen angesehen. Es war die Version mit Russel Crowe in der Hauptrolle. Der Held ist zu Beginn des Films nur ein einfacher Bogenschütze im Heer des englischen Königs Richard Löwenherz, der sich mit seinem Heer auf dem Heimweg vom Kreuzzug befindet und in Frankreich eine Burg nach der anderen plündert. Nach getaner Belagerungsarbeit verdient sich Robin Hood abends am Lagerfeuer noch ein kleines Zubrot mit dem Hütchenspiel. Dazu benötigt er einen Tisch, drei gleich aussehende Becher und eine Erbse. Und er benötigt natürlich einen Mitspieler, der mit ihm wettet, ob er errät, unter welchem Becher die Erbse liegt.

Im Film stellt sich ein groß gewachsener Soldatenkollege Robin Hoods Herausforderung. Der legt die Erbse unter einen der Becher und bewegt die drei Becher dann sehr schnell und geschickt hin und her. Der Hüne sagt: *„Ich beobachte dich schon eine ganze Weile. Du bist ein Betrüger. Da ist gar keine Erbse!“*

Robin Hood will den ersten Becher heben, auf den der Hüne gezeigt hat, aber der traut ihm nicht und will ihn unbedingt selbst heben. Darunter befindet sich tatsächlich, wie von ihm erwartet, keine Erbse. Er hebt auch einen zweiten Becher selbst, denn er traut ja dem Hütchenspieler nicht. Wieder keine Erbse! Der Hüne triumphiert, denn schon sieht er den Spieler als überführt an und hebt schließlich den dritten Becher ... Doch darunter liegt tatsächlich eine Erbse, und unser Held hat die Lacher auf seiner Seite. Danach kommt es, wie es sich in einem Actionfilm gehört, zu einer fröhlichen Schlägerei. So weit der Film.

Der Hüne hatte also eine Hypothese, nämlich die, dass unter keinem der Becher eine Erbse liegt und dass der Hütchenspieler somit ein Betrüger ist. Diese Hypothese ist entweder wahr oder falsch. „Teilweise wahr“ gibt es bei diesem einfachen Beispiel nicht.

Um seine Hypothese zu überprüfen, hebt er den ersten Becher – und sieht seine Theorie zunächst bestätigt. Er hebt einen zweiten Becher und sieht seine Theorie erneut bestätigt. Doch kann er seine Theorie jetzt bereits zur allgemeingültigen Wahrheit erklären? Nein, natürlich nicht. Das kann er erst dann, wenn er auch den dritten Becher hochhebt und dort ebenfalls keine Erbse zu finden ist, vorausgesetzt, der Hütchenspieler hatte keine Gelegenheit zu schummeln.

Die Notwendigkeit von Kontrollversuchen

Was lehrt uns dieses Hütchenspiel? Es lehrt uns, dass eine Hypothese erst dann zur Wahrheit erklärt werden kann, wenn alle Gegenhypothesen durch Kontrollversuche ausgeschlossen werden konnten. Es reicht einfach nicht, unter nur einem Becher nachzusehen und sie, wenn sich keine Erbse darunter befindet, zum allgemeingültigen Gesetz zu erheben. Dazu müssen sämtliche, also all drei, vorhandenen Becher unseres Beispiels überprüft werden.

Doch was wäre zum Beispiel gewesen, wenn nicht der einfache Bogenschütze Robin, sondern König Richard Löwenherz selbst zum Hütchenspiel geladen hätte? Wer von seinen Soldaten hätte es gewagt, ihm öffentlich Mogelei zu unterstellen, wer hätte darauf bestanden, unter alle Becher zu schauen?

Es gibt also soziale Umstände, in denen sich die „eigentliche Wahrheit" einer sozialen Übereinkunft unterordnen muss. Auf die Infektionsmedizin übertragen bedeutet dies: Reicht es, im übertragenen Sinne nur einen Becher zu heben, indem man von einem an Masern Erkrankten Blut- oder Gewebeproben entnimmt, diese einem Gesunden injiziert und dann auf eine erfolgreiche Ansteckung durch ein Virus schließt, wenn die Testperson mit masernähnlichen Symptomen erkrankt?

Um eine Gesetzmäßigkeit ableiten zu können, muss dieses Phänomen natürlich zuverlässig reproduzierbar sein. Außerdem muss wenigstens ein Kontrollversuch unternommen werden, um auszuschließen, dass die Art und Weise der Versuchsanordnung die Ursache der beobachteten Symptome sein könnte. Der Kontrollversuch entspricht der Überprüfung, ob tatsächlich unter wenigstens einem der Becher, die sich im Spiel befinden, eine Erbse liegt.

Für die Gegenprobe benötigt man bei einem Ansteckungsversuch eigentlich nur eine gleichartige Blut- oder Gewebeprobe von einer völlig gesunden Person, die der genau gleichen Prozedur unterzogen wird.

So wie der Hütchenspieler keine Gelegenheit zum Schummeln bekommen darf, so sollten auch die Wissenschaftler, die den Ansteckungsversuch durchführen, nicht schummeln können.

Das können sie dann nicht, wenn sie nicht wissen, welche der Proben von dem Masern-Patienten stammt und welche von dem Gesunden. Wenn nun bei beiden Versuchen – je einmal mit der Probe eines Erkrankten und mit der Probe eines Gesunden – die gleichen Resultate in Form von ähnlichen Symptombildern auftreten würden, dann ergäbe sich daraus sofort eine gänzlich andere Aussage.

Wer dagegen nur den Versuch mit der Probe eines Masern-Patienten macht – oder nur einen der Becher hebt, der kann logischerweise nicht ausschließen, dass die Art und Weise des Experiments eine mögliche Fehlerquelle darstellt. Solange der Versuch nicht mit einer Kontrollgruppe nachgeholt wird, wird niemand wirklich wissen, ob seine Schlussfolgerungen mit der Wahrheit übereinstimmen.

Warum nur haben Mediziner so ein Problem mit den Kontrollversuchen? Vor 100 bis 150 Jahren hatte die Hypothese der Pleomorphisten, die davon ausgingen, dass die Mikroben nicht von außen eindringen, sondern aus den Zellen selbst kommen, noch viele Anhänger. Somit hätte es wissenschaftlich gesehen auch bei einem Ansteckungsversuch völlig selbstverständlich sein müssen, die Gegenprobe zu machen. Doch das wurde beim ersten gelungenen Ansteckungsversuch mit Rhesusaffen, wie wir im nächsten Abschnitt sehen werden, eben nicht berücksichtigt.

Was mögen wohl die Gründe dafür sein? Wenn ich mit medizinischen Laien über den Sinn von Kontrollversuchen bei solchen Ansteckungsexperimenten diskutiere, dann leuchtet ihnen das in der Regel vollkommen ein. Diskutiere ich jedoch mit Medizinern oder medizinischen Wissenschaftlern, ist dies ebenso regelmäßig nicht der Fall.

Im Rahmen des Masern-Virus-Prozesses vor dem Oberlandesgericht Stuttgart am 16. Februar 2016 hatte ich die Gelegenheit, den Kläger Dr. med. David Bardens zu interviewen. Ich sprach ihn unter anderem auf den Sinn von Kontrollversuchen an, um etwa auszuschließen, dass Zellbestandteile aus den Zellkulturen versehentlich für Masern-Viren gehalten werden. Dies ist nämlich der Vorwurf, den der Biologe Dr. Stefan Lanka der Wissenschaft macht.

Die Notwendigkeit der Überprüfung von allgemein als wahr akzeptierten Theorien sah Bardens zwar grundsätzlich als sinnvoll an, nur eben konkret bei den Masern nicht, denn diese seien ja bereits „von Tausenden Wissenschaftlern" überprüft worden.

Er könne es sich einfach nicht vorstellen, dass Kontrollversuche, die er grundsätzlich als sinnvoll erachtete, eben beim Masern-Virus niemals vorgenommen wurden.

Bardens ist ein durchaus sympathischer junger Mann. Jemand, der den Doktor in Medizin macht, kann auch nicht dumm sein. Wie ist es also möglich, dass er trotz aller Bildung etwas nicht nachvollziehen kann, das mir und vielen interessierten medizinischen Laien sofort einleuchtet?

Überlebensinstinkte und Herdenreflexe

Möglicherweise ist die Ursache nicht auf der Verstandesebene zu suchen, sondern eben auf der bereits angedeuteten sozialen Ebene. Unser Denken wird mehr oder weniger bei uns allen durch eine Art Herdenreflex (mit-)bestimmt. Das ist eine Art Urinstinkt. Als der Mensch noch Jäger und Sammler war, konnte er nur in der Gruppe überleben. Ausgestoßen zu werden war gleichbedeutend mit dem Tod.

Dieser Instinkt hilft auch dem Säugling und Kleinkind, dessen Überleben ja völlig von seinem sozialen Umfeld abhängt. Denn in der Regel stellen unsere Bezugspersonen ausgesprochene wie auch unausgesprochene Bedingungen an ihr Wohlverhalten. Solange der Säugling ganz klein, völlig hilflos und ausgeliefert ist, muss er sich anpassen, um zu überleben. Auch während des Studiums – und im Medizinstudium soll es besonders extrem sein – entscheidet vor allem auch die Fähigkeit, sich anzupassen, darüber, ob man das Studium bewältigt. Der Student, der zu viele Fragen stellt und zu viele Aussagen seiner Professoren anzweifelt, hat in der Regel die schlechteren Karten.

Auch in den meisten Firmen wird Anpassung mit Wohlverhalten honoriert, in Cliquen und allen sozialen Gruppen, die sich über bestimmte Gemeinsamkeiten definieren. Diese „Sozialherden" honorieren für gewöhnlich Anpassung sowie Gleichschaltung und bestrafen Abweichungen mit Ausgrenzung oder gar mit Sanktionen. Ich könnte vermutlich ein ganzes Buch mit Beispielen füllen, aber ich denke, dass Sie mit ein bisschen Nachdenken genügend Beispiele aus Ihrem eigenen Leben für das Phänomen der sozialen Anpassung finden können.

Um auf das Interview zurückzukommen: Solange die Forderung nach Kontrollversuchen allgemein und unverbindlich bleibt, kommt ein Doktor der Medizin nicht in Konflikt mit seiner „Herde", der sozialen Gruppe, die wesentlich über seine künftige berufliche und gesellschaftliche Stellung entscheidet.

Anpassung und Aufstieg innerhalb der Hackordnung

Unsere Gesellschaft ist darauf ausgelegt, dass derjenige Anerkennung findet, der sich den Normen anpasst. Eine gewisse Ausnahme ist erlaubt: Wir dürfen mit anderen in Konkurrenz treten, „um Karriere zu machen". Das bedeutet, sich in Richtung Spitze der Gesellschaftspyramide zu bewegen. Doch dort ist es ziemlich eng, schließlich kann es nur einen Bundeskanzler geben, nur einen Bundesgesundheitsminister, nur

16 oder 17 Mitglieder der Ständigen Impfkommission (STIKO), und auch die Anzahl an Professorenstellen oder sonstigen Führungspositionen in Deutschland ist begrenzt.

Dieses Karrieredenken, das Streben nach einem Platz an der Spitze, wird von der großen Sozialherde anerkannt und als erstrebenswertes Ziel angesehen. Aber das ist natürlich nur so lange der Fall, wie der oder die Betreffende die unausgesprochenen Normen nicht infrage stellt.

Je weiter jemand dagegen von dieser Spitze entfernt ist, desto weniger Ansehen genießt er. Je mehr PS mein Nobelauto hat und je größer meine Villa, desto mehr Achtung genieße ich. Damit zeige ich, wie weit oben in der Pyramide ich angesiedelt bin. Wer nicht das Streben hat, sich nach oben in Richtung der Pyramidenspitze in Bewegung zu setzen, erscheint der Sozialherde als suspekt. Warum? Sein Verhalten ist nicht kalkulierbar...

Streben nach Sicherheit und Kontrolle

Meiner Ansicht nach hat das etwas mit dem Streben mancher Menschen zu tun, durch Karriere, also Aufsteigen in der Hackordnung unserer Gesellschaft, mehr Kontrolle über ihr Schicksal zu gewinnen. Je weiter oben in der gesellschaftlichen Hackordnung eine Person steht, desto mehr sicherer fühlt sie sich davor geschützt, ihre „Existenz" zu verlieren, ein „Nichts" zu sein, sich und ihre Familie nicht ernähren zu können.

Das dürfte in der Regel mit einem frühkindlichen Traumata zusammenhängen, in dem Erfahrungen mit Ohnmacht und Ausgeliefertsein eine Rolle spielen. Wer das vertiefen möchte, dem empfehle ich insbesondere eine Publikation meines Kollegen und Freundes Michael Kent.[108a]

Ein junger Arzt, der über den Sinn von Kontrollversuchen während der medizinhistorischen Grundlagenforschung nachdenkt, bewegt sich so gesehen auf einem gefährlichen Terrain: Falls er feststellen muss, dass diese Grundlagen auf falschen Voraussetzungen basieren, war vielleicht alles, was er bisher gelernt und erreicht hat, für die Katz'. Außerdem riskiert er Sanktionen seiner Sozialherde, also des medizinischen Systems. Auch dort ist jeder mehr oder weniger auf Anpassung getrimmt, und niemand will riskieren, ausgegrenzt zu werden, weil er sich mit einem Normbrecher solidarisiert hat.

Achten Sie doch bitte einmal auf die Körpersprache, wenn Sie mit einem Arzt oder jemandem sprechen, der eine Position im medizinischen System innehat, zum Beispiel, wenn Sie sich kritisch zum Impfen oder den Verdacht äußern, eine Erkrankung könnte mit einer zuvor vorgenommenen Impfung zusammenhängen. Immer wieder wird mir in solchen Fällen von dem Phänomen der „Erstarrung" berichtet, dass Gesicht und Körperhaltung regelrecht einfrieren. Das Erstarren ist neben dem Angriff und der Flucht ein archaisches Überlebensmechanismus der Natur – von der wir schließlich ein Teil sind.

Ritualhaft wird dann die Impfung verteidigt, oft gepaart mit Einschüchterungsversuchen. Ein solcher Gesprächspartner befindet sich auf einer nicht rationalen Ebene, sondern im Überlebensmodus, denn er befürchtet, dass seine Stellung innerhalb seiner Sozialherde möglicherweise in Gefahr ist.

Wer bestimmt eigentlich unseren Selbstwert?

Eine damit zusammenhängende Frage, die sich jeder von uns stellen kann, ist die Frage danach, wie wir uns und unseren Wert definieren. Definieren wir uns in Abhängigkeit von der Anerkennung durch andere, insbesondere der Sozialherde, der wir uns zugehörig fühlen? Was bliebe dann von uns übrig, wenn wir aus der Gemeinschaft ausgeschlossen würden?

Oder definieren wir uns vor allem aus einem positiven Selbstbild heraus? Sind wir davon abhängig, was andere über uns denken, oder ist es uns wichtig, was wir selbst über andere denken?

Ist es nicht ein merkwürdiges Paradoxon, wenn jeder seinen Selbstwert von der Anerkennung anderer abhängig macht und diese anderen sich an die jeweils in der Sozialherde geltende Norm halten? Welchen Wert hat dann das Individuum, wenn es sich nicht von anderen Individuen abhebt, wenn wir alle gleichgeschaltet sind? Wer genau hat denn diese Normen bestimmt, beispielsweise jene, dass die Frage, ob Masern wirklich durch ein pathogenes Virus verursacht werden?

So lange wir auch suchen – wir werden da niemanden finden. Sicherlich werden wir Interessengruppen finden, die von dieser Norm profitieren. Sie haben diese Neigung des Menschen zur Anpassung aber nicht erfunden – sie profitieren nur davon und nutzen sie zur Manipulation der Massen.

Wo Reformen ansetzen müssen

Ausschließliche äußere Reformen unseres Gesundheitswesens, die die unausgesprochenen Regeln der Sozialherde unangetastet lassen, werden deshalb letztlich auch nichts fruchten. Meiner Ansicht nach müssen wir unser gesamtes Werte- und Erziehungssystem bewusst überprüfen und dann gezielt umstellen. Wir müssen in der Pädagogik von Anfang an der Erlangung von Selbstachtung Vorrang vor dem ansonsten herrschenden Anpassungsdruck geben. Nicht das gemeinsame Streben an die Spitze der Gesellschaftspyramide sollte die zentrale Übereinkunft sein, sondern die Förderung von Individualität, Unabhängigkeit, Selbstverantwortlichkeit, Kreativität, Selbstbestimmung und die selbstbewusste Verfolgung eigener Ziele, die sich an persönlichen Neigungen, Fähigkeiten und Begabungen orientieren.

Sobald wir diesen Paradigmenwechsel der Werte auch in der Medizin geschafft haben, werden wir, so meine begründete Vermutung, einen Fortschritt erleben, der alles in den Schatten stellen wird, was wir in der Menschheitsgeschichte bisher erlebt haben. Denn dann dürfen sich neue Ideen und neues Wissen zeitnah bewähren, statt erst einmal generationenlang gegen den Widerstand der Sozialherde kämpfen zu müssen, die jede Veränderung reflexartig als Gefahr für den eigenen Platz in der Herde ansieht.

Konsequenzen für unseren Alltag

Diese Sichtweise hat für denjenigen, der dabei ist, die unausgesprochenen Normen unserer Gesellschaft zu hinterfragen, mehrere unmittelbare Konsequenzen. Die erste ist die Erkenntnis, dass bei denjenigen, die die alten Normen vehement verteidigen, in der Regel keine bösen Absichten vorliegen – und dass sie keine Feinde sind, die es zu bekämpfen gilt. Das Gegenteil ist der Fall: Der Aufbau von Fronten verlangsamt die notwendige gesellschaftliche Erneuerung.

Da wir andere nicht ändern können, sondern jeder nur sich selbst in seiner eigenen Geschwindigkeit und Eigentümlichkeit, gilt es im eigenen Umfeld, vor allem in der eigenen Familie und in erster Linie bei den eigenen Kindern, darauf zu achten, dass nicht die Forderung nach Anpassung, sondern die wohlwollende Unterstützung von Selbstausdruck das Miteinander bestimmt. Und dieser Selbstausdruck zeigt sich zum Beispiel im kritischen Hinterfragen geltender Normen.

Eine weitere Konsequenz ist, dass sich automatisch unser soziales Umfeld ändert, wenn wir uns nicht mehr den üblichen Denk- und Verhaltensschablonen verpflichtet fühlen. Denn wir lernen mehr und mehr jene Menschen schätzen, die sich ebenfalls aus den Schablonen gelöst haben, und empfinden sie als Bereicherung und nicht mehr als Gefahr.

Auch dies ist ein wesentliches Merkmal der vielen impfkritischen Elternstammtische, die in den letzten Jahren in Deutschland und in anderen Ländern entstanden sind.

18.7 Das Ansteckungsexperiment von 1911

Woher nehmen wir eigentlich die Sicherheit, dass die Masern durch ein Virus verursacht werden und keine anderen Faktoren eine wesentliche Rolle spielen? Die Erregerhypothese wurde nach Ansicht der offiziellen Lehrmeinung erstmals im Jahre 1911 durch Ansteckungsversuche mit Rhesusaffen bewiesen. Die Publikation zu diesem Experiment liegt vor – eine gute Gelegenheit, einmal zu prüfen, wie der Beweis damals konkret geführt wurde und wie stimmig die Schlussfolgerungen der Autoren sind. Darüber hinaus stellt sich uns natürlich die Frage, ob und wie damals Kontrollversuche vorgenommen wurden.

„Ein Meilenstein der Masern-Forschung"

Die weltweit bedeutsamste Publikation der Impfexperten ist ohne Zweifel *Vaccines*, ein Kompendium, das 2017 in der 7. Auflage mit 1.700 Seiten Umfang erschien. Sucht man dort nach den medizinhistorischen Quellen für die aktuell geltende Lehrmeinung zu den Masern, wird man auf ein Ansteckungsexperiment aus dem Jahre 1911 hingewiesen.

Es wurde von den Forschern Anderson und Goldberger in Washington durchgeführt und stellte laut *Vaccines* bis 1954 die Spitze der Masern-Forschung dar.[109]

Der Kinderarzt und Pionier des Masern-Impfstoffs, Prof. Dr. Samuel L. Katz von der Duke Universität im US-Bundesstaat North Carolina, bewundert in einer 2006 erschienenen Publikation die Akribie, mit der die beiden Wissenschaftler seiner Ansicht nach ihre Versuche durchführten:[110]

> *„Das Experiment von Anderson und Goldberger von 1911 war für die Masern-Forschung bahnbrechend. Bis dahin war es nicht gelungen, in einem Tierversuch die Übertragung der Masern zu dokumentieren. Danach sind weitere 43 Jahre vergangen, bis 1954 John Enders und seine Kollegen einen weiteren Fortschritt erzielten, als sie das Masern-Virus erfolgreich in einer Zellkultur vermehrten."*

Nachdem die verschiedensten Übertragungsversuche der Masern bei Kleintieren misslungen waren, wagten Anderson und Goldberger als Erste den Versuch mit Rhesusaffen. Möglicherweise fühlten sie sich durch die berühmten Ansteckungsversuche von Landsteiner und Popper ermutigt, die diese 1908 in Wien im Zusammenhang mit der Kinderlähmung durchgeführt hatten.[111]

Das Ziel der Masern-Ansteckungsversuche in Washington war die Erzeugung von Fieber und einem für die Masern typischen Hautausschlag. Nachfolgend eine Zusammenfassung der durchgeführten Experimente:

Versuch 1

Als Quelle dienen 10 ccm Blut des Masern-Patienten L. F. aus New York City, das ihm einen Tag nach Beginn des Hautausschlags entnommen wird. Bei Ankunft im Labor ist die Probe allerdings teilweise geronnen, da man es nicht ausreichend defibriniert hat. Dem Blut werden 10 ccm Salz zugeführt, um die Gerinnung aufzulösen. 13 ccm des gelösten Blutes werden in einen Glaskolben gegeben. Die restlichen 7 ccm werden zusätzlich mit Salzlösung verdünnt und dann in einen zweiten Glaskolben gegeben. Acht Stunden nach der Entnahme der Blutprobe erhält der Rhesusaffe Nr. 1 insgesamt 10 ccm der ersten Lösung und Nr. 2 eine Mischung der ersten und der zweiten Lösung per Injektion in die Bauchhöhle. Das Ergebnis: Bei beiden Tieren tritt nach 11 Tagen ein leichter Temperaturanstieg auf.

Als Gegenprobe werden 0,5 ccm der unverdünnten Blutprobe 5 Tage lang in einer Traubenzuckerlösung bei 37 °C bebrütet. Eine Bakterienvermehrung ist danach nicht erkennbar. Die Blutprobe hat, so die Schlussfolgerung der Autoren, demnach keine Bakterien enthalten, weshalb Bakterien als mögliche Ursache der Masern von vorn herein ausgeschlossen wurden.

Versuch 2

Das Blut für den zweiten Versuch wird dem Masern-Patienten J. R. W. aus einer psychiatrischen Klinik entnommen, einen Tag nach Beginn des Ausschlags. Es wird danach sofort defibriniert und zum Versuchslabor gebracht. 1,5 Stunden nach der Blutentnahme erhalten zwei Rhesusaffen je eine Injektion in die Bauchhöhle, Nr. 38 bekommt 5 ccm, und Nr. 42 bekommt 2,5 ccm injiziert, allerdings mit Salzlösung verdünnt.

Das Ergebnis: Bei beiden Tieren steigt nach 10 Tagen die Temperatur, aber nur bei Nr. 38 in nennenswerter Höhe. Auch hier – wie übrigens bei allen anderen Versuchen – verläuft die Anzucht von Bakterien negativ.

Abb. 41

Masern-Ansteckungsversuch von 1911

Versuchstier:	Injektion in:	Symptome:
Versuch 1 mit Probe von Masernpatient L. F.		
Affe Nr. 1	Bauchhöhle	leichter Temperaturanstieg
Affe Nr. 2	Bauchhöhle	leichter Temperaturanstieg
Versuch 2 mit Probe von Masernpatient J. R. W.		
Affe Nr. 38	Bauchhöhle	Temperaturanstieg
Affe Nr. 42	Bauchhöhle	leichter Temperaturanstieg
Versuch 3 mit Probe von Masernpatient I. S. E.		
Affe Nr. 7	subkutan	leichter Temperaturanstieg
Affe Nr. 40	Bauchhöhle	leichter Temperaturanstieg
Affe Nr. 12	Gehirn	leichter Temparaturanstieg + Ausschlag
Versuch 3a mit Probe von aus dem Herzen von Rhesusaffen Nr. 12		
Affe Nr. 44	Bauchhöhle	keine sichtbare Reaktion
Versuch 4 mit Probe von Masernpatient J. R. W. 2		
Affe Nr. 6	Herz	Temperaturanstieg + Ausschlag + trockener Husten + Tod aufgrund innerer Blutungen
Affe Nr. 8	Gehirn + Bauchhöhle	Temperaturanstieg + Ausschlag
Affe Nr. 12	Gehirn + Bauchhöhle	keine Reaktion (wiederholte Injektion!)
Versuch 4a mit Probe aus dem Herzen von Rhesusaffen Nr. 8		
Affe Nr. 20	Gehirn + Bauchhöhle	Temperaturanstieg + Ausschlag
Affe Nr. 22	Gehirn + Bauchhöhle	Temperaturanstieg + Ausschlag
Versuch 4b mit Probe aus dem Herzen von Rhesusaffen Nr. 6		
Affe Nr. 35	subkutan + intravenös	Temperaturanstieg + Ausschlag
Affe Nr. 37	intravenös	Temperaturanstieg
Gegenproben mit dem Blut von gesunden Masernpatienten oder Affen		
keine!		
Übertragungsversuche auf natürlichem Weg (z. B. Versprühen von Aerosol)		
keine!		

© impf-report 2016

Quelle: impf-report Ausgabe Nr. 110, 1/2016, Seite 29

Versuch 3

Die Probe stammt von Patient I. S. E, einer Krankenschwester in einer psychiatrischen Klinik. Einen Tag, nachdem der Ausschlag beginnt, wird ihr Blut entnommen. Es wird sofort defibriniert und zwei Stunden nach der Entnahme injiziert:

Rhesusaffe Nr. 7 erhält 5 ccm, halb mit Salzlösung verdünnt. Die Injektion erfolgt subkutan. Ergebnis: ein leichter Temperaturanstieg nach etwa 10 Tagen

Rhesusaffe Nr. 40 erhält 5 ccm halb mit Salzlösung verdünnt. Die Injektion erfolgt in die Bauchhöhle. Ergebnis: ein leichter Temperaturanstieg nach 8 Tagen.

Rhesusaffe Nr. 12 erhält 0,5 ccm halb mit Salzlösung verdünnt. Die Injektion erfolgt in den Schädel. Ergebnis: ein leichter Temperaturanstieg nach 10 Tagen und ein Ausschlag für vier Tage. Dies ist aus Sicht der Forscher ein erster Erfolg.

Versuch 3a

Dem Rhesusaffen Nr. 12 wird Blut aus dem Herzen entnommen, das anschließend defibriniert wird. 9 ccm davon werden dem Rhesusaffen Nr. 44 ebenfalls in die Bauchhöhle injiziert. Ergebnis: 28 Tage lang keine sichtbare Reaktion. Die Autoren diskutieren, ob dies bedeutet, dass Affe Nr. 12 in Wahrheit virusnegativ gewesen ist. Das halten sie aber für unwahrscheinlich. Ihre Schlussfolgerung: Das Virus ist nur sehr schwach virulent, oder aber der Rhesusaffe Nr. 44 ist nicht empfänglich.

Versuch 4

Das Blut stammt wieder von einem Patienten der psychiatrischen Klinik. Irritierend ist, dass es sich nochmals um einen „J. R. W." handelt, allerdings mit dem Zusatz „2d". Ob es sich um den gleichen Patienten handelt, dessen Hautausschlag einen neuen Schub zeigte (was ungewöhnlich wäre), oder um eine zufällige Namensgleichheit, geht aus der Publikation nicht hervor. Das entnommene Blut wird auch hier einen Tag nach der Entnahme für die Versuche verwendet.

Rhesusaffe Nr. 6 bekommt eine Injektion von 2,5 ccm ins Herz. Ergebnis: Nach 9 Tagen erfolgt ein starker Temperaturanstieg, nach 10 Tagen Ausschlag und trockener Husten. Das Tier stirbt an inneren Blutungen.

Rhesusaffe Nr. 8 erhält 0,5 ccm ins Gehirn und parallel 3 ccm ins Bauchfell injiziert. Ergebnis: Es gibt einen starken Fieberanstieg nach 10 Tagen, der 7 Tage andauert, und auch einige Hautausschläge. Nach 10 Tagen wird eine Blutprobe aus dem Herzen entnommen.

Rhesusaffe Nr. 12 bekommt im Zuge dieses Versuchs eine zweite Injektion. Der Zweck: Man möchte wissen, ob er durch die von der ersten Injektion hervorgerufenen Erkrankung immun geworden ist. Ergebnis: Das Tier zeigt keinerlei sichtbare Reaktion. Dies wird von den Autoren als erworbene Immunität gewertet.

Dass die fehlende Reaktion auch die Folge einer durch Vergiftung hervorgerufenen Zellschwäche sein könnte, wie es der berühmte Toxikologe Louis Lewin damals bereits postuliert hatte, wird von den Autoren leider nicht diskutiert.[112]

Versuch 4a

Bei diesem Experiment wird Blut aus dem Herzen von Rhesusaffe Nr. 8 gleichzeitig in Schädel und Bauchfell der Rhesusaffen Nr. 20 und 22 injiziert.

Rhesusaffe Nr. 20 zeigt nach 6 Tagen einen Temperaturanstieg und nach etwa 4 weiteren Tagen einen schwachen Hautausschlag.

Rhesusaffe Nr. 22 weist nach 6 Tagen einen Temperaturanstieg und nach 3 weiteren Tagen einen deutlichen Hautausschlag auf. Schlussfolgerung der Autoren: *„Die Übertragung des Virus ist gelungen."*

Versuch 4b

Eine defibrinierte Blutprobe aus dem Herzen des Rhesusaffen Nr. 6 wird in die Rhesusaffen Nr. 35 und 37 injiziert: Rhesusaffe Nr. 35 erhält je eine Injektion subkutan und intravenös. Ergebnis: Ab dem 6. Tag tritt Fieber auf, und es zeigen sich auch einzelne Hautausschläge. Rhesusaffe Nr. 37 erhält seine Injektion intravenös. Ergebnis: Fieber nach 5 Tagen, kein Ausschlag.

Fazit der Autoren: Insgesamt neun Rhesusaffen wurde defibriniertes Blut von vier menschlichen Masern-Patienten injiziert. Von diesen neun Tieren zeigten vier Tiere deutliche Masern-Symptome (Fieber und Hautausschlag). Von fünf Versuchen, das Virus von infizierten Affen auf andere Affen zu übertragen, gelangen drei. Schlussfolgerungen:

- Masern können über die Injektion von Blut eines erkrankten Menschen auf Rhesusaffen übertragen werden.
- Die Empfänglichkeit der Rhesusaffen ist jedoch nicht sehr ausgeprägt und variiert.
- Das Masern-Virus lässt sich nicht in Standard-Traubenzuckerlösung anzüchten.

Mein Fazit: Wissenschaft mit vielen Fragezeichen

Es drängt sich die Frage auf, ob und inwieweit diese Versuche reproduzierbar sind. Die Art und Weise des Versuchs wurde von Versuchstier zu Versuchstier verändert, statt zum Beispiel jeweils eine ganze Zehnergruppe genau gleich zu behandeln, wodurch man Zufallsergebnisse leichter hätte ausschließen können.

1. Die Frage, wie viele Versuche die jeweiligen Affen schon vorher mitgemacht hatten, was ja Auswirkungen auf ihren Vergiftungsstatus und Gesundheitszustand haben muss – und damit auf ihre Empfind-

lichkeit gegenüber Stressfaktoren –, bleibt offen. Ob auf vergleichbares Alter, Gewicht und Geschlecht Wert gelegt wurde, geht ebenfalls nicht aus der Publikation hervor.

2. Die Durchnummerierung der Versuchsaffen lässt die Möglichkeit offen, dass es weitere Versuche gegeben hat, die aber nicht dokumentiert wurden. Welche Experimente waren das, und wie sind sie verlaufen?
3. Nachbildungen des natürlichen Ansteckungsweges, zum Beispiel durch Sprühen des vermuteten Erregers über ein Aerosol in den Rachen und ins Gesicht, sind nicht dokumentiert, wurden also möglicherweise noch nicht einmal versuchsweise unternommen.
4. Entscheidend ist jedoch, dass keine Kontrollversuche mit dem Blut von gesunden Menschen durchgeführt wurden, um auszuschließen, dass allein die Art und Weise des Experiments die beobachteten Symptome verursacht hat.
5. Nur bei drei von neun Affen gelang die beschriebene Ansteckung. Nur bei drei von fünf Versuchen gelang es, die Symptome von Affen zu Affen zu übertragen. Daraus kann man keine Gesetzmäßigkeit ableiten und darauf auch keine Hypothese aufbauen.
6. Durch dieses Experiment wurde unabhängig vom Ergebnis noch nicht einmal das erste Henle-Koch-Postulat erfüllt, nämlich der optische Nachweis, denn die Existenz von Viren war 1911 noch eine reine Vermutung, da die Auflösung der damaligen Lichtmikroskope nicht ausreichte, um Viren sichtbar zu machen.

Das Experiment mag nach damaligem Verständnis wissenschaftlich auf der Höhe seiner Zeit gewesen sein, nach heutigem Verständnis ist es allenfalls als warnendes medizinhistorisches Beispiel brauchbar, wie man es eben *nicht* machen sollte.

18.8 Die Publikationen des David Bardens

Im November 2011 schrieb der Biologe Dr. rer. nat. Stefan Lanka einen Preis von 100.000 Euro für denjenigen aus, der ihm eine wissenschaftliche Publikation vorlegen kann, *„in der die Existenz des Masern-Virus nicht nur behauptet, sondern auch bewiesen und darin unter anderem dessen Durchmesser bestimmt ist. Das Preisgeld wird nicht ausgezahlt, wenn es sich bei der Bestimmung des Durchmessers des Masern-Virus nur um Modelle oder Zeichnungen [...] handelt.“* Der damalige Medizinstudent und heutige Arzt Dr. David Bardens nahm schließlich die Herausforderung an und legte Lanka sechs wissenschaftliche Publikationen vor, die seiner Ansicht nach die Existenz des Masern-Virus zweifelsfrei beweisen. Lanka wies diese Publikationen als unzureichend zurück, woraufhin Bardens klagte. Vor dem Landgericht Ravensburg kam es zur Verhandlung über die Auszahlung des Preisgeldes, und ein gerichtlich bestellter Gutachter beurteilte die Beweiskraft der Publikationen. Nachfolgend stellen wir die sechs Publikationen vor und besprechen sie.

Publikation Nr. 1

Enders, J.F. & Peebles, T.C. (1954): *„Propagation in tissue cultures of cytopathogenic agents from patients with measles."* Proceedings of the Society for Experimental Biology and Medicine, 86(2): 277-286.

Kernaussage: ***„Die Masern-Ursache kann vom Menschen auf Zellkulturen übertragen und dort vermehrt werden."***

Von sieben an Masern erkrankten Patienten wurden Rachenabstriche, Blut- und Stuhlproben genommen und durch Zentrifugieren sowie dem Zusetzen von Antibiotika sichergestellt, dass sie keine Bakterien (mehr) enthalten. Dann wurden 2 ml sterile und fettfreie Milch zugesetzt. Die sich daraus ergebende Lösung wurde in verschiedene Zellkulturen (menschliche Niere, Uterus, embryonaler Darm und Lunge, Rhesusaffen-Hoden) gegeben.

Die Veränderungen wurden mit dem Mikroskop beobachtet und mit unbehandelten Zellkulturen verglichen. Die Autoren stellen krankhafte Veränderungen der Zellkulturen fest, zum Beispiel die Bildung von Riesenzellen und Zelltod, was sie als die Wirkung eines krank machenden Agens im Zellkern interpretieren.

Die Kulturüberstände der veränderten Zellen wurden durch einen für Bakterien undurchlässigen Filter geschickt und auf weitere Zellkulturen (menschliche Niere, Vorhaut, Uterus, embryonale Haut und Muskulatur, Rhesusaffen-Niere, Hühner-Embryo) überimpft. Dort traten die gleichen krankhaften Veränderungen auf, was als Virusaktivität interpretiert wurde.

Das auf diese Weise als infektiös identifizierte Material wurde dann in dauerhaften Zellkulturen aus menschlicher Niere und Affenniere zur weiteren Verwendung übertragen.

Das Erhitzen des Ausgangsmaterials (60 °C für 30 Min.) führte bei einer von fünf als infektiös eingestuften Proben zu einer Abschwächung der pathologischen Wirkung auf Zellkulturen. Eine Kühlung führte dagegen zu keiner Veränderung dieser Wirkung. Das wird als Hinweis gewertet, dass es sich bei der gesuchten Substanz um ein Eiweiß handeln könnte.

Von den sieben Kindern konnte bei fünf eine Infektiosität des Probenmaterials (durch Beobachtung krankhafter Veränderungen bei der behandelten Zellkultur) festgestellt werden. Von fünf Rachenabstrichen wirkten vier in diesem Sinne infektiös. Von vier Stuhlproben erwies sich keine als infektiös.

In fünf der sieben Fälle konnten mittels Neutralisations- und Komplementbindungstests biochemische Veränderungen nachgewiesen werden, die – wie bei dieser Art von Forschung üblich – als Bildung von spezifischen Antikörpern gegen das Virus interpretiert wurden.

Dieses Phänomen trat umso stärker auf, je mehr Zeit vergangen war. In zwei Fällen scheint nicht das hypothetische Masern-Virus für pathologische Veränderungen der Zellkulturen verantwortlich gewesen zu sein. Einmal stammt das vermutete Virus offenbar aus einer der ursprünglichen Zellkulturen, möglicherweise aus den Affenzellen, ein anderes Mal wurde es über den Komplementbindungstest als Herpes-Simplex-Virus identifiziert.

Die Autoren sehen ihre Ergebnisse als vorläufig an. Ihre indirekten Beweise müssten noch durch Übertragungsversuche von der Zellkultur auf Affen und auf Menschen ergänzt werden. Sie verwenden den Begriff „Virus“ durchgehend eher im Sinne von „verursachende“ oder „infektiöse Substanz“. Die Autoren räumen außerdem ein, dass sie nicht ausschließen können, dass bereits in den Zellkulturen Viren enthalten waren oder dass auch andere Viren, die mit den Masern nichts zu tun haben, über die Patientenproben mit in die Kulturen übertragen wurden und dort für die pathologischen Veränderungen sorgten.

Stellungnahme von Dr. rer. nat. Stefan Lanka

Das beobachtete Sterben der Zellen sei nicht das Ergebnis eines Virus, sondern ein Laborartefakt, also eine Folge der Art und Weise des Experiments und der verwendeten Chemikalien. Dies hätte man mit Kontrollversuchen ausschließen müssen, wobei man die Zellkulturen etwa der Probe eines Gesunden hätte aussetzen müssen. Eine Isolierung im Sinne von Hochaufreinigung des Virus und Dokumentation dieser Isolierung durch Fotografie im Elektronenmikroskop habe nicht stattgefunden. Damit seien auch die Henle-Koch-Postulate nicht erfüllt.

Stellungnahme von Dr. David Bardens

Allein schon der weltweite und seit Jahrzehnten währende Konsens zwischen den Wissenschaftlern schließe einen Irrtum über die Ursache der Masern quasi aus. Die erforderliche Isolierung des Masern-Virus sei vorgenommen worden. Im Übrigen seien die Henle-Koch-Postulate nicht bindend, es seien Ausnahmen bekannt. Auf den Vorwurf der fehlenden Kontrollversuche geht Bardens leider nicht weiter ein.

Stellungnahme von Prof. Dr. Andreas Podbielski

Die vorliegende Publikation Nr. 1 erfülle die aktuell geltenden formalen Voraussetzungen für einen wissenschaftlichen Fachartikel auf internationalem Niveau. Es handele sich zum einen um eine sogenannte Originalarbeit, die ausschließlich eigene Forschungsergebnisse präsentiert, sie sei in einer allgemein anerkannten Fachzeitschrift mit Peer-Review-System veröffentlicht und in wissenschaftlichen Fachdatenbanken gelistet.

Als Mangel könne man ansehen, dass aus dem Artikel nicht eindeutig hervorgeht, welches Probenmaterial anfänglich sowie bei den Folgeversuchen zu genau welchen Zellkulturen gegeben wurde. Auch die Verwendung von nicht mit Probenmaterial infizierten Zellkulturen als Gegenkontrolle, wie von Dr. Lanka kritisiert, könne als Manko verstanden werden. Allerdings könnte dieses Manko durch die Existenz von Patientenproben, die sich als nicht infektiös erwiesen, ausgeglichen werden.

Sein Fazit: Dieser Artikel belege unzweifelhaft, dass ein übertragbares Agens aus Patienten mit typischen Masern-Symptomen isoliert werden könnte und dies in exponierten Zellen typische pathologische Morphologieveränderungen bewirke. Dass es sich bei diesem Agens um das Masern-Virus handele, würde allerdings nicht belegt. Dies würde im Übrigen von den Autoren auch ausdrücklich nicht beansprucht.

Stellungnahme von Prof. Dr. Harald Walach

Eine 100-prozentige Infektiosität, wie man sie erwarten sollte, sei von dem Versuch nicht bestätigt worden. Darüber hinaus sei eine zuverlässige Übertragung nur bei Affenzellkulturen gelungen. Die Autoren selbst würden betonen, dass Affenviren bei den Ergebnissen eine Rolle spielen könnten, mahnten bei der Interpretation deshalb zur Vorsicht.

In Bezug auf die Kontrollversuche bemängelt Walach ausdrücklich die Nichtdurchführung einer systematischen Negativkontrolle mit einer genauso verarbeiteten gleichartigen Ausgangssubstanz. Zwar hätten die Autoren nach damaligen Standards sauber gearbeitet. Ein eindeutiger Beweis dafür, dass einzig und allein Inhaltsstoffe des Abstrichs beziehungsweise der Blutproben für die Zellveränderungen infrage kämen, könne diese Studie jedoch nicht sein. Sie tauge allenfalls als Mosaikstück in einem größeren Bild. Die Wirkung von damals noch unsichtbaren Mikrobakterien könne durch den Versuch nicht ausgeschlossen werden.

Stellungnahme von Hans U. P. Tolzin

Das erste Postulat: Alles beginnt mit dem ersten Henle-Koch-Postulat. Es muss erfüllt sein, und wenn man von einer Ausnahme von der Regel ausgeht, muss diese sehr gut und nachvollziehbar begründet sein. So wie ich das Postulat verstehe, muss die Existenz eines spezifischen infektiösen Erregers zunächst einmal optisch nachgewiesen werden, und zwar nur im Kranken und niemals im Gesunden. Denn in dem Moment, in dem man den vermeintlichen Erreger auch im Gesunden findet oder eben nicht immer nur in erkrankten Menschen, kann der Erreger allenfalls einen Co-Faktor, also eine Mit-Ursache darstellen, niemals aber die eine, alles entscheidende Ursache.

In dem Moment, in dem klar ist, dass Zusatzfaktoren über die Erkrankung (mit-)entscheiden, muss die Forschung sich jedoch zunächst intensiv mit der Identifizierung genau dieser Zusatzfaktoren beschäftigen.

Kein eindeutiger Zusammenhang zwischen Virus und Krankheit: Eine optische Identifizierung des von allen Fremdpartikeln gereinigten Agens wurde der Publikation zufolge noch nicht einmal versucht. Mit welcher Art von Partikeln die Zellkulturen tatsächlich geimpft wurden, kann man deshalb kaum sagen.

Die Autoren gehen davon aus, dass durch Filterung, Antibiotikabehandlung und Zentrifugierung nur Viren als das gesuchte Agens infrage kommen, das die zytopathogenen Veränderungen in den Zellkulturen bewirkt hat.

Zum einen ist, wie ein mir vorliegendes unveröffentlichtes Experten-Gutachten feststellt, die Größe der Filterporen nicht genau beschrieben. Die damals üblichen Filter besaßen meistens eine Porengröße von 0,45 µm. Damit könnten sie beispielsweise für Bakterien der Spezies Mycoplasma oder Spirochaeten durchlässig sein. Darüber hinaus würden Bakterientoxine nicht von dieser Porengröße zurückgehalten. Die Filterung reicht also als Argument für die Anwesenheit von pathogenen Viren nicht aus.

Auch die Verwendung von Antibiotika zur Abtötung von Bakterien ist keine Garantie für die Abwesenheit von Bakterien, da es Bakterienarten gibt, die von Natur aus gegen diese Antibiotika resistent sind.

Wenn sich bei einer von fünf als infektiös angesehenen Patientenproben durch Erhitzung die pathogene Wirkung auf eine Zellkultur abschwächt, so kann dies reiner Zufall sein. Doch auch wenn das nicht der Fall wäre, würde das noch nicht ausreichen, um auf ein Protein als das übertragbare pathogene Agens zu schließen. Doch selbst wenn dieses Agens Proteine, also Eiweiße, enthalten würde, könnte dies ebenso gut auf (kleine) Bakterien, bakterielle Toxine oder Vesikel hindeuten.

Die Fakten reichen somit nicht aus, um unter Umgehung der optischen Identifikation auf ein Virus als das gesuchte Agens zu schließen. Darüber hinaus wurde nur bei fünf von sieben verschiedenen Patientenproben eine Infektiosität des Probenmaterials (durch Beobachtung krankhafter Veränderungen bei der behandelten Zellkultur) festgestellt.

Nur vier von fünf Rachenabstrichen wirkten infektiös, von vier Stuhlproben keine einzige. Nur in fünf von sieben Fällen konnten mittels Neutralisations- und Komplementbindungstests biochemische Veränderungen festgestellt werden, die als Bildung von Antikörpern interpretiert wurden, die sich gegen das Virus richteten.

In zwei Fällen scheint den Autoren zufolge nicht das hypothetische Masern-Virus für pathologische Veränderungen der Zellkulturen verantwortlich gewesen zu sein. Einmal stammt die vermutliche Ursache offenbar aus einer der ursprünglichen Zellkulturen, möglicherweise aus den Affenzellen, das andere Mal wurde es über den Komplementbindungstest als Herpes-Simplex-Virus identifiziert. Die Versuche waren also nicht eindeutig, da sie das infektiöse Agens nicht in jedem Masern-Patienten nachweisen konnten und pathogene Veränderungen in den Zellkulturen auch andere Ursachen hatten. Die Forderung, den Erreger nur im Kranken und niemals im Gesunden zu finden, ist somit nicht erfüllt, Ausnahmen von der Regel sind nicht ausdrücklich beschrieben und begründet.

Geheimnisvolle Biochemie in Genesenen: Wenn aber schon das erste Postulat nicht erfüllt ist, dann kann zwangsläufig auch kein weiteres Postulat erfüllt werden. Denn es kann ja niemand wissen, was genau in der Kultur vermehrt wird, was genau auf Versuchstiere übertragen wird, warum genau diese Versuchstiere erkranken und ob das, was man den Versuchstieren entnimmt, wirklich etwas mit der ursprünglichen Ursache zu tun hat.

Auch die Aussagekraft der Neutralisations- und Komplementbindungstests ist aus meiner Sicht zu hinterfragen: Wenn man das Blut von genesenen Masern-Patienten nimmt und mit einer Flüssigkeit mischt, die man aus erkrankten Zellkulturen gewonnen hat, und diese Mischung in frischen Zellkulturen keine zytopathogene Wirkung zeigt, dann kann das Zufall sein.

Geschieht dies jedoch regelmäßig – und das scheint durchaus der Fall zu sein –, dann wird es natürlich interessant. Dass sich im Rahmen einer überstandenen Infektionskrankheit die Biochemie eines Organismus ändert, und das auf eine spezifische Art und Weise, ist durchaus nachvollziehbar.

Doch ist die geheimnisvolle, im Blut von genesenen Masern-Patienten entstandene Substanz wirklich identisch mit den seit etwa 1900 von ganzen Wissenschaftlergenerationen proklamierten „Antikörpern"? Enders und Peebles, die Autoren von Publikation 1, haben offensichtlich keinen Zweifel daran, und ihre Kollegen auch nicht. Doch dann müssten Menschen mit vielen nachweisbaren hohen Antikörpertitern einen deutlichen gesundheitlichen Vorteil gegenüber Menschen ohne nachweisbare Titer haben. Schließlich basiert der Wirkungsnachweis bei der Zulassung von Impfstoffen in erster Linie auf dem Nachweis dieser sogenannten Antikörper.

Entsprechende Studien wurden jedoch nie durchgeführt – oder aber aus unbekannten Gründen nicht veröffentlicht. Jedenfalls konnten mir die zuständigen deutschen Bundesbehörden Robert-Koch-Institut und Paul-Ehrlich-Institut solche Studien nicht nennen. Sie berufen sich in dieser Frage vielmehr auf den gleichen globalen Konsens der Wissenschaftler wie Dr. Bardens in Bezug auf die Existenz des Masern-Virus.

Kein Ersatz für systematische Negativkontrollen: Ganz und gar nicht folgen kann ich der Argumentation des Gerichtsgutachters, wonach die Versuche mit den nicht infektiösen Patientenproben als Ersatz für Kontrollversuche im Sinne von Dr. Lankas Forderung gewertet werden könnten:

Diese nicht infektiösen Patientenproben sind entweder ein Anzeichen dafür, dass nicht mit der notwendigen Sauberkeit und Exaktheit gearbeitet wurde – oder aber dafür, dass Krankheit und Virus nicht eindeutig zusammengehören. In beiden Fällen lässt die Publikation keine sichere Aussage über das Masern-Virus zu.

Bestimmte Zellkulturen zeigen unter bestimmten Umständen unspezifische pathologische Veränderungen. Ob diese Veränderungen mit den verwendeten Chemikalien zusammenhängen oder mit den verwendeten Kulturen, kann man nach diesen Versuchen nicht mit Sicherheit sagen. Darauf weisen auch die Autoren zumindest zum Teil deutlich hin.

Schwammige Definitionen: Abschließend eine grundsätzlich kritische Anmerkung zur Virusdiskussion. Mir ist aufgefallen, dass sowohl die etablierten Virologen als auch ihre Kritiker in zentralen Punkten die gleichen Begriffe verwenden, damit aber völlig unterschiedliche Bedeutungen verbinden. So betrachtet es Prof. Podbielski zum Beispiel als erfolgreiche „Virusisolation", wenn eine verarbeitete Patientenprobe in einer Zellkultur für das Absterben von Zellen sorgt.

Dr. Lanka versteht darunter offensichtlich eine Art Hochaufreinigung eines vermuteten Krankheitserregers mit elektronenmikroskopischer Bestätigung anhand der morphologischen Eigenschaften. Erfolgreicher kann man kaum aneinander vorbeireden.

Veralteter Standard: Die Versuche mögen dem wissenschaftlichen Standard des Jahres 1954 genügt haben. Den heutigen Anforderungen an Wissenschaftlichkeit erfüllen sie jedoch nicht. Die Versuche arbeiteten auf der Basis von bereits damals etwa 50 Jahre alten Hypothesen, die von der Existenz von Viren (als von außen in den Organismus eindringenden Krankheitsverursachern) und der Existenz von Antikörpern ausgingen – ohne dass deren Existenz zuvor zweifelsfrei bewiesen werden konnte. Auch die vorliegende Publikation kann dem nicht abhelfen. Zum einen fehlen der optische Nachweis der Hochaufreinigung des spezifischen Erregers und die darauf aufbauende Bestimmung seiner Eigenschaften.

Zum anderen fehlen jegliche systematische Negativkontrollen beispielsweise mit Gewebeproben von Menschen, die nicht an Masern erkrankt sind. Auch die Autoren selbst nehmen nicht für sich in Anspruch, das Masern-Virus isoliert zu haben.

Literatur:

- Gutachten Prof. Dr. rer. nat. Andreas Podbielski vom 17. Nov. 2014
- Prof. Dr. Dr. Harald Walach, *„Was ist eine ‚wissenschaftliche Tatsache'? Ein kleines Fallbeispiel: Der ‚Masernprozess' "*, harald-walach.de, November 2015
- Weitere Gutachten (nicht veröffentlicht)

Publikation Nr. 2

Bech, V. & von Magnus, P. (1958): *„Studies on measles virus in monkey kidney tissue cultures"*. Acta Pathologica Microbiologica Scandinavica 42(1):75-85.

Kernaussage: ***„Die Masern-Ursache kann vom Menschen auf eine Zellkultur und von dort auf Affen übertragen werden."***

Die Publikation berichtet zunächst von zwei angeblich erfolgreichen Wiederholungen der Versuche in Publikation 1 und stellt im Wesentlichen selbst eine Wiederholung dar.

Von 13 voneinander unabhängigen Masern-Patienten wurden Halsabstriche oder Blut entnommen. Die Proben wurden behandelt wie in Publikation 1 und in Zellkulturen gegeben, die auf Nierenzellen des Menschen, des Rhesusaffen, des Cynomolgous-Affen sowie des Pavians basierten.

Bei fünf Atemwegsproben waren krankhafte Veränderungen der Zellkulturen nachweisbar. Bei elf Patienten wurde versucht, das Virus aus der Blutprobe in Kulturen anzuzüchten. Dies gelang nur in einem Fall.

Das infektiöse Agens war auf weitere Zellkulturen übertragbar (zumindest reagierten sie auf den Versuch mit krankhaften Veränderungen). Bei vier Patienten wurde ein sogenannter „Komplement-Fixationstest" (siehe Begriff „Komplementbindungstest" im Glossar) vorgenommen.

In allen vier Fällen verlief er positiv, was als Beleg für die Anwesenheit von Antikörpern gegen ein Virus genommen wurde, da dieser Test auch regelmäßig auf das Blut von genesenen Masern-Patienten reagiert.

Zwei Rhesusaffen, bei denen zuvor keine Masern-Antikörper nachweisbar waren, bekamen infektiöses Material von einem der Patienten über die Nase und den Rachen verabreicht. Keiner der Affen zeigte erhöhte Temperaturen, und nur einer der Affen bekam einen Hautausschlag.

Allerdings traten bei beiden Affen erhöhte Antikörperwerte auf. Diese Werte waren umso höher, je mehr Zeit nach dem Ansteckungsversuch vergangen war.

Die Autoren stellen ausdrücklich fest, dass die krankhaften Zellveränderungen auch in nicht mit Patientenproben infizierten Affenzellkulturen auftreten können. Dennoch werten sie das Experiment als erfolgreiche Übertragung des Virus auf Versuchsaffen.

Stellungnahme von Dr. Stefan Lanka

> *„Die Autoren wiederholten den gleichen Trick von Enders und Peeples und führten keine Kontrollexperimente durch."*

Stellungnahme von Prof. Dr. Andreas Podbielski

Laut dem Gerichtsgutachter handele es sich auch hierbei um eine Originalarbeit, die die formalen Voraussetzungen für einen wissenschaftlichen Fachartikel auf internationalem Niveau erfülle. Der Gutachter stellt auch hier ausdrücklich fest, dass die Autoren die Bedeutung ihrer Beobachtungen einschränken, da zumindest in einem Fall eine Virusinfektion aus den Affenzellkulturen heraus geschehen sein könnte. Wie bei Publikation 1 sieht er die sich als nicht infektiös zeigenden Patientenproben als akzeptablen Ersatz für ordentliche Negativkontrollen an.

Sein Fazit:

> *„Insgesamt betrachtet belegt auch dieser Artikel unzweifelhaft, dass ein übertragbares Agens aus Patienten mit typischen Masern-Symptomen isoliert werden kann, das in exponierten Zellen typische pathologische Morphologieveränderungen bewirkt. Es ist ferner auf Versuchstiere übertragbar und bewirkt in diesen Hautveränderungen wie beim Masern-Exanthem des Menschen sowie die Bildung von spezifischen Antikörpern.*
>
> *Damit erfüllen die Autoren für den Pathogenitätsnachweis dieses übertragbaren Agens weitgehend die Henle-Koch'schen Postulate. Der Artikel belegt nicht, dass dieses Agens das Masern-Virus ist – wobei die Autoren diesen Beleg wiederum explizit nicht beanspruchen."*

Stellungnahme von Prof. Dr. Harald Walach

Die Studie leide im Prinzip unter denselben Schwächen wie Publikation Nr. 1. Die Rate der fünf von insgesamt dreizehn Patienten liege unter 50 Prozent und erfülle damit nicht den von den Henle-Koch-Postulaten geforderten 100-prozentigen infektiösen Zusammenhang.

Die Affenversuche seien nicht eindeutig, da eine natürliche bei den Affen vorkommende Infektion ebenfalls die Ursache des Antikörperanstiegs sein könne.

Der von den Autoren behauptete Zusammenhang einer leichteren Nachweisbarkeit des Virus bei frühen Entnahmestadien lässt sich seiner Ansicht nach aufgrund der widersprüchlichen Ergebnisse nicht halten.

Darüber hinaus könnten die Zellveränderungen in den Kulturen kaum als krankheitstypisch angesehen werden, da sie auch bei nicht infizierten Affenzellkulturen auftreten. Die Ergebnisse seien also bemerkenswert unspezifisch.

Walach merkt an, dass von den vier Patienten, bei denen ein Antikörpertest vorgenommen wurde, bei zweien ursprünglich keine Infektiosität nachgewiesen werden konnte und offenbar ein Patient neu in die Studie aufgenommen worden war. Es bleibe unklar, bei wie vielen Patienten insgesamt der Antikörpertest vorgenommen beziehungsweise warum dieser nicht grundsätzlich bei allen Proben angewendet wurde. Es könne nicht ausgeschlossen werden,

- dass die Veränderungen durch antibiotikaresistente Bakterien verursacht wurden,
- dass irgendwelche Substanzen in den Lösungsmedien für die Zellveränderungen verantwortlich seien,
- dass eine Reaktion zwischen Lösungsmedium und Affenzellen für die Zellveränderungen verantwortlich sei.

Über die Bildung von Realität:

> *„Sprachlich lässt sich feststellen, dass im Verlauf eines Jahres und dreier dazwischenliegender und zitierter Publikationen offenbar die Meinung, dass es sich bei dem infektiösen Agens um ein ‚Virus' handle, als selbstverständlich vorausgesetzt wird, weil praktisch nur noch vom ‚Virus' die Rede ist. Dies ist ein interessantes Beispiel dafür, wie durch Begriffe Realität erzeugt wird, anstatt dass Realität begriffsbildend wird."*

Zusammenfassend könne auch diese Studie nicht belegen, dass es das Masern-Virus gebe. Zum einen lag die Infektiosität unter 50 Prozent, zum anderen wurden unverzichtbare systematische Negativkontrollen nicht vorgenommen.

Stellungnahme von Hans U. P. Tolzin

Ohne die geforderten Kontrollgruppen und einen 100-prozentigen Zusammenhang zwischen einer Erkrankung und einem Erreger können die Henle-Koch-Postulate nicht erfüllt werden. Dem Argument des Gerichtsgutachters, die Patientenproben, aus denen kein Nachweis eines übertragbaren Agens geführt werden konnte, seien als Ersatz für eine echte Negativkontrolle akzeptabel, kann ich nicht folgen.

Wenn nur in fünf von 13 Patientenproben (38 Prozent) das übertragbare Agens nachweisbar ist, eignet sich das Experiment wohl kaum für allgemeingültige Aussagen. Ergänzend könnte man noch darauf hinweisen, dass der Ansteckungsversuch mit Affen nur bei 50 Prozent (einem von zwei) Tieren zu einem sichtbaren Symptom führte.

Der behauptete Zusammenhang mit krankheitsspezifischen Antikörpern, der auf den beobachteten Reaktionen bei den Neutralisationstests basiert, scheint mir weit hergeholt. Zweifellos sind im Zuge einer Infektionserkrankung biochemische Veränderungen nachweisbar. Wollte man von ihnen auf die Ursache schließen, würde das die *vorherige* Erfüllung der Postulate voraussetzen. Andernfalls hätten wir es wieder mit einem unzulässigen Zirkelschluss zu tun. Vergleicht man die Affenversuche von 1958 mit denen von 1911, dann fällt auf, dass die Versuche von 1958 sehr viel eher einer natürlichen Ansteckung entsprachen als die von 1911. Prompt kommt es bei diesen – auf natürlichem Wege infizierten – Versuchstieren nicht zu Fieber und nur teilweise zu einem Ausschlag.

Meine persönliche Schlussfolgerung: Je brutaler der Ansteckungsversuch (1911: zum Teil gleichzeitige Injektionen von Probenmaterial ins Gehirn, in die Bauchhöhle, in Venen und Herz), desto stärker die Symptome. Je natürlicher der eingesetzte Übertragungsweg, desto schwächer die Symptomatik. Das erinnert mich an die extremen Menschenversuche, die im Herbst 1918 im Rahmen der Spanischen Grippe in Boston und San Francisco mit sterbenden Patienten und Freiwilligen vorgenommen wurden: Nicht eine einzige der Versuchspersonen erkrankte.[113] Erst als später in Japan Patientenproben den Probanden unter die Haut injiziert wurden, zeigten sich Symptome, die man als Virusinfektion deutete.

Die Autoren stellen selbst fest, dass ihre Studie keine belastbare Aussage über die Ursache der pathogenen Veränderungen zulässt. Hier interpretieren also sowohl Dr. Bardens als auch Prof. Podbielski etwas in die Publikation hinein, was dort gar nicht enthalten ist.

Publikation Nr. 3

Nakai, M. & Imagawa, D.T. (1969): *„Electron microscopy of measles virus replication."* Journal of Virology, 3(2): 187-197.

Kernaussage: ***„Das Masern-Virus hat laut elektronenmikroskopischer Aufnahmen eine Größe zwischen 180 und 600 nm."***

Die Autoren verwenden Zellkulturen, deren infektiöses Material ursprünglich von Enders und Peeples einem Jungen namens Edmonston entnommen wurde (siehe Publikation 1). Eingangs werden frühere Arbeiten erwähnt, wonach die Größe des Virus zwischen 100 und 50 nm beziehungsweise 120 und 250 nm liegen soll.

Das vermutete Virus wird auf sogenannte HeLa-Zellkulturen (menschliche Krebszellen) übertragen. Während der verschiedenen Stadien der Zellveränderungen wurden elektronenmikroskopische Aufnahmen vorgenommen, darunter sprossende Gebilde an der Oberfläche der HeLa-Zellen. Einschlusskörperchen im Zytoplasma der HeLa-Zellen wiesen eine „ähnliche " Struktur auf wie das Masern-Virus.

In mehreren Zentrifugationsschritten wurde das vermutete Virus aufgereinigt. Am Ende wurden Partikel unterschiedlicher Form und Größe gefunden (zwischen 180 und 600 nm).

Als Kontrolle wurden nicht infizierte HeLa-Kulturen verwendet und vermutlich ebenfalls zentrifugiert und unter dem Elektronenmikroskop untersucht. Genauere Angaben werden dazu nicht gemacht, Befunde werden nicht erwähnt, Abbildungen der Kontrollzellen nicht präsentiert.

Ob es sich bei den beobachteten virusartigen Strukturen wirklich um das Masern-Virus handelt, könnten den Autoren zufolge nur weitere Forschungen bestätigen.

Stellungnahme von Dr. rer. nat. Stefan Lanka

„Hier werden zelleigene Transportbläschen in Zellkulturen fotografiert, für die es im Jahr 2013 den Nobelpreis für Medizin gab. Diese Bläschen konnten nie isoliert oder deren Zusammensetzung bestimmt werden. Solche Strukturen wurden vor allem niemals in Menschen gesehen und niemals in den Hautveränderungen, die als Masern ausgegeben werden. Die Beweisführung, dass es sich

bei diesen Bläschen um eigenständige Strukturen handelt, die von außen kommen, fehlt vollständig."

Stellungnahme von Prof. Dr. Andreas Podbielski

Nach Ansicht von Prof. Podbielski erfüllt die Publikation die bereits besprochenen formalen Voraussetzungen für international bedeutsame wissenschaftliche Arbeiten. Die Kritik Lankas lässt der Gutachter nicht gelten. Einzig die unzureichend dokumentierte Reinheit der Masern-Virus-Präparation könne geltend gemacht werden, ebenso die Tatsache, dass die Masern-Virus-Spezifität der Zellveränderungen nicht mithilfe von Immunfärbetechniken belegt wurde.

Dass es sich um zelluläre Transportvesikel handelt, scheide *„aufgrund der sichtbaren Binnenstrukturen der Sprossungen als auch der Abwesenheit der strukturierten Sprossungen in nicht infizierten Zellen"* aus.

„Zusammenfassend demonstriert der Artikel die morphologische Struktur vom Masern-Virus infizierter Wirtszellen und sprossender Viruspartikel. Er zeigt unzweifelhaft den Durchmesser reifer Viruspartikel. Unter der Voraussetzung, dass die Wirtszellen tatsächlich mit einer Masern-Virus-Präparation beimpft wurden, ist damit der Durchmesser von Masern-Virus-Partikeln zweifelsfrei belegt."

Stellungnahme von Prof. Dr. Harald Walach

Die Arbeit gehe von drei Annahmen aus, die Walach jedoch als nicht geklärt ansieht: Man beziehe sich auf Publikation 1 und verwende den dort beschriebenen Edmonston-Stamm. Man sei sich sicher, auf diese Weise das infektiöse Agens vorliegen zu haben. Des Weiteren gehe die Arbeit davon aus, dass nach der Verarbeitung des Ausgangsmaterials nur das infektiöse Agens übrig geblieben sei. Die dritte Grundannahme gehe davon aus, dass die Substanzen, die für die Zubereitung der Proben verwendet wurden, für das Ergebnis irrelevant seien.

Walach kritisiert, dass offenbar keine Negativkontrollen vorgenommen wurden und dass nur ungenau beschrieben wird, was mit den Kontrollkulturen geschah und was man in ihnen unter dem Elektronenmikroskop gefunden hat.

Auch der Größenunterschied der gefundenen Partikel sei bemerkenswert.

„Zusammenfassend ergibt sich, dass trotz der suggestiven Hinweise und Bilder diese Studien keinen Beweis im strengen Sinne liefern. Dazu hätte eine systematisch-negative Kontrolle durchgeführt werden und klar berichtet werden müssen, dass in diesen Kontrollen keinerlei Hinweise auf ähnliche Partikel gefunden worden sind. Nun kann natürlich ein Befürworter [der Erregerhypothese, d. Red.] *sagen, dies sei ja selbstverständlich und daher nicht der Rede wert gewesen. Obwohl eine solche Argumentation nachvollziehbar ist, wäre im strikten Sinne hier mindestens ein Satz zu dieser Aussage nötig gewesen. Diese Tatsachen [haben] gemeinsam: Nämlich dass unklar ist, woher das infektiöse Agens stammt oder wie genau die Kontrollen behandelt worden sind, und dass unklar ist, ob irgendetwas in den Kontrollen sichtbar war, und wenn ja was; sie machen diese Studie als Argumentationshilfe unbrauchbar."*

Stellungnahme von Hans U. P. Tolzin

Diese Publikation arbeitet mit Ausgangsmaterial aus Publikation 1 und geht davon aus, dass es die Ursache von Masern enthält, obwohl, wie wir gesehen haben, dieser Beweis bisher gar nicht angeführt wurde. Dazu kommt, dass auch hier auf Negativkontrollen verzichtet wurde. Darüber hinaus wäre es tatsächlich interessant zu wissen, wie sich die unbehandelten HeLa-Zellen von den infizierten Zellen optisch unterschieden haben.

Da Form und Größe des angenommenen Virus immer noch unklar sind, ist es etwas merkwürdig, wenn die Autoren von dem Masern-Virus ähnlichen Knospungen aus den Zellen sprechen. Wie erkennt man die Ähnlichkeit zu etwas, dessen Aussehen man nicht kennt?

Interessant ist, wie der Gutachter seine absolut klingende Zusammenfassung gleichzeitig massiv einschränkt:

„Unter der Voraussetzung, dass die Wirtszellen tatsächlich mit einer Masern-Virus-Präparation beimpft wurden, ist damit der Durchmesser von Masern-Virus-Partikeln zweifelsfrei belegt."

Da eben *nicht* erwiesen ist, dass das Ausgangsmaterial die Ursache von Masern enthält, ist das Ergebnis des Experiments höchst spekulativ. Ein weiteres, bisher unveröffentlichtes, mir vorliegendes Gutachten weist zudem darauf hin, dass es leider keine Abbildungen von Zellen gibt, die nicht infiziert wurden. Deshalb ist die Aussage, dass sich die innerzellulären Transportvesikel morphologisch eindeutig von den behaupteten viralen Partikeln unterscheiden, nicht überprüfbar.

Publikation Nr. 4

Lund, G.A., Tyrrell, D.L.J., Bradley, R.D. & Scraba, D.G. (1984) *„The molecular length of measles virus RNA and the structural organization of measles nucleocapsids."* Journal of General Virology, 65: 1535-1542.

<u>Kernaussage:</u> *„Der Umfang der RNA des Masern-Virus konnte elektronenmikroskopisch in etwa bestimmt werden."*

Ein Virusstamm (Lec-Strang) wird in Zellkulturen eingebracht, und die üblichen krankhaften Veränderungen der Kultur werden beobachtet. In vielen Schritten wird das Virus aufgereinigt, um dann elektronenmikroskopische Untersuchungen über die gewonnenen Partikel und ihre enthaltene RNA anzustellen. Auch die Autoren dieser Publikation berichten von verschiedenartigen Formen und Größen der Partikel, in diesem Fall zwischen 300 und 1 000 nm. Über Kontrollversuche wird nicht berichtet.

Stellungnahme von Dr. rer. nat. Stefan Lanka

„Die Autoren lassen Zellen im Reagenzglas Botensubstanz RNA herstellen und behaupten, dass diese RNA aus einem Virus käme, das nirgendwo auftaucht, fotografiert, isoliert und dessen Bestandteile bestimmt wären. Nur wenn aus einem isolierten Virus Bestandteile entdeckt und bestimmt worden sind, könnte man glauben, dass gleiche oder ähnliche Teile auch von einem Virus stammen könnten. Sind aber das Virus und seine Bestandteile nicht bekannt, kann auch nicht behauptet werden, dass irgendwelche Moleküle Bestandteile eines Virus seien …"

Stellungnahme von Prof. Dr. Andreas Podbielski

Auch diese Publikation erfüllt nach Ansicht von Prof. Podbielski die formalen Voraussetzungen für eine wissenschaftliche Arbeit. Er lässt die Einwände Dr. Lankas nicht gelten. Sie seien …

„... durchgängig nicht nachvollziehbar und negieren im Artikel explizit beschriebene Methoden, Prozesse und Nachweise. Dies ist umso unverständlicher, da Dr. Lanka selbst diese Standardmethoden ebenfalls ohne die von mir erwähnten Kontrollen nutzte, um das Genom und Hüllprotein des Ectocarpus siliculosus Virus (EsV) aufzureinigen."

Einschränkungen lässt er in Bezug auf die Methodik insofern zu, als nicht mit damals bereits bekannten Methoden die Identität des Virus sowie die RNA-Natur der Erbsubstanz gegengeprüft wurde. Die Größenbestimmung der mikroskopischen RNA sei ungenau, denn ihr hier bestimmtes Molekulargewicht sei deutlich höher als die später ermittelte vollständige Genomsequenz des Masern-Virus.

Zusammenfassend demonstriert der Artikel unter Nutzung von sehr gründlich aufgereinigten Masern-Virus-Partikeln die Größe der Partikel und der darin enthaltenen Nukleokapside mit hinreichender Genauigkeit.

Stellungnahme von Prof. Dr. Harald Walach

Da diese Arbeit auf früheren Experimenten basiert, bei denen keine echten Negativkontrollen durchgeführt wurden, könne die Möglichkeit nicht ausgeschlossen werden, dass im Ausgangsmaterial eben nicht die Ursache der Masern enthalten sei. Darin sieht Walach eine erhebliche Schwäche. Die Aussagekraft der Arbeit stehe und falle damit.

Hinzu komme, dass – entsprechend der bisherigen Tradition – auch hier keine Negativkontrollen durchgeführt wurden. Offenbar könne man davon ausgehen, dass die als wissenschaftliche Tatsache dargestellte Annahme, im Ausgangsmaterial sei das Masern-Virus enthalten, in Wahrheit eine Übereinkunft der beteiligten Wissenschaftler sei. Walach weiter:

„Ein ‚objektiver', methodisch unabhängiger Sachverhalt ist dadurch kaum zu begründen."

Dass die dargestellten Partikel RNA darstellen, sei einleuchtend. Nicht klar sei jedoch, ob diese RNA aus dem vermuteten Masern-Virus oder aus den Zellen stammt. Walach beklagt ein fehlendes methodisches Problembewusstsein im Hinblick darauf, dass sich alle hier aufgezählten Publikationen auf Vorgängerpublikationen beziehen, die sämtlich ohne Negativkontrolle durchgeführt wurden.

Stellungnahme von Hans U. P. Tolzin

Da keine systematischen Kontrollversuche durchgeführt wurden sowie Herkunft und Natur des Ausgangsmaterials unklar sind, kann diese Arbeit keinen Beitrag zu der Frage leisten, ob es das Masern-Virus gibt und welche Eigenschaften es hat. Alle beobachteten Eigenschaften der Partikel können auf Zellbestandteilen aus der Kultur – oder von sonstigen Viren – beruhen.

Es wurde noch nicht einmal mittels Antikörpertests überprüft, ob die nach der Aufreinigung übrig gebliebenen Partikel überhaupt für Masern spezifisch sind. Auch wenn man aus meiner Sicht daraus nicht automatisch schließen kann, die Ursache von Masern gefunden zu haben, so wäre dies zumindest aus Sicht der herrschenden Lehrmeinung nötig gewesen. Dies wird ja auch vom Gerichtsgutachter kritisiert.

Die pathogenen Veränderungen der Zellkulturen können auch aus der Art und Weise der Behandlung des infektiösen Materials resultieren und müssen nicht unbedingt etwas mit einem Masern-Virus zu tun haben.

Publikation Nr. 5

Horikami, S. M. & Moyer, S. A. (1995): *„Structure, transcription, and replication of measles virus."* In: V. ter Meulen & M.A. Billeter (Eds) Measles Virus. Current Topics in Microbiology and Immunology 191 (pp. 35-50). Springer: New York, Heidelberg.

<u>Kernaussage:</u> *„Stand der Erkenntnisse über Zusammensetzung und Funktionalität der RNA des Masern-Virus"*

Es werden in etwa 100 Originalarbeiten über die Zusammensetzung des Genoms des Masern-Virus zusammengefasst. Über eigene Forschung wird nicht berichtet. Die Größe des Genoms wird mit 15.892 Nukleotiden bestimmt. Die verwendeten Ausgangsmaterialien stammen meistens vom Edmonston-Strang (siehe Publikation 1). Die Henle-Koch-Postulate werden auch hier offenbar als erfüllt vorausgesetzt.

Stellungnahme von Dr. rer. nat. Stefan Lanka

„Das ist eine Übersichtsarbeit, die nur die Behauptungen anderer ‚Wissenschaftler' aufführt, ohne die wissenschaftlichen Beweise hierfür zu dokumentieren oder zu benennen."

Stellungnahme von Prof. Dr. Andreas Podbielski

Auch diese Arbeit erfülle die formalen Voraussetzungen für eine wissenschaftliche Publikation auf internationalem Niveau.

„Soweit angesichts der Datenfülle überschaubar, nutzt die Übersichtsarbeit die für die besprochenen Teilthemen relevanten Originalarbeiten in hinreichender Zahl, gibt sie inhaltlich korrekt wieder und stellt sie in einen angemessenen Gesamtzusammenhang."

Soweit er das überblicken könne, würden keine damals relevanten Originalarbeiten ignoriert. Etwas irritierend sei allerdings, dass der Kläger keine neuere Übersichtsarbeit auf dem aktuellen Stand des Wissens angeführt habe. Podbielski nennt beispielhaft einige Publikationen. Sein Fazit:

„In der Übersichtsarbeit werden grundlegende und vollkommen eindeutige Charakteristika von Masern-Viren wie deren komplette Genomsequenz vorgestellt."

Stellungnahme von Prof. Dr. Harald Walach

Springer sei zwar ein sehr guter Verlag, solche Herausgeberwerke würden jedoch „eher einem sanften Review" unterzogen. Er stellt weiter fest:

„Es hat sich ein sehr reichhaltiges Forschungsnetzwerk von Forschern etabliert, die offensichtlich alle unter dem Konsens arbeiten, die hier isolierten Viren seien in der Tat von Masern abgeleitet. Die Richtigkeit dieser Voraussetzung wird weder diskutiert noch problematisiert, sondern offenkundig vorausgesetzt."

Damit werde die Tatsächlichkeit (der Existenz eines Masern-Virus) untermauert. Ob die festgestellten genetischen Eigenschaften für bestimmte Viren typisch seien oder nicht, darüber könne er nichts sagen.

Allerdings sei klar:

> *„Über die Methode der Isolation des Virus selbst und die methodische Stichhaltigkeit dieses allerersten Schrittes ist in diesem Review nichts gesagt. Vielmehr wird dies als methodische Selbstverständlichkeit vorausgesetzt. Ob dies gegeben ist, ist aufgrund dieser und der vorher diskutierten Publikationen nicht feststellbar."*

Stellungnahme von Hans U. P. Tolzin

Diese Publikation erfüllt von vorn herein nicht die formalen Voraussetzungen für wissenschaftliche Arbeiten: Es handelt sich zum einen nicht um eine Originalarbeit, und zum anderen wurde sie nicht von wenigstens zwei Fachkollegen gegengelesen. Aus den vielen genetischen Mosaiksteinchen vieler wissenschaftlicher Arbeiten versuchen die Forscher ein Gesamtbild zusammenzusetzen und gehen davon aus, dass es sich bei den vorgefundenen und untersuchten Gensequenzen um Eigenschaften des Masern-Virus handelt. Der Fortschritt, den unsere Medizin gemacht hat, ist tatsächlich beeindruckend, sind wir doch inzwischen in der Lage, die molekulare Zusammensetzung der Gene und ihre Codierung zu entschlüsseln. Ob das genetische Material, das in den jeweiligen Originalarbeiten verwendet wurde, wirklich von einem spezifischen Virus stammt, das Masern verursacht, wissen wir jedoch nicht, denn Negativkontrollen wurden allem Anschein nach nie durchgeführt.

Die Gegenhypothese des Dr. Lanka, die dem Virus zugeschriebenen Eigenschaften seien tatsächlich Eigenschaften der verwendeten Zellkulturen, kann durch diese Arbeit *nicht* widerlegt werden!

Publikation Nr. 6

Daikoku, E., Morita, C., Kohno, T. & Sano, K. (2007): *„Analysis of morphology and infectivity of measles virus particles."* Bulletin of the Osaka Medical College, 53(2): 107-114.

<u>Kernaussage:</u> *„Das Masern-Virus ist polymorph und hat eine Größe zwischen 50 und 950 nm. Alle Partikelgrößen sind infektiös."*

Die elektronenmikroskopische Untersuchung des Masern-Virus basiert auf dem Edmonston-Strang, der 1954 von Enders und Peeples einem Patienten entnommen und bei ihren Versuchen verwendet und dann in Kultur weitergezüchtet wurde (siehe Publikation 1). Das infektiöse Material wurde in verschiedene Zellkulturen eingebracht und dort 7 Tage lang bebrütet. Die üblichen pathogenen Zellveränderungen wurden beobachtet und als Wirkung des Virus interpretiert. Die befallenen Zellen beziehungsweise Partikel wurden über Mikrofiltrierung und Zentrifugierung aufgereinigt und im Elektronenmikroskop fotografiert.

Stellungnahme von Dr. rer. nat. Stefan Lanka

„Die Autoren führen Experimente mit Zellkulturen wie Nakai & Imagawa durch, ohne ein Virus zu isolieren und dessen Bestandteile zu bestimmen. Sie alle arbeiten mit Zellkulturen, die sie von den Erfindern des Masern-Virus erhalten haben und die als infiziert gelten ... Die Autoren stellen fest, dass die Bläschen, die sie als Masern-Virus ausgeben, einen Durchmesser von 50 nm bis 1000 nm aufweisen würden. Damit ist bewiesen, dass es sich nicht um Viren handeln kann, sondern um zelleigene Bläschen, die typischerweise diese Größenordnung aufweisen."

Stellungnahme von Prof. Dr. Andreas Podbielski

Die Einwände von Dr. Lanka lässt Prof. Podbielski nicht gelten. Lanka ignoriere schlicht die beschriebenen Reinigungsschritte sowie die voneinander unabhängigen Verfahren zur Gegenkontrolle der viralen Identität der elektronenmikroskopisch gesichteten Partikel. Sein Fazit:

„Durch die Anwendung der Immunelektronenmikroskopie sowie der nach Größe fraktionierten Filterung mit anschließender Messung der Infektiosität konnten die Autoren überzeugend und wissenschaftlich suffizient den Größenbereich von infektionstüchtigen Virionen des Edmonston Masern-Virus-Stammes belegen."

Stellungnahme von Prof. Dr. Harald Walach

Eingangs bemängelt Walach, dass die Publikation in einer eher unbedeutenden hausinternen Fachzeitschrift ohne Peer-Review-Verfahren erschienen ist.

„Die Studie beruht, wie alle anderen auch, auf der Akzeptanz und Gültigkeit der Extraktionsmethode. Daher haben wir das gleiche Problem wie bei allen anderen Studien auch: Die Gewinnung des Isolats folgt dem bekannten Schema. [...] So überzeugend die Bilder und Analysen sind und so suggestiv die Forschungstradition: Es ist nicht auszuschließen, dass hier ein infektiöses Agens anderer Natur oder zelleigene Bestandteile aus der Masern-Kultur isoliert und dargestellt wurde. Die Kurzaussage „MeV, the Edmonston strain..." lässt keine Entscheidung zu. Kontrollversuche werden nicht erwähnt. Damit ist letztlich auch diese Studie für die Beantwortung der vorliegenden Frage nicht geeignet."

Stellungnahme von Hans U. P. Tolzin

Die Publikation wird in der weltweit wichtigsten medizinischen Datenbank PubMed nicht gelistet und wurde keinem Peer-Review unterzogen. Damit erfüllt sie nicht die formalen Mindestvoraussetzungen für eine wissenschaftliche Publikation. Auch in anderen Fachzeitschriften wird diese Arbeit offenbar nicht zitiert. Ein mir vorliegendes weiteres Gutachten weist auch noch darauf hin, dass bei der verwendeten Immunelektronenmikroskopie ebenfalls keine Negativkontrollen durchgeführt wurden, sodass die Masern-Spezifität auch auf diesem Wege nicht nachgewiesen ist.

Die Frage der Spezifität der sogenannten Antikörper stellt sich natürlich auch hier. Entsprechende Untersuchungen zur Klärung sind mir nicht bekannt. Im Grunde können spezifische Antikörper gegen spezifische Erreger nur dann als solche definiert werden, wenn zuvor die Henle-Koch-Postulate erfüllt wurden. Sie zur Erfüllung der Postulate zu Hilfe zu nehmen, kommt einem Zirkelschluss gleich.

Das zusätzliche Gutachten sagt zur Filterung noch Folgendes: Ein Filter mit einer Porengröße von 3 µm lässt auf jeden Fall Bakterien und sogar Zellen und Zellbestandteile durch. Durch die Filtrierung kann also die Anwesenheit von Nichtviren in der aufgereinigten Restsubstanz nicht ausgeschlossen werden.

Wie alle vorausgehenden geht auch diese Publikation – ohne es selbst zu prüfen – davon aus, dass es sich bei den beschriebenen Partikeln um Bestandteile des Masern-Virus handelt. Dies beruht jedoch nur auf einem unausgesprochenen Konsens der beteiligten Autoren, nicht jedoch auf belastbaren wissenschaftlichen Beweisen. Diese hätten die Einbeziehung von Negativkontrollen erfordert.

18.9 Fazit zum Masern-Virus-Prozess:

Echte Beweise fehlen bis heute! Die schulmedizinische Vorgehensweise beim Nachweis eines pathogenen Virus besteht in der Erfüllung der Henle-Koch-Postulate:

1. der optische Nachweis des Erregers nur in Kranken, nicht aber in Gesunden;
2. der Nachweis der Vermehrbarkeit im lebenden Gewebe;
3. der Nachweis der Übertragbarkeit der Erkrankung auf lebende Organismen durch Übertragung des reinen Erregers. Darüber hinaus muss über Kontrollversuche ausgeschlossen werden können, dass es sich bei den Ergebnissen um reine Labor-Artefakte handelt.

Die ersten vier der von Dr. Bardens eingereichten sechs Publikationen erfüllen die formalen Voraussetzungen einer wissenschaftlichen Publikation mit internationaler Bedeutung. Alle Publikationen nach der ersten von Enders und Peebles aus dem Jahre 1954 berufen sich jedoch auf diese erste und verwenden deren ursprünglichen und dann weiter gezüchteten Virenstämme beziehungsweise Zellkulturen.

Enders und Peebels räumen selbst ein, dass ihre Ergebnisse nur vorläufig sind und dass sie auf Labor-Artefakten beruhen könnten.

Negativkontrollen mit Proben von Gesunden, die dies hätten ausschließen können, führten weder Enders und Peebles noch einer der späteren Wissenschaftler durch.

Da das Masern-Virus weder eine typische Größe noch eine typische Form hat, ist es auch optisch nicht von zellulären Bestandteilen wie zum Beispiel Transportvesikeln zu unterscheiden. Was nun genau bei positiven Labortests nachgewiesen wird, wissen wir also nicht sicher. Die Behauptung, dass es sich um spezifische Masern-Viren, also um die wesentliche Ursache der Erkrankung oder um spezifische Immunität vermittelnde Antikörper handelt, basiert auf reinen Vermutungen.

Da eine Masern-Infektion nicht automatisch eine Erkrankung bedeutet (stille Feiung) und eine mit Fieber und Ausschlag durchgemachte Masern-Erkrankung langfristige positive gesundheitliche Auswirkungen haben kann, müssen Ursache, Bedeutung und Behandlung der Masern von Grund auf neu hinterfragt und erforscht werden.

Die deutschen Gesundheitsbehörden und Universitäten sind aufgefordert, diese Forschungen ergebnisoffen in Angriff zu nehmen, um so eine gegebenenfalls notwendige Korrektur der Masern-Politik zu ermöglichen.

18.10 Missinterpretationen des Urteilsspruchs

Letztlich wurde die Klage des Dr. Bardens und später auch der Versuch einer Berufung zurückgewiesen und Dr. Lanka musste die ausgeschriebenen 100.000 Euro nicht an ihn zahlen.

Allerdings ist die im Internet oft nachzulesende Interpretation nicht korrekt, das Gericht habe mit dem Urteil eingeräumt, es gebe keinen Beweis für die Existenz des Masernvirus. Ganz im Gegenteil sagte der Richter bei der Begründung des Urteils ausdrücklich, dass es das Masernvirus seiner Ansicht nach gibt. Ich habe das selbst gehört, denn ich war im Gerichtssaal anwesend.

Das Gericht gab für den Freispruch folgenden Grund an: Dr. Lanka habe in seiner Ausschreibung auf die Vorlage einer einzigen Publikation bestanden, die den Existenzbeweis als Ganzes enthalte.

Dr. Bardens habe aber insgesamt sechs Publikationen vorgelegt, die nur in ihrer Gesamtheit als Beweis anzusehen seien. Somit seien die Bedingungen der Ausschreibung nicht erfüllt worden.

Meiner persönlichen Ansicht nach waren die von Dr. Lanka in zweiter Instanz vorgelegten wissenschaftlichen Gutachten, u. a. das von Prof. Walach durchaus Anlass dafür, dass Lanka nicht auch in zweiter Instanz zur Zahlung verurteilt wurde. Das würde das Gericht jedoch niemals zugeben, denn auch ein Richter braucht eine gehörige Portion Mut und Unabhängigkeit, um ein derart stark im kollektiven Bewusstsein verankertes Glaubenskonstrukt öffentlich in Frage zu stellen.

Das Urteil war geradezu salomonisch, denn weder der Kläger noch der Beklagte haben letztlich bekommen, was sie wollten: Auf der einen

Seite das Preisgeld und auf der anderen die Bestätigung, dass es keinen Beweis für die Existenz des Masernvirus gibt.

Die Zeit für eine ergebnisoffene offizielle Überprüfung der Virusthese bei den Masern ist möglicherweise noch nicht reif.

19 *„Die Makrophagen sind der größte Feind der Pharmaindustrie"*

19.1 Die Antikörper sind nur ein Nebenkriegsschauplatz

Zur Abrundung des Themas möchte ich Ihnen noch eine kurze Darstellung eines neuen Verständnisses über das Immunsystem präsentieren. Die nachfolgende Zusammenfassung hat keinen wissenschaftlichen Anspruch, sondern stellt vielmehr mein aktuelles persönliches Verständnis dar. Was die weiteren Forschungen zum Immunsystem bringen werden, wissen wir nicht. Was wir wissen, ist, wie wir es auf natürliche Weise in seiner Funktion unterstützen können und dass es besser ist, es mit künstlichen Pharmaprodukten in Ruhe zu lassen.

Vielleicht ist Ihnen aufgefallen, wie sehr die Impfexperten und Behörden um eines wie die Katze um den heißen Brei herumschleichen: Um das zelluläre Immunsystem. Für die „Impfologen" war bis 2020, als die Corona-Krise begann, zur Beurteilung der Impfstoffwirksamkeit allein der Antikörpertiter maßgeblich.

Eigentlich hinken sie damit Jahrzehnte hinter der offiziellen medizinischen Forschung zurück. Denn wir wissen inzwischen, dass die Hauptarbeit bei der Abwehr von schädlichen Partikeln und Substanzen nicht von den Antikörpern, sondern vom sogenannten zellulären Immunsystem geleistet wird. Zu diesen gehören vor allem auch die Makrophagen, die sogenannten Fresszellen. Sie gehören zu den weißen Blutkörperchen und damit zum Immunsystem.

Durch die Makrophagen ist das zelluläre Immunsystem sehr beweglich und kann ausgezeichnet zwischen körpereigenem Gewebe und Fremdpartikeln unterscheiden. Mit jeder Infektion lernt dabei das zelluläre Immunsystem dazu und wird gestärkt. Das mag einer der Gründe sein, warum manche Infektionskrankheiten, insbesondere Kinderkrankheiten, in der Regel nur einmal auftreten.

Der Wiesbadener Arzt Alfons Meyer, ein profunder Kenner der aktuellsten Forschungen rund um das Immunsystem, sagte einmal:

„Die Makrophagen sind der größte Feind der Pharmaindustrie. (...) Geht es den Makrophagen gut, geht es dem Immunsystem gut."

Es ist einleuchtend, was er damit sagen will: Ein Mensch mit einem gesunden Immunsystem braucht keine Pharmaprodukte!

19.2 Aber wozu sind dann überhaupt die Antikörper notwendig?

Auch innerhalb eines neuen schulmedizinischen Verständnisses ergeben die Antikörper durchaus immer noch Sinn. Denn es gibt eine Ausnahmesituation, in der das zelluläre Immunsystem heruntergefahren wird, und das ist die Schwangerschaft. Während der Schwangerschaft wird das zelluläre Immunsystem der Mutter „heruntergefahren", denn die Leibesfrucht enthält ja fremde DNA, nämlich die des Vaters. Dies würde normalerweise dazu führen, dass das Embryo vom Immunsystem abgestoßen wird. Auch beim Embryo ist das zelluläre Immunsystem inaktiv, um Abstoßungsreaktionen zu verhindern.

Um die Herunterregulierung des zellulären Immunsystems auszugleichen, sind Mutter und Kind, sofern sie sich in ihrem natürlichen mikrobiologischen Umfeld bewegen, trotzdem durch die Erinnerungsfunktion des Immunsystems der Mutter und durch ihre spezifischen Antikörper geschützt.

Beim Neugeborenen wird das bis dahin inaktive zelluläre Immunsystem nach der Geburt „hochfahren". Das beginnt bereits während des Geburtsvorgangs, wenn das Kind erstmals mit den Darmbakterien der Mutter in Kontakt kommt – und es setzt sich bei jedem weiteren Kontakt mit Mikroorganismen fort.

Der Übergang ist in der Regel sehr sanft und kann bis zu 2 Jahre dauern. Zunächst hat das Neugeborene ja die Antikörper, die ihm die Mutter mitgegeben hat – den sogenannten Nestschutz. Dieser Schutz geht in dem Maße zurück, wie das zelluläre Immunsystem Fahrt aufnimmt.

Gleichzeitig wird das Kind durch die Erstmilch sehr spezifisch sowohl mit Antikörpern versorgt als auch mit Substanzen, die das zelluläre Immunsystem stimulieren.

Das zelluläre Immunsystem und das Antikörpersystem regulieren sich gegenseitig. Das heißt, während der Schwangerschaft wird das eine hoch- und das andere herunterreguliert. In den ersten Lebensjahren schwingt das Ruder dann in die andere Richtung: Das zelluläre Immunsystem, das uns ein Leben lang begleiten wird, gewinnt an Fahrt und leistet bei der Immunabwehr die Hauptarbeit, während die Antikörperbildung eher nachgeschaltet ist.

Es steht als Notfallsystem weiter zur Verfügung. Natürlich können die Antikörper im Notfall, das heißt wenn das zelluläre Immunsystem aus irgendeinem Grunde geschwächt ist oder wenn es mit außergewöhnlich vielen „Antigenen“ konfrontiert wird, die Immunabwehr sehr wohl unterstützen. Aber ansonsten ist es eben nicht mehr als eine Notreserve – insbesondere für werdende Mütter während der Schwangerschaft. Wird nun im Rahmen einer Impfung bei einem Säugling oder Kleinkind die Bildung von Antikörpern stimuliert, wird das zelluläre Immunsystem automatisch herunterreguliert und in der Ausübung seiner Aufgaben behindert.

Somit wird durch eine Impfung auch aus schulmedizinischer Sicht genau das Gegenteil von dem erreicht, was man eigentlich mit einer Impfung erreichen will. Das Immunsystem wird geschwächt und nicht gestärkt!

19.3 Wie konnte die Medizin diesen Irrweg eingeschlagen?

Ich denke, das hat mehrere Gründe. Zum einen hat man natürlich schon immer versucht, sich zu erklären, warum Infektionskrankheiten oft nur einmalig auftreten. Die Vermutung einer „Immunität“ lag durchaus nahe.

Dann standen den Forschergeistern im 19. Jahrhundert plötzlich neue Werkzeuge zur Verfügung, um nach dieser „Immunität“ zu forschen: Das Lichtmikroskop, das Jahr um Jahr verbessert wurde.

Zwei Geisteshaltungen etablierten sich vor dem Okular des Mikroskops: Da waren einmal die Mikrobenjäger auf der Suche nach „dem Bösen“ und zum anderen die Pleomorphisten, die sehr ausdauernd beobachteten und forschten und eher vorsichtig mit Schlussfolgerungen waren. Die einen wussten quasi bereits im Voraus, was sie finden würden, den anderen ging es mehr um das Verstehen.

Die Stimmung damals war vom Militarismus geprägt, viele forschende Mediziner waren gleichzeitig Militärärzte. Ein Wettlauf zwischen Louis Pasteur und Robert Koch um die Identifizierung des Cholera-Erregers wurde zum Wettkampf zwischen den europäischen Großmächten Frankreich und Preußen. Dazu kamen die Spannungen zwischen Berlin und München, zum Beispiel in Gestalt des Preußen Robert Koch und des Bayern Max von Pettenkofer. Von Pettenkofer ist heute dafür berühmt,

München von Cholera und Typhus befreit zu haben – und dafür, eine ganze Cholera-Kultur Kochs unbeschadet ausgetrunken zu haben.

Da mit einer Entzündung – unbeschadet der Ursache – oft auch bakterielle Aktivitäten einhergehen, weil diese, wie wir heute wissen, durchaus sinnvolle Aufgaben haben, hatten die Mikrobenjäger tatsächlich häufig etwas zu finden. Und so nahmen die Dinge ihren verhängnisvollen Lauf.

Emil von Behring vermutete schließlich 1892 im Zusammenhang mit Diphtherie die Existenz von „Heilkörpern" im Blut, 1905 schrieb Paul Ehrlich über „Zauberkugeln" im Blut, mit denen wiederholte Erregerattacken abgewehrt würden. Bestätigt sahen sich die Vertreter der Infektionshypothese durch den Umstand, dass Ansteckungsversuche mit Tieren zunächst starke Symptome hervorriefen, die bei einer Wiederholung jedoch häufig nur abgeschwächt auftraten oder ganz ausblieben. Dies interpretierten sie als den Beweis für „Immunität" und die Existenz von Antikörpern.

Der damals vielleicht berühmteste aller Toxikologen, der Berliner Prof. Louis Lewin, hielt die Antikörperhypothese jedoch damals schon für Humbug. Er verwies auf die Desinfektionsmittel wie Phenol, die Teil der Injektionen beim Tierversuch waren und seiner Ansicht nach zu einer Zellvergiftung führten – wodurch dann bei wiederholten Vergiftungen die Zellen eben nicht mehr sichtbar reagieren konnten. Zudem fehlten damals wie heute, wie bereits ausgeführt, die entsprechenden Kontrollversuche.

Wenngleich das bis heute eine Außenseiterposition ist, so hat diese Meinung doch etwas für sich, denn es könnte erklären, warum manche Menschen kaum auf Impfungen reagieren, dann aber plötzlich – „aus völlig unerklärlichen Gründen" sterben. Mir kommt in diesem Zusammenhang immer wieder die 19-jährige Wiener Studentin in den Sinn, die von ihren Eltern nach einer HPV-Impfung (gegen Gebärmutterhalskrebs) eines Morgens tot in ihrem Bett aufgefunden wurde.

Wie es zu dem Irrweg der Medizin kam, ist also medizinhistorisch und psychologisch durchaus nachvollziehbar. Aber das kann natürlich keine Entschuldigung sein, nur eine Erklärung. Für uns heute, die wir in der Lage sind, die Zusammenhänge endlich besser zu verstehen, bedeutet dies zugleich auch ein wenig Verantwortung. Ob die Irrtümer der Vergangenheit, unter denen wir bis heute leiden, aufgeklärt werden und ob es zu einem Wandel zu mehr Vernunft und Weisheit kommt, hängt von jedem Einzelnen von uns ab.

20 Gutachten zum Masernschutzgesetz

20.1 Über dieses Gutachten

Am 14. November 2019 verabschiedete der Deutsche Bundestag das von Gesundheitsminister Spahn initiierte „Masernschutzgesetz". Mit diesem Gesetz sollten ab 1. März 2020 bzw. 1. August 2021 mehrere Grundrechte unmittelbar eingeschränkt werden, nämlich die Grundrechte:

- auf körperliche Unversehrtheit (Art. 2 GG)
- Gleichheit vor dem Gesetz (Art. 3 GG)
- auf Gewissensfreiheit (Art. 4 GG)
- auf die Autonomie der Familie (Art. 6 GG)
- auf freie Berufswahl (Art. 12 GG)

Der Medizin-Methodiker Prof. Dr. Dr. Harald Walach spricht davon, dass es sich bei Wissenschaft in der Regel um einen sozialen Konsensprozess unter den führenden Experten handelt. Sicherlich kann so ein Konsensprozess helfen, zu einer gesellschaftlich tragfähigen Schlussfolgerung zu kommen. Aus dem Konsens kann jedoch schnell ein Dogma werden, das von niemandem mehr in Frage gestellt werden darf. So könne laut Walach eine wissenschaftliche Tatsache sogar zu einer Übereinkunft werden, mit dem Denken aufzuhören.[1]

In der Praxis ist es tatsächlich eine Herausforderung, für ein Gutachten zum Masernschutzgesetz unabhängige medizinische sowie juristische Experten zu gewinnen, die bereit sind, den derzeitigen Konsens anhand nachvollziehbarer Fakten in Frage zu stellen. Angesichts dieses Umstands sah sich der Verfasser dieses Gutachtens veranlasst, seine eigene Expertise einzubringen. Er hat sich seine Fachkenntnis innerhalb von 20 Jahren in Eigenstudium angeeignet und gibt seit 2005 mit dem *impf-report* (www.impf-report.de) eine Zeitschrift zur Impfproblematik heraus. Der Verfasser versichert, dieses Gutachten nach bestem Wissen und Gewissen erstellt zu haben.

20.2 Zusammenfassung

Die Reduzierung der Krankheitslast in der Bevölkerung durch die Schaffung von günstigen Rahmenbedingungen ist die zentrale Aufgabe eines Gesundheitsministeriums. Dem Ziel, die masernbedingte Krankheitslast soweit wie möglich zu reduzieren, ist grundsätzlich zuzustimmen. Die entsprechenden Maßnahmen müssen jedoch „geeignet, erforderlich und angemessen" und mit dem Grundsatz der Verhältnismäßigkeit vereinbar sein.[2]

Eine Grundrechteeinschränkung durch das Masernschutzgesetz ist bei jährlich durchschnittlich einem masernbedingten Todesfall und durchschnittlich 1.400 erfassten Erkrankungen, die zu etwa 90 % keiner stationären Behandlung bedürfen, nicht verhältnismäßig.[3]

Die in der Begründung des Masernschutzgesetzes angeführten Behauptungen einer angeblichen Impfmüdigkeit und eines bedenklichen Anstiegs der Fallzahlen sind nicht zutreffend: Wir haben in Deutschland bereits ohne Impfpflicht höhere Durchimpfungsraten als viele Länder mit langjähriger Impfpflicht.

Um den Grundrechte-Eingriff zu minimieren, ist der Gesetzgeber vor dem Grundgesetz verpflichtet, zuvor alle Möglichkeiten der Vorsorge auszuschöpfen. Im Falle des Masernschutzgesetzes werden jedoch alternative Methoden der Vorsorge und Behandlung nachhaltig ignoriert.

Selbst wenn die Fallzahlen in Deutschland künftig deutlich fallen sollten, so ist die von der Weltgesundheitsbehörde WHO geforderte Elimination der Masern nach den offiziellen Kriterien gar nicht möglich, da Deutschland laut WHO die dafür erforderlichen speziellen Daten gar nicht erfasst.

Der Gesetzgeber ignoriert darüber hinaus offene Fragen zu Wirksamkeit und Sicherheit der verfügbaren Masernimpfstoffe.

Die Nichtverfügbarkeit eines Mono-Impfstoffes widerspricht aus mehreren Gründen dem Fürsorgeprinzip und dem Auftrag des Grundgesetzes, eine als unvermeidlich angesehene Grundrechteeinschränkung tunlichst zu minimieren.

Darüber hinaus ignoriert der Gesetzgeber mögliche positive Wirkungen einer natürlichen Masernerkrankung. Die Masern erweisen sich in vielen Fällen als eine sinnvolle Maßnahme der Natur, um das zelluläre Immunsystem, das bei der Immunabwehr die Hauptarbeit leistet, nachhaltig zu stärken und zu stabilisieren. Diesbezügliche neuere Erkenntnisse werden zugunsten von etwa 120 Jahre alter Hypothesen ignoriert.

Die Möglichkeit der kompletten Ausrottung des Masernvirus – und damit der Masernerkrankung – ist reine Hypothese. Auf dieser Grundlage mehrere Grundrechte massiv einzuschränken, ist unsinnig und verantwortungslos.

Das Masernschutzgesetz ist nach Ansicht des Verfassers aus jedem der genannten und nachfolgend angeführten Gründen verfassungswidrig.

20.3 Der Auftrag von Art. 1 Abs. 1 Grundgesetz

„Die Würde des Menschen ist unantastbar. Sie zu achten und zu schützen ist die Verpflichtung aller staatlichen Gewalt."

Keine Ideologie darf über den Menschenrechten stehen

Nach Wissen des Verfassers ist die Formulierung in Art. 1 Abs. 1 GG, von der sich die Grundwerte und letztlich alle Gesetze ableiten, in ihrer Deutlichkeit weltweit einmalig. Sie ist als Konsequenz aus zwei verlorenen Weltkriegen und dem damit verbundenen Leid anzusehen. Art. 1 Abs. 1 GG ist der Auftrag der Überlebenden an die nachfolgenden Generationen, niemals wieder eine Ideologie über die Menschenrechte zu stellen, ganz gleich, wie sich diese Ideologie nennt und rechtfertigt.

Unterscheidung zwischen Ideologie und nachvollziehbaren Fakten

Ein Verfassungsgericht hat die Aufgabe, die Grundrechte einschränkenden Gesetze nicht nur formaljuristisch, sondern auch ihre Begründungen zu prüfen. Ist eine Begründung nicht nachvollziehbar oder beruht sie sogar auf unwahren Tatsachenbehauptungen, handelt es sich um Ideologie – und vor dieser will uns Art. 1 Abs. 1 GG schützen.

Sorgfaltsgebot

Dabei verpflichtet uns die Unantastbarkeit der menschlichen Würde, bei jeder Grundrechteeinschränkung das Für und Wider mit größter Sorgfalt abzuwägen. Wird aus der Begründung keine Sorgfalt ersichtlich, werden z. B. gewichtige Gegenargumente ignoriert, ist ein grundrechteeinschränkendes Gesetz verfassungswidrig.

Ein kritischer Blick

Zum Schutze der unantastbaren Würde des Menschen muss sich ein Verfassungsgericht einen kritischen Blick auch auf eine aktuell als gültig angesehene Lehrmeinung bewahren. *„Das Wissen von heute ist der Irrtum von morgen"*, sagt das Sprichwort. Wo gilt diese Weisheit mehr als in der Medizin? [4]

Was als wissenschaftlich und als wahr gelte, so der Medizinmethodiker Prof. Dr. Dr. Harald Walach, sei in erster Linie ein sozialer Konsensprozess unter jenen Fachkreisen, die in der Gesellschaft als Meinungsführer gelten.[5]

Tatsächlich hat der Verfasser von den zuständigen Gesundheitsbehörden mehr als einmal auf konkrete Fragen über die wissenschaftlichen Quellen für bestimmte Aussagen sinngemäß die Antwort erhalten, *die Aussage sei wahr, weil sie so in den Lehrbüchern stehe!*

Der Verfasser hat die Hoffnung, dass sich das Verfassungsgericht diese Haltung nicht zu eigen macht, sondern die wissenschaftlichen Grundlagen für die angebliche Alternativlosigkeit des Masernschutzgesetzes hinterfragt.

Im Referentenentwurf des Gesundheitsministeriums sowie im Bundeskabinett und auch im Gesundheitsausschuss des Bundestages wurde ausschließlich die derzeit vorherrschende Meinung vorgetragen, wonach keinerlei Alternativen zu maximalen Durchimpfungsraten existieren. Doch es geht hier um explizit durch Art. 1 Abs. 1 GG geschützte Grundwerte. Eine Minderheit unter den Fachleuten diskutiert sehr wohl Alternativen zur aktuellen Impfpolitik.

Ein Gutachter-Streit zwischen der Pro- und der Kontra-Seite wird von Gerichten erfahrungsgemäß möglichst vermieden. Doch was ist, wenn die Politik ganz offensichtlich und völlig einseitig nur Experten zu Wort kommen ließ, die für die angebliche Alternativlosigkeit einer Grundrechtseinschränkung plädieren? Muss das Verfassungsgericht diesem Beispiel folgen? Darf das Verfassungsgericht diesem Beispiel überhaupt folgen?

Bereits der Prozess des Zustandekommens des Masernschutzgesetzes ist im Grunde ein Verstoß gegen den Geist des Grundgesetzes. Die Leichtfertigkeit, mit der mehrere zentrale Grundrechte verletzt werden, empfindet der Verfasser als zutiefst beunruhigend. Gibt es in Deutschland noch das in der Idee der Gewaltenteilung beinhaltete Korrektiv für die Politik, um zu verhindern, dass wieder einmal Ideologie über die Grundrechte erhoben wird?

20.4 Sinnvolle Grundrechtseinschränkungen

Es gibt Situationen und Umstände, da ist eine Grundrechteeinschränkung sinnvoll. Wenn z. B. ein Unfallarzt an einen Unfallort kommt und ein bewusstloser Verletzter zu verbluten droht: Würde der Arzt warten, bis der Bewusstlose von allein erwacht, um ihn dann um Erlaubnis zu fragen, ob er ihn behandeln darf, könnte dies den Tod des Verletzten bedeuten. Hier spricht die Abwägung klar für eine Behandlung auch ohne bewusste Einwilligung des Patienten.

Dennoch entbindet dies auch den Unfallarzt nicht von der Verantwortung zu überprüfen, ob sich am Körper des Verletzten Hinweise auf bestimmte Kontraindikationen finden lassen, z. B. durch eine Allergie, Diabetes oder Herzkrankheit.

Eine Impfung ist ein nicht unmittelbar notwendiger medizinischer Eingriff in das Immunsystem eines gesunden Menschen. Ob diese Person jemals über eine Infektion in eine gesundheits- oder gar lebensbedrohliche Situation gekommen wäre, weiß man zu diesem Zeitpunkt nicht. Ob die Impfung im individuellen Falle vielleicht verpufft („Impfversager"), weiß man zu diesem Zeitpunkt ebenfalls nicht. Ebenso kann nicht vorausgesagt werden, ob es im Einzelfall zu schweren Nebenwirkungen oder gar Impfschäden kommen wird.

Wir haben also bei einer Impfung eine völlig andere Situation als bei einem Unfallopfer. Eine Situation, die im Sinne von Art. 1 Abs. 1 GG eine äußerst sorgfältige Abwägung von Für und Wider erfordert.

20.5 Impfungen als Körperverletzung

Impfungen sind laut dem bayerischen Regierungsdirektor und Mitverfasser des IfSG Helmut Erdle Körperverletzungen, die der mündigen Einwilligung bedürfen: [6]

> *„Die Impfung ist eine Körperverletzung (§ 223 StGB). Sie setzt die Einwilligung des Impflings (bzw. des/der Sorgeberechtigten oder Betreuers) voraus (§ 228 StGB). Die Einwilligung muss auf einer ausreichenden (...) Aufklärung beruhen."*

Und das Bundesfamilienministerium schreibt auf Anfrage der Elternvereinigung „EFI Dresden" am 18. März 2005: [7]

„Schutzimpfungen sind in Deutschland grundsätzlich freiwillig. Impfungen stellen einen Eingriff in die körperliche Unversehrtheit im Sinne des Artikels 2 Grundgesetz dar, zu dem der Geimpfte bzw. seine Erziehungs- oder Sorgeberechtigten vorher die Zustimmung erteilen müssen."

Ein profanes Beispiel: Niemand, auch kein Gesundheitsminister, selbst wenn er Professor der Medizin wäre, darf durch die Fußgängerzone einer Stadt spazieren, und die Passanten ungefragt oder gar gegen ihren Willen mit einer spitzen Nadel in die Haut stechen. Tut er das dennoch, macht er sich strafbar.

Auch wenn sie offiziell als „abgeschwächt" gelten, enthalten alle Impfstoffe mit Masernkomponente vermehrungsfähige Krankheitserreger, die Fieber, Schwellungen und Krankheitsgefühl verursachen können.

Drittens enthalten alle Masernimpfstoffe potenziell toxische Substanzen, für die nach Wissen des Verfassers in der Regel keine placebokontrollierten Sicherheitsstudien für ihre Injektion in einer Konzentration vorliegen, die auch im Impfstoff enthalten ist.[8]

Viertens enthalten alle Masernimpfstoffe bekannte Allergene wie z. B. Hühnereiweiß. Unabhängige Untersuchungen haben darüber hinaus Spuren von weiteren potenziell allergenen Substanzen festgestellt.

So enthalten alle gängigen Impfstoffe mit Masernkomponente in Spuren unter anderem das Metall Nickel.[9] Laut Apotheken-Umschau vom 14.05.2019 sind etwa 15 % der Bevölkerung von einer Nickel-Allergie betroffen.[10] Niemand kann voraussagen, ob ein Nickel-Allergiker bei Injektion von in Spuren vorhandenem Nickel mit einem Allergieschub oder gar einem anaphylaktischen Schock reagiert, der im Extremfall auch tödlich sein kann. Mit solchen Impffolgen muss gerechnet werden. Beispielhaft ein Zitat aus der Fachinfo von M-M-RVaxPro vom April 2019:

„Wie bei allen injizierbaren Impfstoffen sollten für den Fall von seltenen anaphylaktischen Reaktionen nach Verabreichung des Impfstoffs stets geeignete medizinische Behandlungsmöglichkeiten unmittelbar zur Verfügung stehen (siehe Abschnitt 4.8).

Bei Erwachsenen und Jugendlichen mit allergischer Diathese besteht möglicherweise ein erhöhtes Risiko für anaphylaktische oder anaphylaktoide Reaktionen. Es wird empfohlen, solche Personen nach der Impfung sorgfältig auf erste Anzeichen einer anaphylaktischen oder anaphylaktoiden Reaktion zu beobachten.*

Die Masern- und die Mumps-Komponente des Lebendimpfstoffs werden in Hühnerembryozellen gezüchtet. Bei Personen mit bekannten anaphylaktischen, anaphylaktoiden oder anderen Überempfindlichkeitsreaktionen vom Soforttyp (wie Nesselsucht, Schwellungen im Mund- und Rachenraum, Atembeschwerden, Blutdruckabfall oder Schock) nach Verzehr von Hühnereiern besteht daher möglicherweise ein erhöhtes Risiko für Überempfindlichkeitsreaktionen vom Soforttyp. Bei diesen Personen sollte eine sorgfältige Nutzen-Risiko-Abwägung erfolgen."

Somit ist eine Impfpflicht oder Impfnötigung allein schon dadurch eine Verletzung der Verfassung, wenn der Gesetzgeber nicht aus- und nachdrücklich dafür sorgt, dass diese Risiken mit größtmöglicher Sicherheit ausgeschlossen oder doch wenigstens durch eine umfassende Aufklärung der Bevölkerung und der Ärzteschaft minimiert werden können. Und Nickel ist nicht das einzige nicht öffentlich diskutierte potenzielle Allergen in Masernimpfstoffen.[11]

20.6 Das Ziel einer sinnvollen Präventionspolitik

Ziel und Aufgabe einer Gesundheitspolitik muss das Senken der Krankheitslast in der Bevölkerung sein. Anders ausgedrückt geht es um die Schaffung der Voraussetzungen für eine möglichst optimale Gesundheit aller Menschen bei gleichzeitig möglichst minimalen Eingriffen in die Eigenverantwortung und Freiheit des Einzelnen.

Das kann in manchen Fällen ein Balanceakt sein. Der Art. 1 Abs. 1 setzt jedoch nach Ansicht des Verfassers eine klare Grenze. Impfungen können durchaus eine der zur Diskussion stehenden Vorgehensweisen sein, die gegeneinander abzuwägen sind. Das Anstreben einer maximalen Durchimpfung der Bevölkerung mit Hilfe von massiven Einschränkung von Grundrechten bei gleichzeitiger Ausblendung möglicher Alternativen wäre jedoch verfassungswidrig.

Selbst wenn zu einem früheren Zeitpunkt Impfungen als die effektivste Maßnahme angesehen wurden, so kann sich dies durch neue wissenschaftliche und medizinische Erkenntnisse mit der Zeit verschieben. Es ist also von der Gesundheitspolitik eine ständige Diskussionsbereitschaft gefordert.

Deshalb ist allein schon die Einrichtung einer „Ständigen Impfkommission (STIKO)" ein Fehler, da diese sich nur mit einer Maßnahme, nämlich Impfungen, beschäftigt, nicht aber mit den vorhandenen Alternativen. Wesentlich sinnvoller wäre nach Ansicht des Verfassers eine „Allgemeine Vorsorgekommission" (AVKO), die aus Experten verschiedenster medizinischer Disziplinen zusammengesetzt ist.

Gibt es solche Alternativen der Vorsorge? Es ist eine Tatsache, dass die masernbedingte Sterblichkeit in Deutschland zwischen 1900 und 1962, also bereits vor der erstmaligen Verfügbarkeit eines Masern-Impfstoffs, um 99 % von knapp 13.000 auf 140 Todesfälle gesunken ist.[12,13]

Am Rückgang der Masernsterberate auf den heutigen Wert von jährlich durchschnittlich einem erfassten Todesfall hat die Masernimpfung somit höchstens einen Anteil von 1 %!

Dieser phänomenale Rückgang, der in ähnlicher Weise auch in anderen Ländern zu beobachten ist, muss Ursachen haben.[14] Bisher haben es deutsche Gesundheitsminister versäumt, die Ursachen für diesen Rückgang systematisch zu erforschen. Dies wäre jedoch unerlässlich, um die Krankheitslast durch Masern durch gezielte – und möglichst nicht die Grundrechte tangierende – Maßnahmen weiter senken zu können.

Dies gehört gewissermaßen zu den „Hausaufgaben" eines Gesundheitsministeriums, bevor man als letzte Möglichkeit daran geht, Maßnahmen wie Betretungs- und Berufsverbote sowie Buß- und Zwangsgelder einzuführen. Die Frage, die sich bei der Prüfung der verfassungsrechtlichen Legitimität des Masernschutzgesetzes ergibt: Hat das Ministerium seine Hausaufgaben gemacht, um die Einschränkungen von Grundrechten soweit wie möglich zu minimieren?

20.7 Hoch problematische Begründungen des Masernschutzgesetzes

20.7.1 Gleichsetzung von Impfrate und Immunitätsrate

Die offizielle Begründung für die Einführung einer Impfpflicht ist das Nichterreichen eines angestrebten Herdenschutzes durch 95-%ige Immunität in der Bevölkerung gegen das Masernvirus. Im RKI-Ratgeber Masern heißt es wörtlich: [15]

> *„Dies kann erreicht werden, wenn mindestens 95 % der Bevölkerung über eine ausreichende Immunität gegen die Masern verfügen und damit ein Herdenschutz* ausgebildet wird."*

Hier ist wohlgemerkt nicht von einer mindestens 95-%igen *Impfrate*, sondern von einer 95-%igen *Immunitätsrate* die Rede. Um diese 95-%ige *Immunitätsrate* zu erreichen, zielt das Gesetz auf eine 95-%ige *Impfrate* ab.

Immunitätsrate und Impfrate sind jedoch aufgrund sogenannter primärer und sekundärer „Impfversager" nicht dasselbe. Mit primären Impfversagern sind jene Geimpften gemeint, die nach einer Impfung keinen als schützend angesehenen Antikörpertiter entwickeln. Bei den sekundären Impfversagern fällt der Antikörpertiter im Laufe der Zeit unter den als schützend angesehenen Wert.

KiGGS, die große Bevölkerungs-Studie des RKI,[16] an der knapp 18.000 Kinder und Jugendliche teilnahmen, ermittelte bei zweimal geimpften Kindern bis zu 2 Jahre nach ihrer zweiten Impfung eine Rate von 4 % Impfversagern, die nicht den erwünschten Mindesttiter von 350 mIE/ml erreichten und somit als anfällig für das Masernvirus gelten.

3-6 Jahre nach der zweiten Impfung beträgt der Anteil der Impfversager bereits 7,4 % und 6-18 Jahre nach der letzten Impfung sogar 12,6 %. Daraus kann geschlossen werden, dass der über Impfungen erworbene Antikörpertiter mit wachsendem zeitlichen Abstand sinkt und die Rate der Impfversager zunimmt.[17]

Das Sinken von Impftitern wird nicht nur in Deutschland beobachtet.[18]

Leider liegen für Deutschland über die KiGGS-Studie hinaus keine genaueren Daten über die Entwicklung des Impftiters mit zunehmendem Alter bzw. zunehmendem Abstand zu der Impfung vor. Auch bei der vergleichbaren Erwachsenen-Studie DEGS wurden nach Wissen des Verfassers diese Werte leider nicht vom RKI erhoben.[19]

Es kann somit nicht ausgeschlossen werden, dass bis zur Hälfte der Gesamtbevölkerung keinen als schützend angesehenen Masern-Antikörpertiter vorweisen kann, weil sie entweder niemals die Masern durchgemacht haben oder primäre bzw. sekundäre Impfversager sind.

Damit wären jedoch von vorn herein alle Bestrebungen, eine Herdenimmunität durch eine mindestens 95-%ige Immunitätsrate zu erreichen, zum Scheitern verurteilt. Dieses Ziel wäre selbst bei einer 100-%igen Durchimpfung allein schon aufgrund der primären und sekundären Impfversager nicht erreichbar.

Aufgrund der Sorgfalts- und Fürsorgepflicht wäre es geboten, vor Einführung einer Impfpflicht die tatsächliche Immunitätslage in der Gesamtbevölkerung zu klären.

20.7.2 Nicht abgegebene Impfpässe verfälschen Statistik

Dazu kommt als weiterer Unsicherheitsfaktor die Rate derer, die keinen Impfpass vorweisen können. Das sind laut KiGGS-Studie 6,7 % der erfassten Kinder und Jugendlichen unter 18 Jahren.[20]

Laut dem Epidemiologischen Bulletin des RKI beträgt im Rahmen der Einschulungsuntersuchung die Rate der Kinder ohne Impfpass in den letzten Jahren etwa 8 %.[21]

Wie hoch der Anteil der ungeimpften Kinder bzw. der Kinder ohne ausreichenden Antikörpertiter unter denen ist, die keinen Impfpass vorlegen können, ist wenig bis gar nicht erforscht.

Der Anteil der Kinder und Jugendlichen ohne Impfpass fällt bei allen offiziellen Statistiken einfach unter den Tisch, so dass keine realistischen Daten vorliegen, weder bezüglich der Durchimpfungsrate noch der Immunitätsrate. Eine realistische Erfolgskontrolle der angestrebten Immunität von 95 % in bestimmten Geburtsjahrgängen ist somit gar nicht möglich. Auch hier haben es die Initiatoren des Masernschutzgesetzes nach Ansicht des Verfassers an der gebotenen Sorgfalt fehlen lassen.

20.7.3 Gleichsetzung von Ansteckung und Erkrankung:

In der Begründung des Referentenentwurfs zum Masernschutzgesetz lautet der erste Satz: [22]

> *„Masern gehören zu den ansteckendsten Infektionskrankheiten des Menschen".*

Mit Ansteckung ist eine von außen herangetragene Infektion und zeitlich begrenzte Vermehrung des Masernvirus in einem Menschen gemeint. Es wird in der allgemeinen Diskussion und im Referentenentwurf das Bild vermittelt, als sei eine Infektion mit Erkrankung gleichzusetzen.

Dies ist jedoch nicht richtig! Das Masernvirus mag als „hochinfektiös" gelten, aber das Virus allein ist ganz offensichtlich nicht in der Lage, sicht- und spürbare Krankheitssymptome auszulösen. Dazu sind weitere Faktoren erforderlich, wie bereits der ungeklärte Rückgang der Masern-todesfälle um 99 % zwischen 1900 bis 1962 andeutet.[23]

Das Phänomen der „stillen Feiung" zeigt, dass eine Maserninfektion nicht automatisch mit Krankheitssymptomen einhergehen muss – und trotzdem einen als schützend angesehenen Antikörpertiter erzeugen kann. In der großen KiGGS-Studie des RKI wurden u. a. 68 ungeimpfte Jugendliche zwischen 14 und 17 Jahren erfasst, die laut Anamnese bisher keine Masernerkrankung durchgemacht haben. Darunter wiesen 47 % trotzdem einen positiven Maserntiter auf.

Demnach hatte fast die Hälfte dieser ungeimpften Jugendlichen ohne Masernhistorie die Masern völlig unerkannt durchgemacht und ist aller Voraussicht nach auch ein Leben lang immun.[24]

Über den Anteil der Gesamtbevölkerung, der unabhängig von Impfungen und durchgemachten Masern durch eine stille Feiung über Immunität verfügt, gibt es keine weiteren Daten. Ebenso fehlen offizielle Daten bzw. Forschungen zu den Faktoren, die über das Auftreten von sichtbaren Symptomen und ihre Schwere entscheiden. Im RKI-Ratgeber Masern heißt es wörtlich: [25]

> *„Das Masernvirus führt bereits bei kurzer Exposition* zu einer Infektion (Kontagionsindex* nahe 100%) und löst bei über 95% der ungeschützten Infizierten klinische Erscheinungen aus (Manifestationsindex* ebenfalls nahe 100%).“*

Dem widersprechen die Ergebnisse der KiGGS-Studie aus dem eigenen Haus (s. o.). Auf Anfrage konnte das RKI dem Verfasser auch keine Primärquelle nennen, die wissenschaftlich belegt, dass 95 % der „ungeschützten Infizierten“ tatsächlich Krankheitssymptome zeigen. Das RKI verwies stattdessen auf allgemeines Lehrbuchwissen.[26]

Die Behauptung, etwas sei automatisch wahr, weil es in den Lehrbüchern steht, ist ein unzulässiger und unwissenschaftlicher Zirkelschluss und kann nach Ansicht des Verfassers nicht Grundlage eines Gesetzes sein, das mehrere zentrale Grundrechte einschränkt.

20.7.4 Was genau sind eigentlich „hohe Komplikationsraten“?

Im Referentenentwurf zum Masernschutzgesetz wird als Begründung auf die „hohe Rate an Komplikationen“ bei Masernerkrankten verwiesen.

Aus Sicht des Verfassers ist nicht geklärt, was die Initiatoren des Gesetzes unter einer „hohen Rate“ verstehen. Bei den Pocken sind Experten von einer 30-%igen Sterberate der Erkrankten ausgegangen. Dies wurde und wird zu Recht als unakzeptabel hoch angesehen.[27]

Bei den Masern jedoch liegt die Sterberate laut RKI-Ratgeber Masern in entwickelten Ländern zwischen 0,05 % bis 0,1 %. Das ist ein 300stel bis ein 600stel der pockenbedingten Sterberate. Ab welcher Sterberate man von einer „hohen Komplikationsrate“ ausgehen kann, ist nirgendwo geklärt und wird auch von den Autoren des Referentenentwurfs nicht thematisiert. Somit ist diese Behauptung völlig beliebig.

20.7.5. Was genau sind eigentlich „hohe Raten an Folgeerkrankungen“?

Im Referentenentwurf zum Masernschutzgesetz sind als Begründung „hohe Raten an Folgeerkrankungen“ angeführt. Wie bei der „hohen Komplikationsrate“ ist auch hier nicht definiert, ab welcher Häufigkeit ein Grenzwert überschritten ist, ab dem die Verantwortlichen spätestens handeln müssen.

Die Definition solcher Marker läge in der Verantwortung des Bundesgesundheitsministeriums. Hier liegt ein weiteres Versäumnis vor, das sich auf die Notwendigkeit einer Impfpflicht auswirkt.

Konkret geht es im Zusammenhang mit Masern bei Folgeerkrankungen wahrscheinlich um die Diagnose „SSPE“, die „subakute sklerosierende Panenzephalitis“. Kennzeichnend für eine SSPE ist eine schwere Gehirnentzündung, die zu einem jahrelangen geistigen Siechtum und schließlich zum Tode führt.

Laut statistischem Bundesamt werden durchschnittlich etwa 4 Fälle jährlich mit der Diagnose SSPE erfasst.[28]

Die Häufigkeit liegt laut RKI-Ratgeber Masern bei 4-11 SSPE-Fällen pro 100.000 Masernerkrankungen, oder umgerechnet bei etwa 1:10.000.[29]

Seit 2001, dem Beginn der IfSG-Meldepflicht für Masernerkrankungen, beträgt der jährliche Durchschnitt der erfassten Masernfälle etwa 1.400 Erkrankungen.[30] Somit dürfte es in Deutschland durchschnittlich weniger als einen SSPE-Fall jährlich geben. Tatsächlich werden jedoch im Jahresdurchschnitt 4 Fälle erfasst.

Dies könnte auf eine Problematik bei der Diagnosestellung hindeuten. SSPE ist per Definition die Spätfolge einer frühkindlichen Maserninfektion, die nicht ausheilt, sondern unerkannt weiter schwelt, um dann nach Jahren wieder auszubrechen. Zur Feststellung dieses Zusammenhangs gehört ein positiver Labortest auf das Masernvirus im Gehirnwasser des Patienten.

Die SSPE-Fälle werden als Argument für eine maximale Durchimpfungsrate gegen die Masern verwendet. Wenn alle Personen im Umfeld des ungeschützten Säuglings geimpft sind, so die Erwartung, profitieren diese Säuglinge durch die Unterbrechung von Infektionsketten vom sogenannten Herdenschutz.

Eine Maserninfektion ist bei Kindern unter einem Jahr normalerweise nicht möglich, weil Mütter, die selbst die Masern durchgemacht haben, ihren Säuglingen über Plazenta und Muttermilch einen Nestschutz mitgeben.

Dass geimpfte Mütter keinen oder nur einen geschwächten Nestschutz in Form von mütterlichen Antikörpern mitgeben können, ist bekannt.[31] Das RKI schreibt dazu auf seiner Webseite: [32]

> *„Das Kind einer gegen Masern immunen Mutter ist bis längstens 6 Monate nach der Geburt vor Masern geschützt, wobei der Nestschutz bei Kindern geimpfter Mütter kürzer ist als bei Kindern von Müttern, die die Maserninfektion durchgemacht haben."*

Bezüglich der Dauer des Nestschutzes sind sich die Experten offenbar nicht einig. „Vaccines", das weltweit wichtigste Standardwerk zur Impfthematik, spricht im Gegensatz zum RKI von bis zu 15 Monaten Nestschutz.[33]

Das RKI sollte vielleicht etwas vorsichtiger formulieren, denn selbst wenn in der Muttermilch keine spezifischen Masernantikörper nachweisbar sind, so ist der Säugling doch durch andere immunstimulierende Faktoren geschützt, die eine frühkindliche Infektion verhindern oder zumindest abschwächen können. Wie man heute weiß, sind die Antikörper nur ein Teil des hochkomplexen Immunsystems des Menschen.[34]

Wie das RKI einräumt, vermitteln Mütter, welche die natürlichen Masern durchgemacht haben, ihren Säuglingen einen deutlich besseren und länger anhaltenden Nestschutz als Mütter, die nur über einen Impftiter verfügen.

Säuglinge von geimpften Müttern haben somit ein höheres Risiko, im ersten Lebensjahr an Masern zu erkranken und damit auch Spätfolgen zu erleiden. Somit kann SSPE als eine indirekte Folge der Masernimpfung betrachtet werden – ein Aspekt, der von den Initiatoren des Masernschutzgesetzes offensichtlich nicht berücksichtigt wurde.

Unabhängig davon fehlen Untersuchungen darüber, ob der viruspositive Laborbefund im Gehirnwasser von SSPE-Patienten tatsächlich im kausalen Zusammenhang mit der Erkrankung steht. Um dies mit Sicherheit sagen zu können, müssten wir u. a. wissen, ob dieser Laborbefund ausschließlich bei Menschen mit Gehirnentzündungen vorkommt und keineswegs bei Gesunden. Kommt nämlich der Laborbefund auch bei Gesunden vor, ist der kausale Zusammenhang nicht zwingend und eine ausführliche(re) Differenzialdiagnose erforderlich.

Der identische Laborbefund kann nämlich z. B. auch als Impfschaden nach einer Masernimpfung auftreten. Die Diagnose heißt hier unter Umständen MIBE statt SSPE.[35] Tatsächlich zeigt eine deutsche Studie, dass alle erfassten SSPE-Fälle, bei denen der Masern-Impfstatus bekannt war, bis zu dreimal gegen die Masern geimpft worden waren. Leider ist der zeitliche Abstand zum Ausbruch der Gehirnentzündung in dieser Studie nicht erfasst worden, um diesen möglichen Zusammenhang näher zu bestimmen.[36] Doch auch die SSPE-Diagnose selbst wird als Impffolge diskutiert. Der französische Hersteller MSD der Masernimpfstoffe M-M-RVaxPro und ProQuad sah sich deshalb sogar gezwungen, in der Fachinformation auf die Möglichkeit von SSPE als Nebenwirkung hinzuweisen.[37]

Auch in dieser Hinsicht wären zunächst von Seiten des Gesundheitsministeriums die Hausaufgaben zu erledigen, bevor man mit dem Argument der angeblichen Masern-Spätfolge SSPE an massive Grundrechte-Beschneidungen denkt.

Gehirnentzündungen sind bereits seit Jahrzehnten als mögliche Folge der MMR-Impfung bekannt und haben weltweit immer wieder zur Rücknahme von MMR-Impfstoffen geführt: 1988 in Kanada, 1989 in Malaysia, 1992 in Großbritannien, Deutschland und Neuseeland, 1993 in Japan, 2004 in Brasilien und 2006 in Italien.[38]

Auslöser der Gehirnentzündungen soll damals der in einigen Impfstoffen enthaltene Mumps-Virenstrang „Urabe“ gewesen sein. Diese Impfstoffe wurden nach und nach vom Markt genommen, nachdem eine spezielle Studie des britischen Herstellers GSK eine Häufigkeit von einem Fall unter 4.000 Geimpften festgestellt hatte. Zuvor war man aufgrund der Nebenwirkungs-Spontanmeldungen von einer Häufigkeit von 1:100.000 ausgegangen.

Ob wirklich nur die MMR-Impfstoffe mit Urabe-Strang betroffen waren und sind, nicht aber die aktuell verwendeten MMR-Impfstoffe mit dem „Jeryl-Lynn-Strang“ als Mumps-Komponente, ist unklar:

Eine vergleichbare Sicherheitsstudie zur genauen Feststellung der Nebenwirkungshäufigkeiten wurde bei diesen Impfstoffen nie vorgenommen und auch von den zuständigen deutschen Gesundheitsbehörden nicht verlangt.

Die gemeldeten Häufigkeiten lagen für diese Impfstoffe damals bei 1:1.000.000.[39]

Ob die gegenwärtig verwendeten Kombinations-Impfstoffe mit Masernkomponente wirklich unbedenklicher sind als die zurückgezogenen Impfstoffe mit dem Urabe-Strang, wissen wir also nicht mit Sicherheit. Unter diesen Umständen eine Impfpflicht einzuführen, ist aus Sicht des Verfassers verantwortungslos.

Außerdem: Wie kann es eine Impfpflicht für Impfstoffe geben, deren Zulassungsstudien ganz offensichtlich nicht in der Lage sind, schwere Nebenwirkungen mit einer Häufigkeit von 1:4.000 zu erfassen?

20.7.6 Fehlender Masern-Einzelimpfstoff

Es gibt eine Reihe von sachlichen Gründen, die für einen Masern-Einzelimpfstoff sprechen. Zum einen enthält dieser keine möglicherweise riskante Mumpskomponente. Zudem haben Impfungen gegen Mumps für Mädchen eine geringere Notwendigkeit als für Buben, da das Hauptargument für die Mumps-Impfung das Risiko von Hodenentzündungen mit ggf. folgender Unfruchtbarkeit darstellt. Gleichzeitig wird die Röteln-Impfung in erster Linie für Mädchen thematisiert, um im Falle einer späteren Schwangerschaft das Risiko von Röteln-Embryopathien zu senken. Da Buben bekanntlich nicht schwanger werden können, entfällt im Grunde die Notwendigkeit einer Rötelnimpfung für sie.

Darüber hinaus könnten Kinder zum Impfzeitpunkt bereits Mumps oder Röteln durchgemacht haben und über schützende Antikörper verfügen. In diesem Fall stellen diese Impfungen völlig unnötige Körperverletzungen dar.

Da die Mumps- und Rötelnkomponenten zusätzliche Nebenwirkungsrisiken mit sich bringen, ist der Gesetzgeber verpflichtet, Masern-Einzelimpfstoffe zur Verfügung zu stellen, so dass Eltern eine Wahlmöglichkeit haben.

Da Masern-Einzelimpfstoffe zwar nicht mehr in Deutschland, aber international durchaus noch verfügbar sind, ist es völlig unverständlich, warum der Gesetzgeber Eltern diese Wahlmöglichkeit bewusst vorenthält.

Um den Grundrechtseingriff so klein wie möglich zu halten, muss ein Masern-Einzelimpfstoff zur Verfügung gestellt werden.[40]

20.7.7 Ab wann ist eine Infektion nicht mehr „harmlos"?

In der Begründung des Referentenentwurfs zum Masernschutzgesetz heißt es wörtlich:

„Eine Masern-Infektion ist damit anders, als vielfach angenommen, keine harmlose Krankheit."

Es wurde bereits angeführt, dass eine Infektion mit dem Masern-Virus nicht automatisch mit einer Erkrankung einhergeht und dass bei den erfassten Erkrankungen der Anteil von Todesfällen und schweren Folgeerkrankungen vergleichsweise gering ist.

Auf welche konkreten Daten und Marker bezüglich Schweregrad und Häufigkeiten von schweren Masernverläufen bezieht sich die Aussage, die Masern-Infektion sei „keine harmlose Krankheit"?

Dazu werden keine Angaben gemacht. Die Aussage hat somit keinerlei Relevanz. Selbstverständlich gibt es einzelne schwere Krankheitsverläufe. Diese haben jedoch individuelle Ursachen – welche offensichtlich von den zuständigen Gesundheitsbehörden nicht erforscht werden. Die zitierte Aussage entbehrt somit jeder Grundlage und ist aus Sicht des Verfassers dieses Gutachtens ein weiteres Zeugnis für die mangelnde Sorgfalt bei der Erarbeitung des Gesetzesentwurfs.

20.7.8 Sind die verfügbaren Impfstoffe „gut verträglich"?

In der Begründung des Referentenentwurfs heißt es wörtlich:

„Zur Prävention stehen gut verträgliche (...) Impfstoffe zur Verfügung (...)."

„Gut verträglich" ist vage formuliert und offen für Interpretation. Nehmen wir die Begründung für die Rücknahme der MMR-Impfstoffe mit Urabe-Strang als Grundlage, dann bedeutet „gut verträglich" eine Häufigkeit bei schweren Gehirnentzündungen von seltener als 1:4.000 (siehe weiter oben).

Eine weitere Möglichkeit, sich dem Grenzwert für „gut verträglich" anzunähern, sind die Zulassungsstudien, die ja diesen Status erfüllen müssen, da ansonsten ein Impfstoff nicht zugelassen wird.

Um eine Häufigkeit schwerer Nebenwirkungen von 1:4.000 oder häufiger mit statistischer Zuverlässigkeit nachweisen zu können, ist bei der Zulassungsstudie eine Gruppengröße von wenigstens etwa dem Dreifachen notwendig, also in diesem Fall von ca. 12.000 Versuchspersonen.[41]

Laut Auskunft des Paul-Ehrlich-Instituts (PEI), der deutschen Zulassungsbehörde für Impfstoffe, sind die Zulassungsbedingungen für Impfstoffe verbindlich im Europäischen Arzneibuch (EAB) definiert.[42] Dort ist jedoch zur Feststellung der Nebenwirkungshäufigkeit keine Mindestanzahl der Versuchspersonen je Testgruppe angegeben, sondern es wird nur allgemein festgestellt: [43]

> *„Für die nach dem vorgesehenen Impfschema verabreichten Impfstoffe müssen ausreichend immunogene Eigenschaften und Unschädlichkeit beim Menschen nachgewiesen sein."*

Weitere Angaben über Mindestgrößen von Versuchsgruppen sind weder in der Monographie für den Masern-Einzelimpfstoff noch der MMR-Dreifach- oder der MMRV-Vierfach-Impfstoffe zu finden.[44]

Eine entsprechende Aussage wird nur in den europäischen EMEA-Leitlinien gemacht. Dort heißt es wörtlich: [45]

> *„If the marketing authorisation is based solely on immunogenicity studies, it is unlikely that the database would be sufficiently large to identify rare events. As a minimum, the total data from preauthorisation studies should usually be sufficient to reliably determine the frequency of uncommon local and systemic adverse events i.e. that occur at a frequency between 1/100 and 1/1000 vaccinated persons. Unless otherwise justified, the recommended minimum sample size would be at least 3000 subjects for new vaccines. If a total safety database is projected that would be insufficient to reliably determine anticipated rare adverse events then scientific advice should be obtained from EU Competent Authorities."*

Empfohlen, aber eben nicht zwingend verlangt, ist also eine Mindestgröße von 3.000 geimpften Probanden, um eine Nebenwirkungshäufigkeit von 1:1.000 mit statistischer Zuverlässigkeit erfassen zu können.

Eine Häufigkeit von schweren Gehirnentzündungen oder gar Todesfällen von 1:4.000, wie im Falle der MMR-Impfstoffe mit enthaltenem Urabe-Strang, hätte in Deutschland in etwa die folgende Anzahl von schweren Impfnebenwirkungen zur Folge:

Gehen wir davon aus, dass von einem Geburtenjahrgang von 700.000 in Deutschland 93 % zweifach gegen die Masern geimpft wurden, wären das 651.000 Geimpfte jährlich. Bei einer Häufigkeit von schweren und schwersten Nebenwirkungen von 1:4.000 wären das in Deutschland jährlich jeweils 163 Gehirnentzündungen oder Todesfälle oder sonstige schwerwiegende gesundheitliche Folgen.

Legen wir die von den EMEA-Leitlinien empfohlene Mindestgröße von 3.000 geimpften Probanden zugrunde, dann sind aus Sicht der EMEA bis zu 651 schwere Impfschäden z. B. durch Gehirnentzündungen oder gar Todesfälle als Folge der MMR(V)-Impfung für Deutschland gerade noch akzeptabel.

Eine seltenere Häufigkeit wie 1:4.000, die ja Testgruppen von wenigstens 12.000 Probanden in der Zulassungsstudie erfordert, ist jedoch so nicht zu erfassen.

Laut der Fachinfo von Priorix vom Januar 2003 ist von mehr als 10.000 Probanden die Rede, an denen die Impfstoffsicherheit getestet wurde. Beobachtungsdauer: 42 Tage. Erfassbare Häufigkeit schwerer Nebenwirkungen/Impfschäden bei dieser Gruppengröße: 1:3.333 oder häufiger. Erfassbarer Grenzwert bei einem Geburtenjahrgang von 700.000 Kindern und 93 % zweifach Geimpften: 292 Fälle je beobachteter schwerer Nebenwirkung.[46]

Laut der Fachinfo von Priorix Tetra vom Juli 2006 wurden 6.700 Impfstoffdosen verabreicht, was der zweifachen Impfung von 3.350 Probanden entsprechen dürfte. Beobachtungsdauer: 42 Tage. Erfassbare Häufigkeit schwerer Nebenwirkungen/Impfschäden: 1:2.233 oder häufiger. Erfassbarer Grenzwert bei einem Geburtenjahrgang von 700.000 Kindern und 93 % zweifach Geimpften: 292 Fälle je beobachteter schwerer Nebenwirkung.

Laut der Fachinfo von ProQuad vom März 2013 wurden 6.038 Kinder im Rahmen der Zulassung geimpft. Beobachtungsdauer: 30 Tage. Erfassbare Häufigkeit von schweren Nebenwirkungen/Impfschäden: 1:2.013 oder häufiger. Der erfassbare Grenzwert bei einem Geburtenjahrgang von 700.000 Kindern und 93 % zweifach Geimpften: 323 Fälle je beobachteter schwerer Nebenwirkung.

Laut der Fachinfo von M-M-RvaxPro vom Juni 2008 wurden 1.965 Kinder im Rahmen der Zulassung geimpft. Beobachtungsdauer: Keine genaue Angabe, vermutlich jedoch mindestens 28 Tage. SSPE wird als mögliche Folge der Impfung erwähnt. Erfassbare Häufigkeit von schweren Nebenwirkungen/Impfschäden: 1:655. Erfassbarer Grenzwert bei einem Geburtenjahrgang von 700.000 Kindern und 93 % zweifach Geimpften: 994 Fälle je beobachteter schwerer Nebenwirkung. Welchen dieser möglichen Impfschadens-Grenzwerte sich die Autoren des Masernschutzgesetzes bei ihrer Beurteilung, die verfügbaren Impfstoffe seien „hochverträglich“ zu eigen gemacht haben, wissen wir nicht.

Solche Häufigkeiten schwerer Impfschäden wären ggf. hinzunehmen, wenn sie durch die Erkrankungsrisiken im Rahmen einer Abwägung deutlich überstiegen werden. Hätten wir in Deutschland wie noch im Jahr 1900 bis zu 13.000 masernbedingte Todesfälle, wäre eine Abwägung von Nutzen und Schaden möglicherweise sinnvoll.

Eine solche Abwägung wurde jedoch von den Autoren des Masernschutzgesetzes offenbar gar nicht vorgenommen. Die Begründung, es stünden „gut verträgliche“ Impfstoffe zur Verfügung, ist somit bedeutungslos und zeugt nach Ansicht des Verfassers ein weiteres Mal von der Fahrlässigkeit, mit der hier vorgegangen wurde.

Darüber hinaus wäre zu diskutieren, ob es nicht die Verantwortung des Gesundheitsministeriums wäre, auf verbindliche Mindestgrößen für Impfstoff-Zulassungsstudien hinzuwirken, bevor entsprechend unzureichend getestete Impfstoffe zur Pflicht gemacht werden.

Siehe dazu auch die von mehr als 300 Ärzten und Apothekern öffentlich unterstützten zehn DAGIA-Forderungen an die Durchführung von Impfstoff-Zulassungsstudien.[47]

20.7.9 Sind die verfügbaren Impfstoffe „hochwirksam“?

Im Referentenentwurf des Masernschutzgesetzes heißt es u. a. als Begründung:

> *„Zur Prävention stehen (...) hochwirksame Impfstoffe zur Verfügung, die eine langfristige Immunität vermitteln.“*

Damit eine Impfpflicht Sinn macht, müssen natürlich wirksame Impfstoffe zur Verfügung stehen. Aus gutem Grund gelten placebokontrollierte Doppelblindstudien als „Goldstandard“ der Medizin, um die tatsächliche Wirksamkeit und Sicherheit eines Medikaments zu erfassen. Gerade bei medizinischen Maßnahmen, die rein vorsorglich gesunden Kindern, Jugendlichen und Erwachsenen gegeben werden, müssen die höchstmöglichen Standards angelegt werden:

Eine Zulassungsstudie muss Geimpfte und Placebo-Geimpfte miteinander vergleichen, um am Ende zu sehen, ob Geimpfte unter dem

Strich tatsächlich einen deutlichen gesundheitlichen Vorteil gegenüber Ungeimpften haben.

Dazu ist es erforderlich, dass die Versuchsgruppen groß genug sind, um auch seltenere schwere Nebenwirkungen erfassen zu können. Außerdem sollte eine solche Studie wenigstens ein Jahr lang laufen, um Spätwirkungen zu erfassen. Nach der Zulassung eines Impfstoffs sollten die Probanden wenigstens 5 Jahre weiter beobachtet werden.

Solche Placebostudien, wie sie unter anderem mehr als 300 Ärzte und Apotheker der DAGIA-Initiative seit Jahren auf www.dagia.org öffentlich fordern, sind jedoch ausgerechnet bei Impfstoffen noch nie üblich gewesen.

Die offizielle Begründung für das Fehlen von aussagefähigen Vergleichsstudien: Es sei ethisch nicht vertretbar, einer Versuchsgruppe vorsätzlich den Wirkstoff vorzuenthalten.[48]

Hier handelt es sich jedoch um einen unwissenschaftlichen und unsinnigen Zirkelschluss, denn damit wird das, was man im Rahmen einer Zulassungsstudie beweisen will, bereits bei der Beweisführung vorausgesetzt.[49] Somit gibt es keine unmittelbaren wissenschaftlichen Beweise für die Wirksamkeit von Masernimpfstoffen.

Als Beweis für den Nutzen von Masernimpfstoffen werden in der Regel zwei Argumente vorgebracht: Erstens sei der Rückgang der Masern auf das heutige Niveau als Erfolg der Impfungen zu betrachten, ja sogar ein echter Beweis für die Wirksamkeit. Zweitens reiche der Nachweis eines Anstiegs des Antikörpertiters, also eines Laborwerts bei Gesunden, als Surrogat-Parameter aus.

Wie offizielle Statistiken zeigen, ist in Deutschland die Sterberate aufgrund von Masern bereits vor Einführung des ersten Masernimpfstoffs bereits um 99 % zurückgegangen. Zum heutigen Niveau von jährlich durchschnittlich einem erfassten Maserntodesfall haben die Masernimpfstoffe demnach maximal 1 % beigetragen!

Die Theorie der Antikörper wurde erstmals 1892 von Emil von Behring und im Jahr 1905 von Paul Ehrlich, beides Schüler von Robert Koch, aufgestellt.[50,51] Man suchte nach einer Erklärung, warum manche Infektionskrankheiten, insbesondere solche von Kindern, in der Regel nur einmal auftreten. Sie erklärten sich das mit einer durch „Heilkörper“ (Behring) oder „Zauberkugeln“ (Ehrlich) im Blut erworbenen Immunität gegenüber krankheitsverursachenden Erregern. Damals wusste man weder etwas vom sogenannten zellulären Immunsystem noch von Epigenetik, der noch relativ jungen Lehre vom hochkomplexen Zusammenspiel von Genen, Körperzellen und der Umwelt.[52]

Unser heutiges Verständnis von den sogenannten Antikörpern, die im Zusammenhang mit Infektionskrankheiten labortechnisch nachgewiesen werden, hat sich seit 130 Jahren nicht mehr weiterentwickelt und basiert immer noch auf den damaligen Hypothesen, die auf der Grundlage anderer Umstände und einer wesentlich geringeren Wissensbasis entstanden sind.

Der Verfasser dieses Gutachtens fragte vor einiger Zeit beim RKI nach wissenschaftlichen Studien, die belegen, dass Menschen mit hohen Antikörperwerten im Vergleich zu Menschen ohne nachweisbare Antikörper einen nachhaltigen gesundheitlichen Vorteil besitzen. Das RKI konnte keine konkrete wissenschaftliche Studie nennen, sondern verwies ganz allgemein auf die „anerkannte Fachliteratur" und damit auf den Konsens in der Wissenschaftsgemeinschaft.[53]

Die angenommene Wirksamkeit der Masernimpfung wurde also möglicherweise bisher nicht durch solide wissenschaftliche Studien belegt, sondern basiert auf einem Konsens unter den einflussreichsten Fachleuten. Laut dem Medizinmethodiker Prof. Dr. Dr. Harald Walach ist dies im medizinischen Bereich nicht ungewöhnlich.[54]

Auch die Behauptung des Referentenentwurfs, die Masernimpfung verleihe eine „lange Immunität", trifft ganz offensichtlich nicht zu, zumindest nicht im Vergleich zur natürlich erworbenen Immunität. Während die Fachkreise aufgrund der verfügbaren Studienlage davon ausgehen, dass die natürlich durchgemachte Masernerkrankung eine lebenslange Immunität verleiht, ist dies bei der Masernimpfung nicht sicher.

Die KiGGS-Studie hat vielmehr gezeigt, dass der Impf-Antikörpertiter, der nach Ansicht der Behörden Immunität verleiht, mit den Jahren sinkt und so die Anzahl der sekundären Impfversager mit zunehmendem Alter ansteigt.[55]

Der Anteil der Bevölkerung mit einem positiven Antikörpertiter liegt laut der großen DEGS-Studie des RKI bei den vor 1960 geborenen Menschen stabil bei fast 99 %. Bei den zwischen 1960 und 1970 geborenen Menschen sinkt dieser Anteil auf 93% und danach mit einem Sprung auf unter 80 % und darunter.[55a]

Das ist erklärungsbedürftig, denn in den 1960ern wurde die Totimpfung und in den 1970ern Lebendimpfung gegen Masern eingeführt. Die Frage, die sich hier auftut: Bedeutet die Einführung der Masernimpfung eine Verschlechterung des Immunitätsstatus in der Bevölkerung gegenüber einer Durchseuchung auf natürlichem Wege?

Leider gibt es keine verlässlichen Daten über die Titerhöhen-Entwicklung bei zunehmendem Alter. Auch in der großen DEGS-Studie des RKI über die Erwachsenen-Gesundheit wurde aus unbekannten Gründen versäumt, entsprechende Daten zu erheben.

Ohne Gewissheit über die Aussagekraft des Antikörpertiters bezüglich der tatsächlichen gesundheitlichen Vorteile für Geimpfte und bezüglich der langfristigen Titer-Entwicklung ist die Einführung einer Impfpflicht aus Sicht des Verfassers unverantwortlich.

20.7.10 Die Häufigkeit schwerer Nebenwirkungen ist unbekannt!

Die während des Zulassungsverfahrens erfassten Nebenwirkungen werden in den Produktinformationen dokumentiert. Wie bereits ausgeführt, sind die Zulassungsstudien für Impfstoffe mit Masernkomponente nicht in der Lage, schwere Nebenwirkungen mit einer ausreichenden statistischen Genauigkeit zu erfassen.

Werden z. B. in den Produktinformationen bestimmte schwere Nebenwirkungen nicht erwähnt, hat dies wie eine selbst erfüllende Prophezeiung Einfluss auf die Meldebereitschaft der Ärzte. Um dem Impfgedanken nicht zu schaden, neigen sie erfahrungsgemäß mit Verweis auf die Produktinformationen dazu, trotz bestehender Meldepflicht Erkrankungen im zeitlichen Zusammenhang mit Impfungen nicht zu melden. Sich allein auf das Spontanmeldeverfahren zu verlassen, ist also trügerisch, wie das PEI selbst in einer Email vom 11.05.2012 dem Verfasser gegenüber einräumt: [56]

> *„Die Rate der Untererfassung von Verdachtsfällen unerwünschter Arzneimittelwirkungen im Rahmen des Spontanerfassungssystems ist in der Tat unbekannt.“*

Eine ähnliche Aussage trifft das PEI im Bundesgesundheitsblatt 12/2004: [57]

> *„Da die Untererfassung der Meldungen von Impfkomplikationen nicht bekannt oder abzuschätzen ist und keine Daten zu verabreichten Impfungen als Nenner vorliegen, kann keine Aussage über die Häufigkeit bestimmter unerwünschter Reaktionen gemacht werden.“*

Dem Verfasser ist eine einzige konkrete Aussage des PEI zur Melderate bekannt, wonach maximal fünf Prozent aller schwerwiegenden

Nebenwirkungen zur Meldung kommen.[59] Bezüglich der Feststellung der Dunkelziffer schreibt mir das PEI: [59]

> *„Die Einschätzung der Meldemoral und die Bekanntmachungen der Meldepflicht gehören nicht zu den Amtsaufgaben des PEI."*

Die Rückfrage des Verfassers, wer denn in Deutschland für die Einschätzung der Meldemoral bzw. Dunkelziffer zuständig sei, wenn nicht das PEI, wurde leider vom PEI nicht beantwortet.

Der Verfasser selbst schätzt die allgemeine Melderate für Verdachtsfälle von Nebenwirkungen aufgrund einer Umfrage unter Naturheilkundlern auf allenfalls ein Tausendstel.[60]

Ob diese Schätzung zutrifft oder nicht, kann natürlich nicht mit Sicherheit gesagt werden. Erschreckend ist jedoch die Tatsache, dass die zuständigen deutschen Gesundheitsbehörden offenbar über keine eigenen Daten verfügen, die diese Schätzung widerlegen könnten.

Laut Abruf der PEI-Meldedatenbank am 10.12.2019 wurden seit dem Jahr 2000 insgesamt 3.766 mögliche leichte und schwere Impfnebenwirkungen nach Masernimpfung erfasst, darunter 26 Todesfälle, 57 bleibende Schäden und 1.055 Fälle mit unbekanntem Ausgang.[61]

Das PEI kann laut eigenem Bekunden nicht sagen, wie hoch die Dunkelziffer ist. Sie könnte bei 95 % liegen, bei 99 % oder bei 99,9 %.

Der Verfasser findet es sehr beunruhigend, dass das PEI als zuständige Bundesbehörde auf dem Standpunkt steht, die Dunkelziffer sei irrelevant, da sowieso niemand den Zusammenhang der erfassten Erkrankungen mit der Impfung beweisen könne.

Die Impfstoffsicherheit müsste nach Ansicht des Verfassers an erster Stelle stehen, so dass die korrekte Fragestellung lauten müsste, ob der Hersteller bzw. die Zulassungsbehörde den Zusammenhang mit Sicherheit *ausschließen* kann.

Es ist für den Verfasser nicht nachvollziehbar, wie auf dieser Grundlage eine Impfpflicht verabschiedet und von den Bürgern Vertrauen in die Sicherheit der Masernimpfstoffe erwartet werden kann.

20.7.11 Unsicherheit über die Höhe des schützenden Antikörpertiters

Das Masernschutzgesetz geht davon aus, dass eine Impfung automatisch mit Immunität einhergeht. Dass dies nicht korrekt ist, zeigt die

Rate der Impfversager, die keinen als schützend angesehenen Antikörpertiter vorweisen können.

Doch darüber hinaus ist auch die Höhe des Titers, der garantiert vor einer Erkrankung schützt, unsicher. In der ab dem Jahr 2003 durchgeführten KiGGS-Studie geht das RKI davon aus, dass ein sicherer Erkrankungsschutz bei einer Titerhöhe von mehr als 350 mIU/ml* besteht. Der Bereich zwischen 150 mIU/ml und 350 mIU/ml wird als grenzwertig bzw. nicht eindeutig angesehen. Es kann also hier durchaus zu Krankheitssymptomen und zur Ausscheidung des Erregers, also zur Ansteckung von Kontaktpersonen kommen.[62]

Am 22.07.2015 teilte dagegen das RKI dem Verfasser auf Anfrage mit: [63]

> *„International wird ein Referenzwert von 0,2 IU/ml als Schutz vermittelnd angesehen (Chen et al. Measles antibody: reevaluation of protective titers. J Infect Dis. 1990 Nov;162(5):1036-42). Interne Unterlagen dazu haben wir nicht.“*

Laut der hauseigenen KiGGS-Studie wäre ein Titer von 0,2 IU/ml (bzw. 200 mIU/ml) nicht in der Lage, eine Erkrankung und eine Ausscheidung des Erreger verlässlich zu unterbinden.

Derzeit sind vier Impfstoffe mit Masernkomponente in Deutschland verfügbar. Bei der Zulassung von Priorix und Priorix Tetra (Hersteller: GSK, Großbritannien) reichte eine Titerhöhe von 150 mIU/ml aus.[64] Bei der Zulassung von M-M-RVaxPro und ProQuad (Hersteller: MSD, Niederlassung Frankreich) wurde eine Titerhöhe von 255 mIU/ml zugrunde gelegt.[65]

Der als sicher angesehene Grenzwert bei der Titerhöhe hat unmittelbaren Einfluss auf den Anteil der Impfversager: Je niedriger der Grenzwert, desto geringer auch die Rate der primären Impfversager, je höher der Grenzwert, desto höher auch die Rate der primären Impfversager.

Somit sind für alle gängigen Masernimpfstoffe die Zulassungs-Anforderungen an die Titerhöhe auch aus offizieller Sicht zu gering, um einen sicheren Schutz vor Erkrankung und Ausscheidung garantieren zu können. Zumindest gibt es hier offene Fragen, die vor Einführung einer Impfpflicht geklärt werden müssten.

Labore gehen in der Regel von einem positiven Titer ab einer Höhe von 150 mIE/ml aus. Dieser Titer ist laut KiGGS als grenzwertig zwischen „nicht wirksam“ und „Wirksamkeit unsicher“ anzusehen.

Das Masernschutzgesetz schränkt fundamentale Grundrechte ein, vor allem aber das Grundrecht auf körperliche Unversehrtheit. Grundlage für diese Einschränkung sind Immunitäts-Messwerte, die offenbar keine wirkliche Sicherheit für Nichterkrankung und Unterbindung von Erregerausscheidung bieten können.

Müssten bei einer invasiven medizinischen Maßnahme zur reinen Prophylaxe an völlig Gesunden nicht die höchsten Maßstäbe an Wirksamkeit angelegt werden? Tatsächlich sind es die niedrigsten gerade noch vertretbaren Titerwerte, die zur Anwendung kommen.

Unter diesen Umständen ist eine Masern-Impfpflicht nach Ansicht des Verfassers verfassungswidrig.

20.7.12 Wie gesichert ist der Herdenschutz ab einer 95-%igen Durchimpfungsrate?

Wie bereits ausgeführt, bedeutet eine 95-%ige Durchimpfungsrate aufgrund des Anteils an primären und sekundären Impfversagern eine deutlich niedrigere Immunitätsrate. Berücksichtigt man zudem die Festlegung des Titer-Grenzwertes auf den gerade noch vertretbaren niedrigen Wert von 150 mIU/ml, sieht es mit dem Verhältnis zwischen Impfrate und Immunitätsrate noch schlechter aus.

Das RKI antwortete auf die Anfrage, auf welche wissenschaftlichen Publikationen sich die Annahme einer Herdenimmunität bei einer Immunitätsrate von 95 % in der Bevölkerung beziehe: [66]

> *„Der Schwellenwert einer Immunität von 95% in der Bevölkerung ergibt sich aus epidemiologischen Modellen und Berechnungen, die seit über 30 Jahren zum anerkannten Stand der Wissenschaft gehören (siehe z.B. Literaturliste unten). Diese Studien sind publiziert und stehen der interessierten Öffentlichkeit weltweit zur Verfügung. Es handelt es sich hierbei nicht um behördeninterne Unterlagen."*

Zunächst einmal sei noch einmal ausdrücklich hervorgehoben, dass das RKI von einer Immunitätsrate als Messlatte für Herdenimmunität ausgeht und nicht, wie fälschlicherweise das Masernschutzgesetz, von einer Impfrate. Das RKI bezieht sich des weiteren auf einen „anerkannten Stand des Wissens", den man genauso gut als „anerkannten Stand der Vermutungen" oder als „anerkannten Stand des Irrtums" bezeichnen kann.

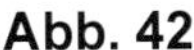

Abb. 42

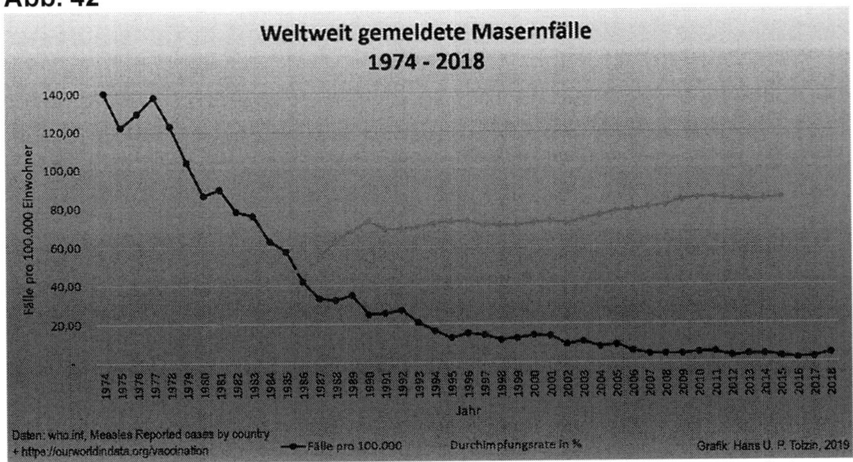

Der weltweite Anstieg im Jahr 2018 liegt im Rahmen der zu erwartenden Schwankungen auf bereits sehr niedrigem Niveau. Als Begründung für eine Impfpflicht kann diese Statistik jedenfalls nicht dienen.

Oder nach Prof. Harald Walach bzw. Ludwig Fleck: [67]

> *„Eine wissenschaftliche Tatsache ist die Übereinkunft, mit dem Denken aufzuhören."*

Denn direkte wissenschaftliche Beweise kann das RKI nicht benennen. Die Behörde geht vielmehr von der aktuellen Mehrheitsmeinung unter den Fachleuten aus. Eine gesetzliche Einschränkung von Grundrechten auf Vermutungen zu gründen, ist nach Ansicht des Verfassers verfassungswidrig.

Auch die in der Literaturliste angeführten Hochrechnungen sind rein theoretischer Natur und berücksichtigen nicht die Tatsache, dass Ansteckung nicht mit Erkrankung gleichzusetzen ist und der Anteil der Immunität durch stille Feiung, also durch unerkannte Masern ohne Krankheitssymptome, unerforscht und somit unbekannt ist.

Die angestrebte Herdenimmunität ist somit selbst bei einer 95-%igen Immunitätsrate (mit einem als verlässlich angenommenen Mindesttiter von 350 mIU/ml) nicht gesichert, sondern reine Vermutung. Zudem basiert die Erreichbarkeit dieses Ziels auf der Annahme einer angenommenen, aber nicht wissenschaftlich gesicherten, Wirksamkeit der verfügbaren Impfstoffe. Darüber hinaus fehlen, wie bereits erwähnt, den deutschen Gesundheitsbehörden Daten zur Immunitätsrate aller Altersgruppen in der Bevölkerung. Das ist durchaus relevant:

Wenn tatsächlich, wie der Verfasser befürchtet, über alle Altersgruppen hinweg bis zu 50 % der Bevölkerung keinen als schützend angesehenen Antikörpertiter vorweisen können, ist eine Impfung der Kinder bei weitem nicht ausreichend, um eine Gesamtimmunität von 95 % zu erreichen. Ohne wesentlich drastischere Maßnahmen, welche die gesamte Bevölkerung betreffen und noch tiefer in die Grundrechte eingreifen, ist möglicherweise eine 95-%ige Immunitätsrate *nie erreichbar*.

20.7.13 „2018 kam es weltweit zu einer Verdoppelung der Masernfälle"

In der Begründung des Referentenentwurfs ist von einer – angeblich besorgniserregenden – weltweiten Verdoppelung der Masernfälle im Jahr 2018 die Rede. Schauen wir uns also die offiziellen WHO-Statistiken (**Abb. 42**) einmal an: Der verhältnismäßig leichte Anstieg der weltweiten Fallzahlen von 2017 auf 2018 liegt im Rahmen der üblichen Schwankungen auf niedrigem Niveau. Der bisherige Kurvenverlauf lässt es eher unwahrscheinlich erscheinen, dass sich dieser Aufwärtstrend endlos fortsetzt.

Aus der Statistik ist zudem nicht ersichtlich, ob sich die Entwicklung gleichmäßig auf alle Nationen verteilt oder ob einzelne Länder eine gravierende Rolle spielen. Dazu müsste man sich zum Vergleich die Entwicklung in der WHO-Region Europa und in Deutschland ansehen: [68]

Die Zahl der Masernfälle in der WHO-Region Europa ist im Vergleich zu den Vorjahren tatsächlich markant angestiegen (**Abb. 43**). Jedoch zeigt die nachfolgende Grafik (**Abb. 44**), dass diese Zunahme fast ausschließlich auf das Konto der Ukraine geht, das seit dem Putsch von 2014 unter einem Bürgerkrieg und einer enormen Korruption leidet.

Deutschland ist somit weder das Masern-Sorgenkind der Welt noch das der WHO-Region Europa. Eine Impfpflicht in Deutschland kann somit keinen spürbaren Beitrag für das Ziel der weltweiten Ausrottung der Masern leisten. Aufgrund der tatsächlichen Fallzahlen wäre eventuell eine Gesundheitspolitik sinnvoller, die andere Länder, insbesondere die Ukraine, sofern deren Regierung für eine solche Unterstützung offen ist, bei ihren gesundheitspolitischen Maßnahmen unterstützt.

Auch die deutsche Masernstatistik zeigt keine bedenklichen Tendenzen von 2017 auf 2018 oder 2018 auf 2019, wie **Abb. 45** zeigt.

Abb. 43

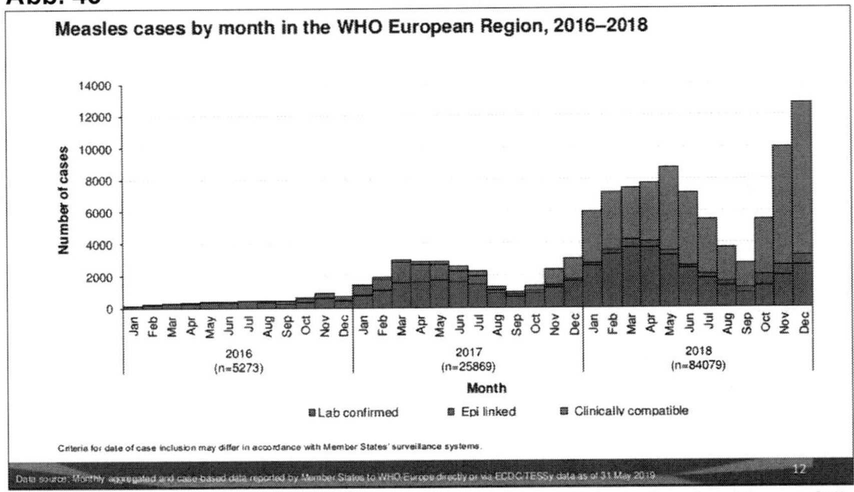

In der WHO-Region Europa ist tatsächlich ein Anstieg der erfassten Masernfälle zu beobachten...

Abb. 44

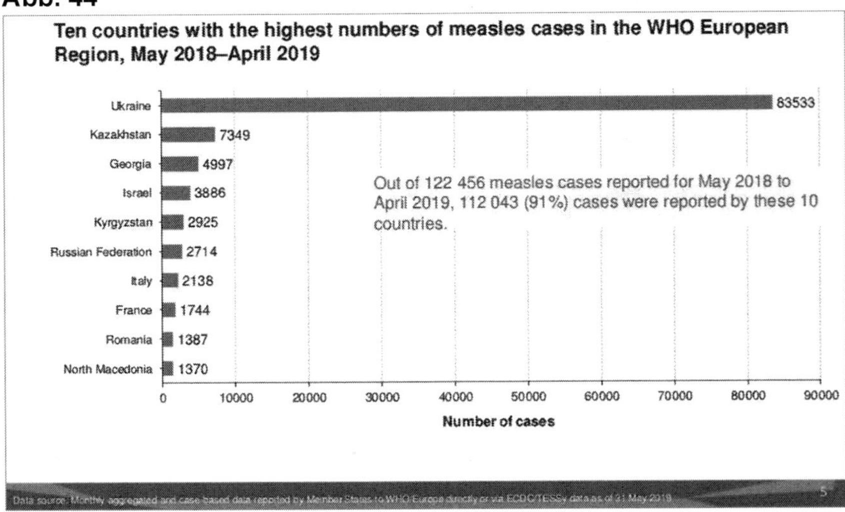

... dieser Anstieg wird jedoch in erster Linie durch die Ukraine verursacht, nicht durch Deutschland oder andere westeuropäische Länder. Eine sinnvolle Maßnahme wäre wohl eine Beendigung des Bürgerkriegs in der Ukraine sowie die Eindämmung der dort herrschenden Korruption gewesen.

Abb. 45

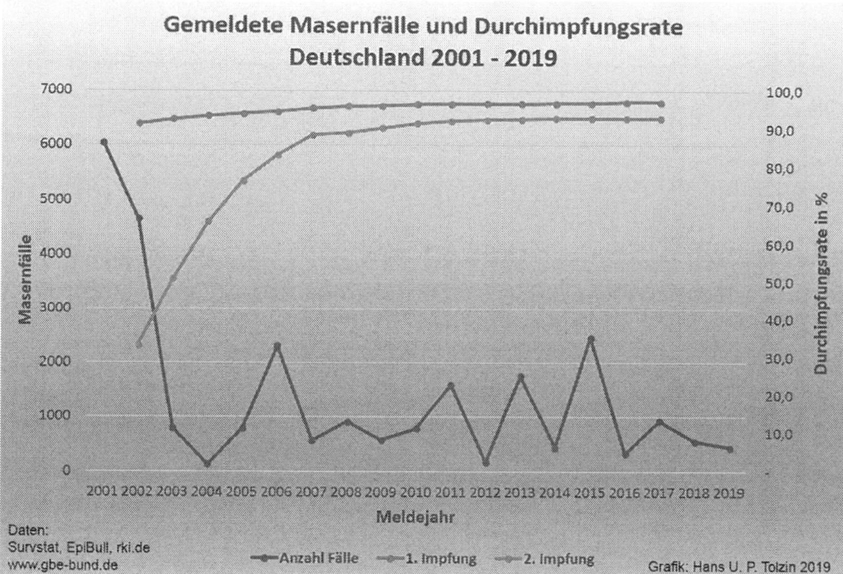

In Deutschland selbst ist für 2018 kein Anstieg, sondern eher ein Rückgang der erfassten Masernfälle zu verzeichnen. Ein Einbruch der bereits sehr hohen Durchimpfungsraten ist auch nicht zu beobachten.

20.7.14 „Vermehrt Erkrankungen von Jugendlichen und Erwachsenen"

In der Begründung des Referentenentwurfs heißt es über die beobachtete Altersverschiebung der erfassten Erkrankungen wörtlich:

> *„In Deutschland sind neben Kindern auch Jugendliche und Erwachsene von Masernerkrankungen betroffen. Dies zeigt, dass der eigentlich im Kindesalter vorzunehmende Impfschutz immer mehr vernachlässigt wurde."*

Dass der Anteil der Jugendlichen und Erwachsenen unter den erfassten Masernfällen ansteigt, ist unbestritten. Das kann jedoch keineswegs an den Durchimpfungsraten liegen, denn diese sind seit 2001 kontinuierlich gestiegen und halten sich derzeit auf sehr hohem Niveau. Dazu bitte die offiziellen Durchimpfungsraten und den Verlauf der Masernfälle in **Abb. 45** beachten.

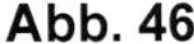

Abb. 46

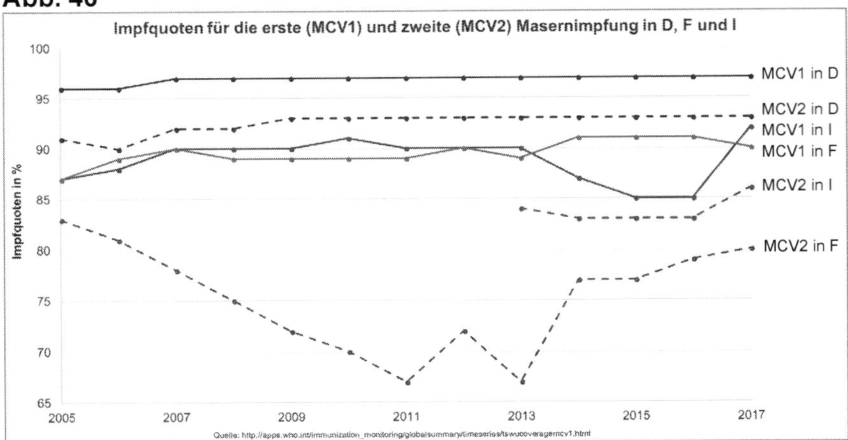

Im Vergleich mit Frankreich und Italien, zwei Ländern, in denen es seit Jahren eine Impfpflicht gegen die Masern gibt, hat Deutschland trotz fehlender Impfpflicht deutlich höhere Durchimpfungsraten. Was also soll eine Impfpflicht in Deutschland diesbezüglich bringen? (Grafik: Dr. Steffen Rabe, impf-info.de)

20.7.15 „Anstieg der Fallzahlen durch fortschreitende Impfmüdigkeit“

In der Begründung des Referentenentwurfs heißt es zur Entwicklung im Jahr 2018 wörtlich:

„Die angestiegenen Fallzahlen sind auf fortschreitende Impfmüdigkeit zurückzuführen.“

Die in **Abb. 45** aufgeführte Statistik der Impfraten zeigt, dass diese Behauptung schlichtweg unwahr ist, da es laut der offiziellen Statistik keinen Rückgang der Impfraten gab. Die Fallzahlen schwanken vielmehr auf niedrigem Niveau, und zwar offensichtlich unabhängig von der Durchimpfungsrate. Da zum Zeitpunkt der Verabschiedung des Gesetzesentwurfs das Jahr 2019 noch nicht ganz abgeschlossen ist, können wir nicht mit Sicherheit von einer Aufwärts- oder Abwärtstendenz im Vergleich zum Vorjahr sprechen. Ein ungewöhnlicher Anstieg ist jedenfalls nicht zu vermerken. Die Begründung im Referentenentwurf gibt somit nicht die Fakten wieder. Das auf diese Weise begründete Masernschutzgesetz ist verfassungswidrig.

20.7.16 Aktuelle „große Ausbrüche in Deutschland“

In der Begründung des Referentenentwurfs heißt es zum Thema Ausbrüche wörtlich:

> *„Die bisherigen freiwilligen Maßnahmen zur Stärkung der Impfbereitschaft greifen nicht durch. Unter anderem in Bayern, Berlin, Hessen und Nordrhein-Westfalen kam es in den letzten Jahren zu großen Ausbrüchen. Allein bis Anfang März 2019 wurden dem Robert-Koch-Institut bereits 170 Masernfälle gemeldet.“*

Deutschland hat im Vergleich mit anderen Industrienationen, die höhere Masernfallzahlen zu verzeichnen haben, bereits jetzt eine relativ hohe Durchimpfungsrate und vergleichsweise niedrige Fallzahlen. Dass die bisherigen Maßnahmen nicht gegriffen haben sollen, ist angesichts der tatsächlichen Statistik haltlos. Selbst Länder mit noch höherer Durchimpfungsrate wie die USA, Finnland oder China haben immer wieder Ausbrüche zu vermelden.[69]

Dass solche sporadischen Masernausbrüche in Deutschland gänzlich durch noch mehr Impfungen unterbunden werden können, ist demzufolge unsicher. Gelegentliche Ausbrüche sind aus epidemiologischer Sicht durchaus „normal“. Die Gesamt-Fallzahlen für Deutschland zeigen keine beunruhigenden Tendenzen (**Abb. 45**).

20.7.17 Wird die Impfpflicht wirklich für höhere Impfraten sorgen?

Das offizielle Ziel der Masernimpfpflicht ist eine höhere Durchimpfungsrate in Deutschland und in Folge natürlich ein weiterer Rückgang der erfassten Masernerkrankungen. Da bereits viele Länder seit Jahren eine ähnlich gelagerte Impfpflicht gegen Masern haben, wäre ein Blick über die eigenen Grenzen hinweg geboten, ob in diesen Ländern tatsächlich eine Impfpflicht für höhere Durchimpfungsraten als in Deutschland gesorgt hat.

Dr. med. Steffen Rabe, Vorstandsmitglied der „Ärzte für individuelle Impfentscheidung e. V.“ (ÄIE) bietet basierend auf offiziellen WHO-Daten auf seiner Webseite www.impf-info.de eine entsprechende graphische Auswertung der Durchimpfungsraten verschiedener Länder an: [70]

Abb. 47

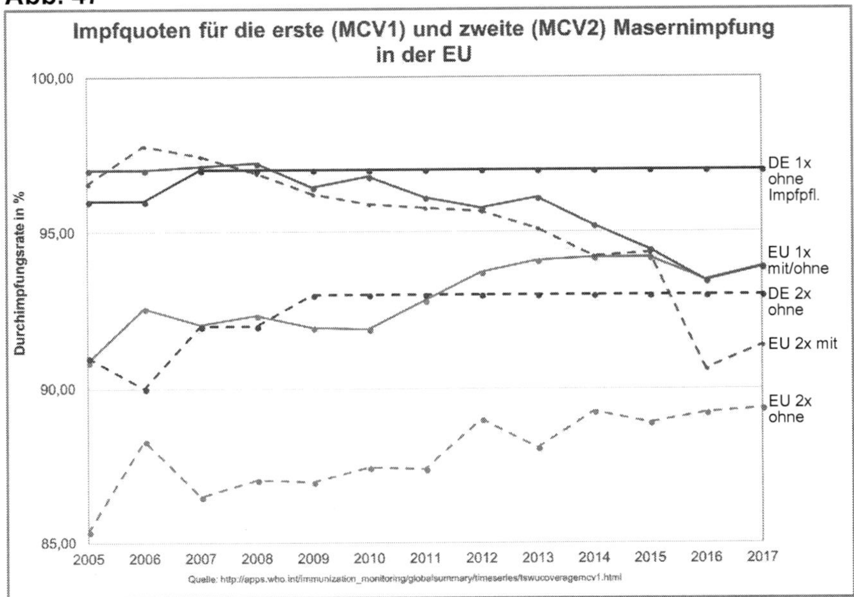

Im Vergleich mit den EU-Ländern sowohl mit als auch ohne bestehende Impfpflicht sind die Impfquoten in Deutschland auch ohne Impfpflicht deutlich höher, sowohl nach einer als auch nach zwei Injektionen. Eine Erhöhung der Durchimpfungsquote durch eine Impfpflicht ist somit fraglich (Grafik: Dr. Steffen Rabe, impf-info.de, siehe auch impf-report Nr. 124).

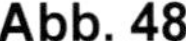

Abb. 48

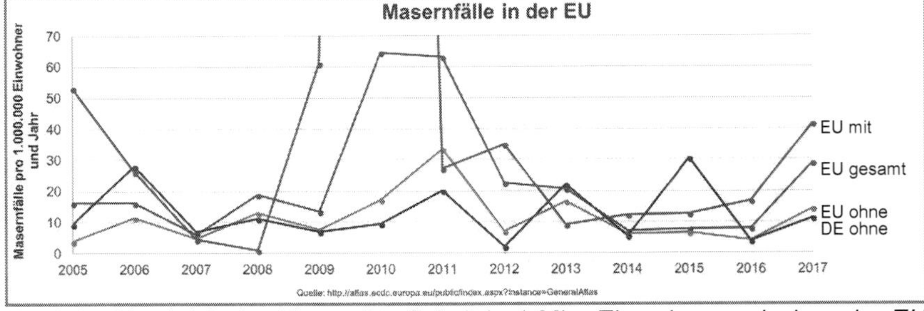

Auch im Vergleich der Masernhäufigkeit je 1 Mio. Einwohner zwischen der EU und Deutschland schneidet Deutschland aus Sicht der Impfbefürworter bereits am besten ab, auch ohne Impfpflicht (Grafik: Dr. Steffen Rabe, impf-info.de, siehe auch impf-report Nr. 124).

Abb. 46: Vergleichen wir die Durchimpfungsraten von Deutschland mit Frankreich und Italien, also zwei Ländern mit einer aktuellen Impfpflicht gegen die Masern, zeigt sich, dass Deutschland bereits jetzt höhere Durchimpfungsraten hat als diese beiden Länder!

Solche Auswertungen internationaler Durchimpfungsraten werden offenber von den Autoren des Masernschutzgesetzes weder vorgenommen noch berücksichtigt. Dies gehört jedoch zu einer sorgfältigen Abwägung von Für und Wider.

Abb. 47: Auch im Vergleich von EU-Ländern mit und ohne Impfpflicht schneidet Deutschland überdurchschnittlich ab, insbesondere bei der ersten Masernimpfung. Ähnlich sieht es übrigens auch bei der Zahl der erfassten Masernfälle aus (**Abb. 48**).

Obwohl es in Deutschland bisher keine Impfpflicht gegen die Masern gab, liegt die Fallzahl während der meisten Jahre im unteren Bereich. Es ist also selbst dann, wenn man maximal hohe Durchimpfungsraten als erstrebenswert für die Volksgesundheit ansieht, sehr fraglich, ob verbesserte Impfraten und geringere Fallzahlen tatsächlich durch eine Impfpflicht erreicht werden können.

Nimmt man wirklich die Durchimpfungsraten als das einzig gültige Kriterium für eine erfolgreiche Masernpolitik an, scheint es vielmehr sinnvoller, weiter auf den bisherigen erfolgreichen Maßnahmen aufzubauen.

Bereits im Vorfeld der Verabschiedung des Gesetzes im Bundestag haben etliche Experten Bedenken geäußert, dass eine Impfpflicht durch den dadurch hervorgerufenen Widerstand in der Bevölkerung zu einem Sinken der Durchimpfungsraten führen kann, statt zu einem Ansteigen.[71,72]

Es gibt aus Sicht des Verfassers zwei Interpretationsmöglichkeiten: Entweder ist das Bundesgesundheitsministerium inkompetent oder aber es stecken nicht offengelegte Motive hinter dem Gesetzesentwurf.

In beiden Fällen ist die solchermaßen durchgeführte Durchsetzung einer Grundrechteeinschränkung aus Sicht des Verfassers verfassungswidrig.

20.7.18 Selbstverpflichtung der europäischen WHO-Region

In der Begründung des Referentenentwurfs heißt es zum Thema der politischen Selbstverpflichtung wörtlich:

„Bereits seit 1984 verfolgen die Mitgliedsstaaten der europäischen Region der Weltgesundheitsorganisation (WHO) das Ziel der schrittweisen Eliminierung und schließlich weltweiten Ausrottung der Masern. Da in Deutschland die notwendigen Durchimpfungsraten von mehr als 95 % nicht erreicht wurden und einheimische Masern sich wieder verstärkt ausbreiten, hat die WHO Deutschland im Jahr 2017 wieder als Land mit endemischer Masernverbreitung eingestuft."

Grundsätzlich ist eine internationale Angleichung der Gesundheitspolitik zu begrüßen. Es muss jedoch aufgrund der Sorgfalts- und Fürsorgepflicht sichergestellt sein, dass die abgestimmten Maßnahmen auf dem höchstmöglichen – und nicht etwa auf dem niedrigstmöglichen – Niveau umgesetzt werden.

Aus zahlreichen bereits genannten Gründen ist die gegenwärtige WHO-Politik der Ausrottung der Masern durch eine maximale Durchimpfung fragwürdig, da sie nicht ausreichend auf nachvollziehbaren Fakten beruht. Die Durchsetzung einer Impfpflicht unter Berufung auf WHO-Ziele ohne Berücksichtigung der in diesem Gutachten genannten Aspekte ist nach Ansicht des Verfassers verfassungswidrig.

Auch Vorgaben der WHO müssen nach Ansicht des Verfassers im Rahmen einer Abwägung von Pro und Kontra einer Einschränkung von Grundrechten sorgfältig auf ihre Stichhaltigkeit überprüft werden, da Fremdinteressen in ihre Politik hineinspielen können. So räumte Dr. Margaret Chan, Generaldirektorin der WHO, im Rahmen einer Pressekonferenz öffentlich ein, dass sie für 70 % des Budgets der Behörde um die Welt reisen und betteln müsse und dass die Geldgeber mitunter Bedingungen an ihre finanziellen Zusagen knüpfen, die ihren eigenen Zielen dienten, nicht aber unbedingt jenen der WHO.[73]

20.7.19 Mängel der Masernerfassung in Deutschland

Damit ein Land die offiziellen WHO-Kriterien für die Elimination der Masern erfüllen kann, darf u. a. nicht mehr als ein Fall auf 1 Mio. Einwohner pro Jahr erfasst werden. Somit dürften in Deutschland nicht mehr als 82 Fälle pro Jahr auftreten. Dieser Wert wurde seit Beginn der Meldepflicht für Masern ab 2001 in keinem Jahr erreicht.

Die WHO beklagt, dass Deutschland seine Masernfälle nicht detailliert genug erfasst. So sei es notwendig, in möglichst vielen Fällen den Virustyp labortechnisch untersuchen zu lassen, um Ansteckungsketten und zusammenhängende Ausbrüche erkennen und auf diese Weise rechtzeitig unterbrechen zu können: [74]

> *„The RVC urges further improvement in the epidemiological surveillance of measles and rubella with better contact tracing. More efforts to identify chains of transmission using epidemiological and laboratory data are needed as well as continued efforts to improve rubella surveillance, including laboratory confirmation of suspected cases and genotyping. Greater efforts are also needed to monitor and improve the immunization status of health care workers."*

Für die offizielle Eliminierung der Masern – und das war ja auch ausgesprochenes Ziel des damaligen Gesundheitsministers Spahn – müssen u. a. die Übertragungsketten für wenigstens 12 Monate unterbrochen sein. Dies kann nur durch eine möglichst vollständige labortechnische Typisierung der Fälle dokumentiert werden. Darüber hinaus wird die Typisierung benötigt, um vom Ausland eingeschleppte Fälle für den Eliminationsstatus von der Gesamtfallzahl abziehen zu können.

Das Nichterreichen des Status der Masern-Elimination ist also zumindest teilweise hausgemacht. Der Geist von Art. 1 Abs. 1 GG fordert jedoch vom Gesundheitsministerium, zunächst alle anderen Möglichkeiten auszuschöpfen, die keinen Eingriff in Grundrechte erfordern.

20.7.20 Fehlende Haftung der Hersteller führt zu mangelhaften Produkten

Wie bereits angeführt, verfügen die deutschen Behörden nicht über verlässliche Daten zur Impfstoffsicherheit, unter anderem deshalb, weil die Zulassungsstudien zu klein sind, nicht lange genug laufen und nicht als vergleichende Placebostudien angelegt sind, weil die Dunkelziffer für das Meldesystem für Impfkomplikationen völlig unbekannt ist und weil das PEI als zuständige Behörde keinen Überblick über Nachmarktstudien besitzt.[75]

Das vermittelt den Eindruck, als werde die Sicherheit der gängigen Impfstoffe von den Verantwortlichen als gegeben angesehen, ohne dass belastbare Daten dazu verfügbar sind.

Völlig unverständlich ist, dass der Gesetzgeber die Hersteller von Impfstoffen von der Haftung für etwaige Mängel ihrer Produkte befreit. Man stelle sich vor, der VW-Konzern würde für seine Fahrzeuge eine Haftungsbefreiung verlangen ...

Die Verantwortlichen der Impfstoff-Industrie sind keine Heiligen. Zudem haften sie bei Kapitalgesellschaften nicht persönlich. Wie in allen anderen Branchen ist auch bei Impfstoffen am besten für die Produktsicherheit gesorgt, wenn die Hersteller für Mängel ihrer Produkte direkt haften müssen.

Die Bedenken in der Bevölkerung gegenüber einer Impfpflicht beziehen sich hauptsächlich auf die Sicherheit der Impfstoffe.[76] Indem das Gesundheitsministerium nicht durch entsprechende Maßnahmen dafür sorgt, dass den Herstellern die Qualität ihrer Produkte aufgrund des Haftungsrisikos ein primäres Anliegen ist, ignoriert es die möglicherweise berechtigten Sorgen der Bevölkerung.

Bezeichnend ist, dass es innerhalb der Regierung und Ministerien in Berlin keine einzige Stelle gibt, die einen Überblick über die jährliche Anzahl und Art der Anträge auf Impfschadensanerkennung, über den Anteil der anerkannten Impfschäden und deren Kosten für die Allgemeinheit hat.

Bürger haben deshalb damit begonnen, diese Informationen einzeln bei den Bundesländern und Versorgungsämtern abzufragen – bisher nur zum Teil erfolgreich.[77]

Entsprechende Anfragen des Verfassers blieben leider ergebnislos.

Indem Ministerium und Regierung die Impfstoffsicherheit sträflich vernachlässigen, verstoßen sie nach Ansicht des Verfassers gegen den Geist von Art. 1 Abs. 1 GG.

20.7.21 Ungleichbehandlung bei Nachweis der Immunität

Auch wenn es aus Sicht des Verfassers etliche offene Fragen zur tatsächlichen Aussagefähigkeit des Antikörpertiters über eine künftige Nichterkrankung an Masern gibt, so herrscht in der medizinischen Welt derzeit doch ein breiter Konsens darüber, dass der Antikörpertiter einen brauchbaren Surrogat-Parameter für Immunität darstellt.

Wie schon aufgezeigt, kann dies aufgrund primärer und sekundärer Impfversager auf keinen Fall für den Impfstatus gelten. Nachfolgend ein praktisches Beispiel, welche Konsequenzen die geplante Regelung haben kann:

Nehmen wir einmal an, in einer Schulklasse mit 22 Kindern wären 20 Schüler wie von der STIKO empfohlen gegen die Masern geimpft, ein Kind bewusst ungeimpft, und ein weiteres Kind ungeimpft, weil eine Immunschwäche vorliegt.

Kommt es an der Schule in einer Nachbarklasse zu einem Masernfall, ist es die derzeitige Praxis, dass der bewusst ungeimpfte Schüler aus unserer Beispielklasse bis zu drei Wochen die Schule nicht betreten darf.

Der immungeschwächte Schüler bleibt im Unterricht, weil die anderen zwanzig Schüler geimpft sind und als immun gelten. Aufgrund der primären und sekundären Impfversager können aber bis zu drei der zwanzig Schüler zumindest abgeschwächt an den Masern erkranken und das Virus für einige Zeit ausscheiden.

Um den immungeschwächten Schüler vor einer Ansteckung mit dem Masernvirus zu schützen, müssten eigentlich auch jene geimpften Schüler, die keinen ausreichenden Titer entwickelt haben, während der Inkubationszeit nach Hause geschickt werden, damit sie nicht zu Überträgern werden.

Lässt sich der bisher ungeimpfte Schüler nun doch gegen die Masern impfen, darf er bereits am nächsten Tag wieder in die Schule – obwohl die Impfung mehrere Wochen benötigt, um den vollen Antikörpertiter aufzubauen. Dies bedeutet, dass der frisch Geimpfte den immungeschwächten Mitschüler unter ungünstigen Umständen anstecken kann!

Soweit die aktuelle Praxis der Gesundheitsämter. Der bewusst ungeimpfte Schüler müsste der Schule nicht fernbleiben, wenn er die Masern bereits unerkannt als „stille Feiung" durchgemacht hat. Dies kann jedoch nur ein Antikörpertest verlässlich feststellen.

Dem Gesetzgeber geht es darum, die Infektionsketten zu unterbrechen, um WHO-Vorgaben zu erfüllen, immungeschwächte Kinder zu schützen und schwere Verläufe zu minimieren.

Dabei kann er sich aus offensichtlichen Gründen nicht auf den Impfstatus verlassen, sondern muss vielmehr darauf bestehen, dass betreute Kinder, ihre Betreuer sowie medizinisches Personal einen als ausreichend angesehenen Antikörpertiter vorweisen.

Wer einen ausreichenden Antikörpertiter nachweisen kann, fällt laut Masernschutzgesetz nicht unter das Betretungs- und Berufsverbot.

Allerdings müssen Eltern bzw. Betroffene, die das Gesetz befolgen wollen, entsprechende Labortests selbst bezahlen. Da die Durchführung dieser Labortests im Interesse der Allgemeinheit liegt, ist es nicht nur eine ungerechtfertigte Ungleichbehandlung, sondern auch kontraproduktiv im Sinne der Gesetzesziele, wenn nur die Ungeimpften einen Titer-Test vornehmen lassen müssen und die Geimpften nicht, um so die Gemeinschaftseinrichtungen weiter betreten zu dürfen.

Es ist ebenfalls eine ungerechtfertigte Ungleichbehandlung sowie kontraproduktiv im Sinne der offiziellen Gesetzesziele, dass Eltern und Betroffene diese Labortests zusätzlich zu den zu leistenden hohen Krankenversicherungsbeiträgen selbst tragen müssen.

Geht es dem Gesetzgeber wirklich um eine Senkung der masernbedingten Krankheitslast, muss er die Kostenfrage für diese Blutuntersuchungen zufriedenstellend regeln. Tut er dies nicht, ist damit zu rechnen, dass auf die Gesundheitsämter und damit auf die Verwaltungsgerichte eine wahre Klagewelle zukommt, um die Kostenerstattung für die Betroffenen zufriedenstellender zu regeln.

20.7.22 „Keine Alternativen der Vorsorge“

Laut Referentenentwurf zum Masernschutzgesetz gibt es zur Maximierung der Durchimpfungsrate keine Alternative, um die masernbedingte Krankheitslast in der Bevölkerung zu senken. Dies ist unwahr, wie der Rückgang der masernbedingten Todesfälle in Deutschland um 99 % bereits *vor* Einführung der Masernimpfung eindrücklich zeigt.[78]

Einige der möglichen Ursachen für diesen phänomenalen Rückgang sind bekannt und müssten intensiv diskutiert und erforscht werden:

a) Passiv-Impfung (Immunglobuline):

Im RKI-Ratgeber Masern heißt es wörtlich:

> *„Bei abwehrgeschwächten Patienten, ggf. Schwangeren oder sehr jungen Kindern unter 6 Monaten ist eine postexpositionelle Prophylaxe von Masern nach individueller Risiko-Nutzen-Abwägung auch als passive Immunisierung durch eine Gabe von humanem Immunglobulin innerhalb von 2 – 6 Tagen nach Kontakt prinzipiell möglich (s. Empfehlungen der Ständigen Impfkommission: www.*

stiko.de). Bei der Entscheidung, ob diese Personen angesichts einer möglicherweise komplikationsreicheren Masernerkrankung zum Beispiel Gemeinschaftseinrichtungen wieder betreten können, sollten weitere Faktoren (Anzahl und Dauer von Kontakten, Wahrscheinlichkeit von weiteren möglichen empfänglichen Personen etc.) in Erwägung gezogen werden.“

Das Ziel einer Gesundheitspolitik ist die Senkung der Krankheitslast. Dies kann durch vorsorgliche Maßnahmen, aber auch durch effektive Behandlungsmethoden geschehen, die schwere Verläufe abmildern oder ganz verhindern.

Die Passiv-Impfung, d. h. die Behandlung mit aus menschlichem Blut gewonnenen Masern-Antikörpern, steht seit Mitte der 1920er Jahre zur Verfügung und wird bis heute von der Fachwelt als effektive Maßnahme zur Minderung schwerer Verläufe angesehen: [79]

„In 1926, Zingher summarized early efforts to prevent measles by injection of whole blood, serum, or plasma from donors who had a previous measles infection. A significant reduction in the measles attack rate among persons who received convalescent blood products after exposure to measles was shown, and convalescent blood products were widely used as postexposure prophylaxis in the 1920s and 1930s. In the 1940s, Janeway demonstrated that administration of Ig within 6 days after intimate exposure prevented measles in about three of four persons, with mild measles occurring in the fourth.“

Wenn also innerhalb von 6 Tagen nach Masernkontakt vorsorglich die Passiv-Impfung verabreicht wird, dann wird bei drei von vier Kindern demnach der Ausbruch verhindert und beim vierten abgemildert.

Die Passiv-Impfung kann die Masernerkrankung also nicht immer ganz verhindern und wirkt nur einige Wochen, senkt aber nach geltender Lehrmeinung bei rechtzeitiger Anwendung deutlich das Risiko von schweren Verläufen oder gar Todesfällen. Sie wird im Gegensatz zur aktiven Masernimpfung nur im konkreten Erkrankungsfall beim Patienten und ggf. bei besonders anfälligen Kontaktpersonen angewendet. Damit werden die Risiken von Nebenwirkungen im Gegensatz zur aktiven Impfung auf jenen Personenkreis beschränkt, der unmittelbar von der Behandlung profitiert.

Ein weiterer Vorteil der Passiv-Impfung ist, dass die Patienten durch das abgeschwächte, aber dennoch natürliche Durchmachen der Masern einen höheren und länger anhaltenden Antikörpertiter entwickeln.[80]

Leider ist derzeit kein Passiv-Impfstoff in Deutschland zugelassen.[80a] Da das Impfen nicht Selbstzweck sein kann, sondern in der Lage sein muss, die Krankheitslast in der Bevölkerung deutlich zu senken, wäre es die Aufgabe eines Bundesgesundheitsministers, zunächst für eine Verfügbarkeit von Passiv-Impfstoffen zu sorgen, bevor er daran geht, eine Impfpflicht durchzusetzen.

b) Vitamin A

Studien zufolge ist Vitamin-A-Mangel ein Risikofaktor für schwere Masernverläufe. Deshalb empfiehlt die WHO seit Jahrzehnten hochdosierte Vitamin-A-Gaben insbesondere in sogenannten Entwicklungsländern: [81,82,83]

> *„High doses of vitamin A have been shown to decrease mortality and morbidity in young children hospitalized with measles in developing countries. The WHO currently recommends vitamin A for children with acute measles. Vitamin A oral dosage is once daily for 2 days at 200,000 IU for children ages 12 months and older, 100,000 IU for infants 6 to 11 months of age, and 50,000 IU for infants younger than 6 months of age.*
>
> *In the United States, as well as in developing countries, children with measles have been found to have low levels of serum retinol, and those with more-severe illness have lower levels.355–357 The American Academy of Pediatrics (AAP) recommends using two doses of vitamin A (200,000 IU) on consecutive days, which is associated with a reduction in the risk of mortality in children younger than 2 years of age (relative risk [RR], 0.18; 95% CI, 0.03–0.61) and the risk of pneumonia-specific mortality (RR, 0.33; 95% CI, 0.08–0.92). (…)*
>
> *In addition, vitamin A therapy should be administered to children with measles who are immunosuppressed, have clinical evidence of vitamin A deficiency, or have recently immigrated from areas with a high mortality rate from measles.“*

Abb. 49

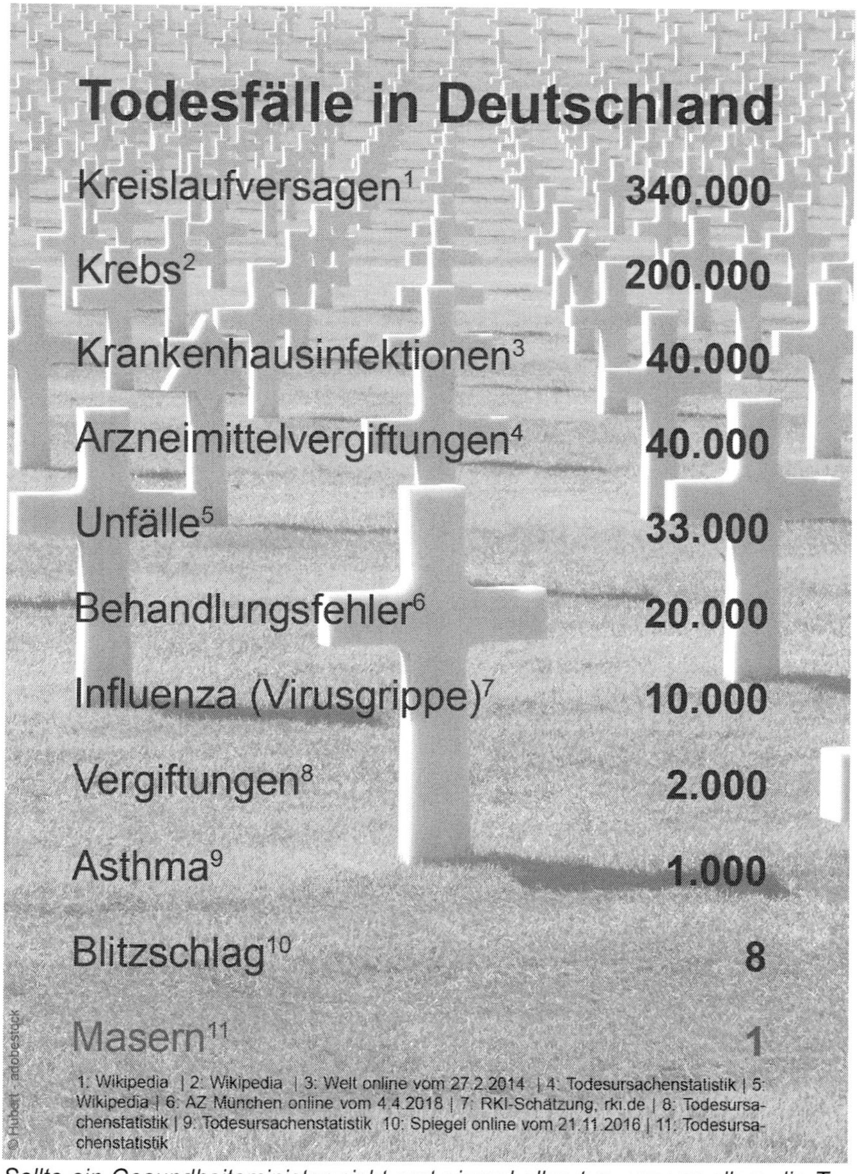

Todesfälle in Deutschland

Kreislaufversagen[1]	**340.000**
Krebs[2]	**200.000**
Krankenhausinfektionen[3]	**40.000**
Arzneimittelvergiftungen[4]	**40.000**
Unfälle[5]	**33.000**
Behandlungsfehler[6]	**20.000**
Influenza (Virusgrippe)[7]	**10.000**
Vergiftungen[8]	**2.000**
Asthma[9]	**1.000**
Blitzschlag[10]	**8**
Masern[11]	**1**

1: Wikipedia | 2: Wikipedia | 3: Welt online vom 27.2.2014 | 4: Todesursachenstatistik | 5: Wikipedia | 6: AZ München online vom 4.4.2018 | 7: RKI-Schätzung, rki.de | 8: Todesursachenstatistik | 9: Todesursachenstatistik 10: Spiegel online vom 21.11.2016 | 11: Todesursachenstatistik

© Hubert - adobestock

Sollte ein Gesundheitsminister nicht erst einmal alles tun, um vor allem die Todesursachen „Kreislaufversagen“ und „Krebs“ auf einen Fall im Jahr zu senken, statt unter schweren Grundrechtsverletzungen die Maserntodesfälle von Eins auf Null?

Ein möglicher Vitamin-A-Mangel wird jedoch von deutschen Gesundheitsbehörden und auch von der STIKO – und letztlich in der Begründung des Masernschutzgesetzes – als Risikofaktor und Vitamin-A-Gaben als mögliche sinnvolle Vorsorgemaßnahme völlig ignoriert. Warum dies so ist, ist dem Verfasser dieses Gutachtens nicht bekannt.

c) Vermeidung von Fiebersenkern, soweit nicht ausdrücklich indiziert

Eines der Leitsymptome von Masern ist Fieber. Fieber ist ein wichtiger Teil der Immunreaktion, und ein generelles Senken des Fiebers ohne spezifische Indikation kann schwere Verläufe und Nebenwirkungen verursachen.[84,85]

Künstlich hervorgerufenes Fieber ist sogar eine effektive Therapieform: [86]

„Der Mensch von heute kann nicht mehr ordentlich fiebern – so das bedenkliche Resümee von Experten. Die Fähigkeit, innere Hitze zu erzeugen, ist entwicklungsgeschichtlich unser ältester Abwehrmechanismus. Und bis heute Prognosefaktor für den Verlauf und oft auch das Überleben von Krankheiten. „Und trotzdem wird sofort das bisschen Fieber, das die Leute zusammenbringen, abgesenkt“, wettert Univ.-Prof. Dr. Wolfgang Graninger, Uniklinik f. Innere Medizin, Wien, kürzlich auf einer Fachtagung zur Hyperthermie.“

Das unnötige Senken von Fieber, um ein befristetes subjektives Krankheitsgefühl zu mindern, kann sogar die Übertragung von Infektionskrankheiten begünstigen: [87]

„We highlight a potentially important negative effect of fever suppression that becomes evident at the population level: reducing fever may increase transmission of associated infections. A higher transmission rate implies that a larger proportion of the population will be infected, so widespread antipyretic drug use ist likely to lead to more illnes and death than would be expected in a population that was not exposed to antipyretic pharmacotherapies.“

Darüber hinaus sind in den Fachinformationen gängiger Fiebersenker mögliche Nebenwirkungen angegeben, die leicht als Masernkomplikation fehlgedeutet werden können, z. B. zentralnervöse Störungen oder Erkrankungen des Immunsystems.[88]

Der Verfasser kennt keine Veröffentlichungen der zuständigen nationalen Gesundheitsbehörden oder der STIKO, die auf diese Problematik im Umgang mit den Masern eingehen.

Hier gibt es ein bisher nicht ausgeschöpftes Verbesserungspotenzial zur Senkung der masernbedingten Krankheitslast. Beim Masernausbruch im bayerischen Coburg im Winter 2001/2002 betrug die Hospitalisierungsrate der Masernpatienten aus konventionell (mit Fiebersenkern und Antibiotika) arbeitenden Praxen etwa 10 %, während sie bei zwei homöopathisch-naturheilkundlichen Praxen, die nur bei eindeutiger Indikation symptomunterdrückende Medikamente verschreiben, bei denen etwa zwei Drittel aller Masernfälle betreut wurden, nur 0,25 % betrug.[89]

Die allgemeine Hospitalisierungsrate bei einem Masernausbruch in Nordrhein-Westfalen im Jahr 2006 lag bei etwa 16 %, während von mehr als 50 Patienten aus vom Verfasser telefonisch befragten homöopathischen Praxen niemand stationär behandelt werden musste.[90]

Dr. med. Bob C. Witsenburg, ein dänischer Arzt, der in den 1960er Jahren in einer Kinderklinik in Ghana arbeitete, reduzierte im Rahmen einer Studie die Masernsterblichkeit seiner Patienten von 35 auf 7 %, indem er die bis dahin grundsätzlich rein prophylaktisch gegebenen Fiebersenker wegließ.[91]

Der Verfasser findet es sehr bedauerlich, dass diese Erfahrungswerte von den deutschen Gesundheitsbehörden und der STIKO bisher nicht aufgegriffen wurden.

d) Vermeidung von Antibiotika, soweit nicht ausdrücklich indiziert

Antibiotika sind gegen Viren unwirksam, werden jedoch von Kinderärzten bei Masernverdacht häufig als Vorsorge gegenüber einer Sekundärinfektion durch Bakterien verabreicht, also auch in Fällen, in denen sie nicht wirklich notwendig sind.

Auch Antibiotika können Nebenwirkungen zur Folge haben, die fälschlicherweise den Masern zugerechnet werden können. Deshalb wäre zu prüfen, inwieweit der Antibiotika-Einsatz bei Masern zu schwereren Verläufen führt. Solche Untersuchungen durch die zuständigen nationalen Gesundheitsbehörden sind dem Verfasser nicht bekannt. Hier gibt es also ein weiteres bisher nicht ausgeschöpftes Verbesserungspotenzial zur Senkung der masernbedingten Krankheitslast.

20.7.23 Herdenschutz als einzig möglicher Schutz für Immungeschwächte?

Ein häufig angeführtes Argument für eine möglichst hohe Durchimpfung der Bevölkerung ist der damit erhoffte Schutz immungeschwächter Personen, die nicht geimpft werden können.

Indem das Umfeld von immungeschwächten Personen möglichst komplett durchgeimpft bzw. immun ist, sollen mögliche Übertragungsketten unterbrochen werden.

Auch hier gibt es, wie teilweise oben schon angeführt, mehrere alternative Möglichkeiten, insbesondere auch immungeschwächte Personen zu schützen:

- Die Passiv-Impfung mit Antikörpern von Personen, welche die Masern bereits durchgemacht haben

- Vorsorgliche Vitamin-A-Gaben zur Verringerung des Risikos schwerer Verläufe und Todesfälle

- Sonstige nachweislich immunstärkende Maßnahmen, wie beispielsweise Gaben von hochdosiertem Vitamin C oder D.[92]

- Isolierung der immungeschwächten Person, sobald ein Ausbruch im Umfeld auftritt. Es ist aus Sicht des Verfassers eine Ungleichbehandlung, wenn Ungeimpfte bei einem Ausbruch von Masern zum Schutz von Immungeschwächten zu Hause bleiben müssen, obwohl die Immungeschwächten selbst das Kontaktrisiko verringern können, indem sie selbst zuhause bleiben bzw. möglichst Kontakte außerhalb der Familie vermeiden. Davon abgesehen sind die Impfversager unter den Geimpften ebenso ansteckend.

20.8 Fehlende Verhältnismäßigkeit

Insgesamt sterben in Deutschland jährlich bis zu einer Million Menschen, davon laut dem statistischen Bundesamt im Jahr 2017 344.500 aufgrund von Herz-Kreislauf-Erkrankungen, 227.600 aufgrund von Krebs, 68.400 aufgrund von Atemwegserkrankungen.[93]

Laut Schätzung von Fachleuten sterben etwa 40.000 Menschen an Krankenhausinfektionen,[94] 25.000 aufgrund von Arzneimittelvergiftungen,[95] zwanzigtausend aufgrund von Behandlungsfehlern[96] und bis zu 20.000 allein durch Influenza.[97]

Es gibt also für einen Gesundheitsminister mehr als genug zu tun, um diese häufigen Sterbeursachen zu bekämpfen.

Mit durchschnittlich einem einzigen masernbedingten Todesfall sind die Masern eines der geringsten Probleme für die Volksgesundheit. Warum ausgerechnet bei den Masern fundamentale Grundrechte ausgesetzt werden sollen, während wesentlich häufigere vermeidbare Todesursachen nicht zu solchen Maßnahmen führen, ist rational nicht nachvollziehbar.

20.9 Gesundheitspolitisch relevante Vorteile der Masern

Bezüglich der Vorteile einer natürlich durchgemachten Masernerkrankung gibt es mehrere Sichtweisen. Betrachten wir ausschließlich die Antikörperbildung, so ist der natürlich gewonnene Immunschutz stärker und länger anhaltend als der durch Impfung gewonnene: [98]

> *„Measles disease results in higher antibody titers than does vaccination. Therefore, donor populations with predominantly vaccine-induced measles immunity yield lower measles antibody titers in Ig preparations."*

Wie wir heute wissen, besteht das menschliche Immunsystem jedoch nicht nur aus den Antikörpern, sondern auch aus dem zellulären Immunsystem. Dieses besteht u. a. aus den Makrophagen und aus Immunzellen, die entartete Körperzellen erkennen und neutralisieren. Das zelluläre Immunsystem ist äußerst genau darin, körpereigenes (gesundes) Gewebe von körperfremdem Gewebe zu unterscheiden.

Die Zellen des Fötus sind aus Sicht des Immunsystems der Mutter aufgrund der genetischen Unterschiede (die Zellen enthalten DNA des Vaters) ein Fremdkörper. Während der Schwangerschaft wird deshalb das zelluläre Immunsystem heruntergefahren, damit die ungeborene Frucht nicht abgestoßen wird.

Ähnliches gilt auch für das zelluläre Immunsystem des Fötus. Während der Schwangerschaft sind Mutter und Kind dennoch über spezifische mütterliche Antikörper geschützt.

Erst mit der Geburt startet das zelluläre Immunsystem des Neugeborenen, indem es sich als Erstes mit den mütterlichen Darmbakterien auseinandersetzt. Bis zu 15 Monate lang ist ein Kind durch Nestschutz und Stillen geschützt. [99]

Während der Antikörperschutz langsam nachlässt, übernimmt das zelluläre Immunsystem mehr und mehr die Abwehrarbeit. Mit jeder Infektion, die im Einzelfall entweder völlig unerkannt oder auch schwer verlaufen kann, trainiert und erstarkt das zelluläre Immunsystem ähnlich wie ein Muskel, der trainiert werden muss, um Höchstleistungen erbringen zu können.

Deshalb sind laut RKI und PEI die Antikörpertiter auch nur ein unzuverlässiger Surrogatmarker, denn die eigentliche Abwehrarbeit leistet das zelluläre Immunsystem. Folgerichtig räumt das RKI in seinen Stellungnahmen ein, dass ein fehlender Antikörper im Grunde nichts über eine fehlende Immunität aussagt: [100]

> *„Weder das RKI noch die STIKO betrachten die Höhe der AK-Konzentration als alleiniges Kriterium für eine Immunität und definieren diese auch so nicht. Die für eine langfristige Immunität besonders wichtige zelluläre Immunität (immunologisches Gedächtnis) ist von den nachweisbaren AK-Titern nicht abhängig und deshalb dienen AK-Titer häufig nur als „Surrogatmarker“ für die Immunität. Die STIKO empfiehlt z. B. nach Impfungen keine routinemäßige Testung auf Antikörper. Bei bestimmten Krankheiten mit langfristig stabilen AK-Titern nach Impfung oder Erkrankung kann man allerdings aus dem Nachweis spezifischer Antikörper auf eine erfolgte Infektion mit bestimmten Erregern oder eine erfolgte Impfung schließen und damit indirekt auch auf eine vorliegende Immunität. Nicht nachweisbare oder niedrige AK-Titer sind jedoch kein Beweis für eine nicht vorhandene Immunität.“*

Ein ähnliche Auskunft erhielt der Verfasser vom Paul-Ehrlich-Institut (PEI), der deutschen Zulassungsbehörde für Impfstoffe: [101]

> *„Es gibt keine allgemeine Aussage des PEI, dass ein ausreichend hoch angesehener spezifischer Antikörpertiter eine Garantie für eine Nichterkrankung sei. Diese Aussage ist undifferenziert und entspricht nicht wissenschaftlichen Standards, entsprechend gibt es hier auch keine behördeninternen Unterlagen. Wie die Wirksamkeit zu prüfen ist, legt das Europäische Arzneibuch für die verschiedenen Impfstoffe genau fest.“*

Die Masern scheinen ein ganz besonders intensives Training des zellulären Immunsystems darzustellen, denn Eltern und Mediziner beobachten immer wieder regelrechte Entwicklungsschübe. Laut Anfrage des Verfassers an das RKI wurde das Phänomen der Entwicklungsschübe bisher weder von der Behörde noch von der wissenschaftlichen Welt ernst genommen und erforscht.[102]

Neben den in vielen Fällen beobachteten Entwicklungsschüben ist das Risiko für Allergien (überschießende Antikörperreaktionen) und Krebs (geschwächte Reaktion des zellulären Immunsystems auf entartete Körperzellen) nach durchgemachten Masern deutlich geringer.[103]

Angenommen, es wäre tatsächlich möglich, das Wildvirus gänzlich auszurotten, dann wären die Folgen nicht absehbar. Der derzeit immer noch vorkommende Kontakt mit dem Wildvirus hat deutliche Auswirkungen auf den durch Impfungen erworbenen Antikörpertiter: [104]

Ohne wiederkehrende Stimulierung durch das Wildvirus („Boosterung") sinkt der Impftiter schneller als mit gelegentlichem Kontakt. Ohne verfügbares Wildvirus könnte es sein, dass künftig regelmäßig nachgeimpft werden muss, um den Titer hoch zu halten - mit all den damit verbundenen Risiken und Einschränkungen von Grundrechten. Davon hätten dann ausschließlich die Aktionäre der Impfstoffhersteller etwas.

Wir dürfen auch nicht vergessen, dass selbst dann, wenn das Virus offiziell als ausgerottet gilt, und die Masernimpfung komplett eingestellt würde, im Prinzip ein einziger Infizierter für eine erneute weltweite Ausbreitung sorgen kann. Die Quelle der Infektion müsste noch nicht einmal ein Mensch sein: Forscher der Universität Bonn entdeckten 2012 masernähnliche Paramyxoviren in Fledermäusen. Möglicherweise müssen wir erst weltweit sämtliche Fledermäuse entweder impfen oder töten, bevor wir uns der Ausrottung des Masernvirus sicher sein können.[105]

Es wäre unter Berücksichtigung aller Fakten zu erwägen, ob nicht vielleicht die genau umgekehrte Strategie sinnvoller wäre, nämlich die Verbreitung des Wildvirus im Gegensatz zur aktuellen Gesundheitspolitik sogar zu fördern und gleichzeitig die Faktoren, die zum Rückgang der Todesfälle um 99 % (von 1900 bis 1962) geführt haben, intensiv zu erforschen, damit alle nicht invasiven Möglichkeiten der Vorsorge ausgeschöpft werden können.

Die Entwicklung der Masern-Sterberaten während der letzten etwa 120 Jahre deutet darauf hin, dass verbesserte Lebensumstände sich sehr positiv auf die Masernrisiken auswirken.

Und die Verbesserung der Lebensumstände muss ja sowieso eines der zentralen Ziele einer nationalen Politik sein.

Fußnoten zum Masern-Gutachten:

1 Prof. Dr. Dr. Harald Walach: *„Was ist eine wissenschaftliche Tatsache? Ein kleines Fallbeispiel: Der ‚Masernprozess'"*, harald-walach.de, Methodenlehre für Anfänger, abgerufen am 10. Dez. 2019. Prof. Walach bezieht sich bei diesem Zitat auf Veröffentlichungen von Ludwik Fleck in den 1930er Jahre

2 Wissenschaftlicher Dienst des Bundestages: *„Verfassungsrechtliche Zulässigkeit einer Impfpflicht"*, 2016, Aktenzeichen WD 3 – 3000 – 019/16

3 siehe dazu die entsprechenden Auswertungen von Masernausbrüchen in Deutschland durch das Robert-Koch-Institut (RKI), www.rki.de

4 Als Beispiel sind der Aderlass als Heilverfahren genannt oder die ursprünglich gegen starke Widerstände kämpfende Erkenntnis, dass der Arzt vor dem Berühren der werdenden Mutter die Hände zu waschen hat (siehe dazu auch „Semmelweis-Syndrom)

5 Prof. Dr. Dr. Harald Walach: *„Was ist eine wissenschaftliche Tatsache? Ein kleines Fallbeispiel: Der ‚Masernprozess'"*, harald-walach.de, Methodenlehre für Anfänger, abgerufen am 10. Dez. 2019

6 *„Infektionsschutzgesetz: Kommentar"*, Regierungsdirektor a. D. Helmut Erdle, 4. Auflage 2013, CoMed Verlag, S. 66

7 Schreiben des Bundesfamilienministeriums vom 18. März 2005 an EFI-Dresden

8 Beispiele: Neomycin, Sorbitol, Hydrolysierte Gelatine, Medium 199, Minimum Essential Medium, Natriumglutamat, Phenolrot

9 Impfstoffuntersuchungen durch das zertifizierte Micro Trace Labor, Hersbruck, vom 11. Aug. 2017 und 2. Sept. 2019

10 https://www.apotheken-umschau.de/allergie/nickelallergie, abgerufen am 3.12.2019

11 siehe Tabelle mit den durch Micro Trace Labor nachgewiesenen Elementen in den vier derzeit verfügbaren Impfstoffen mit Masernkomponente: http://agbug.de/labortest/Charge/MMR.pdf

12 *„Mortality Statistic of the United States 1900 to 1904, Special Reports"*, Department of Commerce and Labor, United States of America, Washington, Government Printing Office 1906, S. XXVI, siehe auch https://www.cdc.gov/nchs/data/vsushistorical/mortstatsh_1900-1904.pdf, abgerufen am 3.12.2019

13 H.P.Pöhn, G.Rasch: *„Statistik meldepflichtiger übertragbarer Krankheiten"*, bga Schriften 5/1993, MMV Medizin Verlag 1994, S. 81,

14 a) Dr. Wolfgang Ehrengut: *„Die Impffibel"*, F.K.Schattauer Verlag, 2. Auflage 1966, S. 228 (Beispiel USA)

b) Prof. Thomas McKeown: *„Die Bedeutung der Medizin"*, Suhrkamp Verlag 1982, S. 151 (Beispiel England und Wales)

15 RKI-Ratgeber Masern, rki.de, abgerufen am 07.12.2019. Siehe dazu auch die Email des RKI vom 19.09.2019 auf IFG-Anfrage Nr. 167 des Verfassers vom 22.05.2019

16 KiGGS: *„Studie zur Gesundheit von Kindern und Jugendlichen in Deutschland"*, www.kiggs-studie.de

17 Poethko-Müller, C., Mankertz, A.: *„Sero-epidemiology of measles-specific IgG antibodies and predictive factors for low or missing titres in a German population-based cross-sectional study in children and adolescents (KiGGS)"* (2011) Vaccine, 29 (45), pp. 7949-7959, Table 2

18 Bianchi FP et al.: *„Long-term immunogenicity of Measles vaccine: an Italian retrospective cohort study"*. J Infect Dis. 2019 Oct 3, https://www.ncbi.nlm.nih.gov/pubmed/31580436

19 DEGS: *„Studie zur Gesundheit Erwachsener in Deutschland"*, www.degs-studie.de

20 C. Poethko-Müller, A. Mankertz: *„Durchimpfung und Prävalenz von IgG-Antikörpern gegen Masern bei Kindern und Jugendlichen in Deutschland"*, Bundesgesundheitsblatt 9/2013, S. 1243

21 EpiBull Nr. 18/2019, S. 148

22 Der Verfasser bezieht sich bezüglich der Gesetzesbegründung vornehmlich auf die Formulierung im ursprünglichen Referentenentwurf, da diese seiner Ansicht nach am deutlichsten aufzeigt, dass die Autoren von vornherein von nicht zutreffenden Annahmen ausgegangen sind

23 siehe Fußnoten Nr. 12 und 13

24 Poethko-Müller, C., Mankertz, A.: *„Sero-epidemiology of measles-specific IgG antibodies and predictive factors for low or missing titres in a German population-based cross-sectional study in children and adolescents (KiGGS)"* (2011) Vaccine, 29 (45), pp. 7949-7959, Table 1

25 https://www.rki.de/DE/Content/Infekt/EpidBull/Merkblaetter/Ratgeber_Masern.html, abgerufen am 4.12.2019

26 Email des RKI vom 07.05.2019, IFG-Anfrage Nr. 163 des Verfassers vom 05.05.2019

27 Wissenschaftlicher Dienst des Bundestages: *„Verfassungsrechtliche Zulässigkeit einer Impfpflicht"*, 2016, Aktenzeichen WD 3 – 3000 – 019/16, Seite 5

28 Todesursachenstatistik, Statistisches Bundesamt, www.gbe-bund.de, Diagnosecode „ICD10 A81.1", abgerufen am 04.12.2019

29 https://www.rki.de/DE/Content/Infekt/EpidBull/Merkblaetter/Ratgeber_Masern.html, abgerufen am 04.12.2019

30 Gesundheitsberichterstattung des Bundes, survstat.rki.de, 2001 - 2018

31 EpiBull 48/2013, S. 486 + Leuridan E.: *„Early waning of maternal measles antibodies in era of measles elimination: longitudinal study"*. BMJ 2010 May 22; Vol. 340, p1123, https://www.ncbi.nlm.nih.gov/pubmed/20483946

32 *„Antworten des Robert-Koch-Instituts und des Paul-Ehrlich-Instituts zu den 20 häufigsten Einwänden gegen das Impfen"*, Stand 22.04.2016, https://www.rki.de/DE/Content/Infekt/Impfen/Be deutung/Schutzimpfungen_20_Einwaende.html, abgerufen am 04.12.2019.

33 Stanley A. Plotkin, MD; Walter A. Orenstein, MD, DSc (HON); Paul A Offit, MD; Kathryn M. Edwards, MD: *„Vaccines"*, 7. Auflage, Elsevier 2018, S. 585

34 G. A. Holländer et al.: *„Das Immunsystem: die zellulären und molekularen Grundlagen"* in *„Pädiatrische Allergologie und Immunologie"*, Urban & Fischer, 4. Auflage 2005, S. 217f.

35 MIBE: Masern□Einschlusskörper□Enzephalitis bzw. „measles inclusion□body encephalitis"

36 Katharina Schönberger et al.: *„Epidemiology of Subacute Sclerosing Panencephalitis (SSPE) in Germany from 2003 to 2009: A Risk Estimation"*, plos one, 09.07.2013, https://doi.org/10.1371/journal.pone.0068909, abgerufen am 08.12.2019

37 Hersteller: MSD, Frankreich. Fachinformation M-M-RVaxPro, Stand 04/2019, Fachinformation ProQuad, Stand 10/2018

38 a) Dr. med. Alan Golding: *„Letter To David Salisbury by Alan Golding: A Time To Revisit Decisions"*, vaccines.me, abgerufen am 05.12.2019.

b) Mark Watts, Christopher Hope: *„Vaccine officials knew about MMR risks"*, The Telegraph online vom 05.03.2007, telegraph.co.uk, abgerufen am 05.12.201

c) Dr. med. Andrew Wakefield, Vortrag vor der Association of American Physicians and Surgeons, veröffentlicht am 03.10.2011, https://youtu.be/l67fWVrw8xU

d) Canada Diseases Weekly Report, Vol. 16-50, 15. Dez. 1990, S. 1-2

e) Arzneimittelkommission der Deutschen Ärzteschaft: *„Vertriebseinstellung von Impfstoffen, die den Mumpsvirus-Stamm Urabe AM 9 enthalten (Rimparix, Pluserix)"*, Dt. Ärztebl. 89, Heft 40, 2. Okt. 1992(77) A1-3251

f) *„SmithKline Beecham zieht die Mumps-Masern(-Röteln)-Impfstoffe Rimparix und Pluserix aus dem Handel"*, arznei-telegramm 09/1992, S. 87

g) Manatu Haurora: *„Immunisation Handbook"*, Ministry of Health New Zealand 1996, S. 92

h) Kimura et al.: *"Adverse events associated with MMR vaccines in Japan"*, Acta Paediatrica Japonica 1996; 38:205-11 (Originalarbeit nicht gefunden, wird jedoch mehrfach von anderen Publikationen zitiert)

i) Lawrence Altman: *„Company is investigating possible Vaccine Problems in Brazil"*, New York Times online vom 28. Aug. 2004

j) *„Autism caused by MMR Vacinne - Italian Government tries to avoid paying up - just like the UK"*, Child Health Safety online vom 21.05.2012, abgerufen am 05.12.2019

k) *„Kontroversen um die Auslösung von Krankheiten"*, unter „MMR-Impfstoffe", wikipedia.de, abgerufen am 05.12.2019

l) *„Chiron zieht MMR-Impfstoff vom Markt - Italien und Entwicklungsländer betroffen"*, aerzteblatt.de vom 17.03.2006, abgerufen am 05.12.2019

39 Arzneimittelkommission der Deutschen Ärzteschaft: *„Vertriebseinstellung von Impfstoffen, die den Mumpsvirus-Stamm Urabe AM 9 enthalten (Rimparix, Pluserix)"*, Dt. Ärztebl. 89, Heft 40, 2. Okt. 1992(77) A1-3251

40 auch der Masern-Einzelimpfstoff Meriéux hat inzwischen seine Zulassung verloren

41 diverse Gespräche mit Mathematik-Experten sowie: *„Guidelines on clinical evaluation of new vaccines"*, European Medicines Agency, EMEA/CHMP/VWP/164653/2005, London, 18 October 2006

42 Antwort des PEI vom 01.04.2011 an den Verfasser, als Antwort auf dessen IFG-Anfrage Nr. 3 vom 13. Mai 2006

43 Europäisches Arzneibuch, Version 8.8. 2014, S. 1142-1146

44 Europäisches Arzneibuch, Version 8.8. von 2014, S. 1339-1345

45 *„Guidelines on clinical evaluation of new vaccines"*, European Medicines Agency, EMEA/CHMP/VWP/164653/2005, London, 18 October 2006

46 siehe Original Fachinformation z. B. auf www.impfkritik.de/fachinfo

47 www.dagia.org

48 Zitat der Pressesprecherin des PEI in der Kölnischen Rundschau online 30. Okt. 2006 und bei FOCUS online 27. Okt. 2006

49 siehe dazu auch https://de.wikipedia.org/wiki/Zirkelschluss

50 H. Zeiss, R. Bieling: *„Behring, Gestalt und Werk"*, Bruno Schultz Verlag, 2. Auflage 1941, S. 96

51 Dr. med. Klaus Hartmann: *„Erfassung und Bewertung unerwünschter Arzneimittelwirkungen nach Anwendung von Impfstoffen"*, Inaugural-Dissertation, Frankfurt a. M., 1997, S. 2

52 Dr. Bruce H. Lipton: *„Intelligente Zellen. Wie Erfahrungen unsere Gene steuern"*, Koha Verlag, 2. Auflage 2016

53 Anfrage des Verfassers an das RKI vom 25.10.2004, IFG-Anfrage Nr. 44 des Verfassers vom 21.11.2006, Antworten des RKI vom 01.02.2005 und 13.12.2006.

54 Prof. Dr. Dr. Harald Walach: *„Was ist eine ‚wissenschaftliche Tatsache'? Ein kleines Fallbeispiel: Der ‚Masernprozess'"*, harald-walach.de, abgerufen am 07.12.2019

55 Poethko-Müller, C., Mankertz, A.: *„Sero-epidemiology of measles-specific IgG antibodies and predictive factors for low or missing titres in a German population-based cross-sectional study in children and adolescents (KiGGS)"* (2011) Vaccine, 29 (45), pp. 7949-7959, Table 2

55a Nicole Friedrich, Christina Poethko-Müller, Dorothea Matysiak-Klose, Annette Mankertz: *„Seroprävalenz von IgG-Antikörpern gegen Masern bei Erwachsenen in Deutschland - Studie zur Gesundheit Erwachsener in Deutschland (DEGS1)"*, Präsentation auf www.rki.de, 26. September 2018, Folie 8

56 IFG-Anfrage des Verfassers Nr. 11 vom 14.08.2006

57 Bundesgesundheitsblatt 12/2004, S. 1161

58 Hartmann/Stanislawski, Bundesgesundheitsblatt, 4/2002, Seite 353

59 Email des PEI vom 28.11.2006 an den Verfasser, als Antwort auf dessen IFG-Anfrage Nr. 11 vom 14.08.2006

60 Eine Umfrage des Verfassers unter den anwesenden Naturheilkundlern beim 4. Stuttgarter Impfsymposium 2007 ergab eine Melderate von 0,8 %. Hochgerechnet auf den Durchschnitt der Ärzteschaft ergibt sich eine Schätzung von 0,1 % Melderate.

61 http://www.pei.de/db-uaw, abgerufen am 10.12.2019

62 Poethko-Müller, C., Mankertz, A.: *„Sero-epidemiology of measles-specific IgG antibodies and predictive factors for low or missing titres in a German population-based cross-sectional study in children and adolescents (KiGGS)"* (2011) Vaccine, 29 (45), pp. 7949-7959, Table 2

63 Email des RKI vom 22.07.2015 an den Verfasser, als Antwort auf dessen IFG-Anfrage Nr. 134 vom 19.06.2015.

64 Email des PEI vom 23.07.2018 an den Verfasser, als Antwort auf dessen IFG-Anfrage Nr. 158

65 Fachinfo M-M-RVaxPro vom April 2019, S. 9 + Fachinfo ProQuad vom Okt. 2018, S. 6

66 Email des RKI vom 19.09.2019 an den Verfasser, als Antwort auf dessen IFG-Anfrage Nr. 167 vom 22.05.2019

67 siehe oben angegebene Quelle. Prof. Walach bezieht sich bei diesem Zitat auf Veröffentlichungen von Ludwik Fleck in den 1930er Jahren

68 siehe auch https://www.impfkritik.de/pressespiegel/2019102602.html und Originalquelle WHO: http://www.euro.who.int/de/health-topics/disease-prevention/vaccines-and-immunization/publications/surveillance-and-data/who-epidata/who-epidata,-no.-82019, abgerufen am 06.12.2019

69 a) Masters NB et al.: *„Assessing measles vaccine failure in Tianjin, China."*, Vaccine. 2019 May 31;37(25):3251-3254, https://www.ncbi.nlm.nih.gov/pubmed/31078327

b) https://www.cdc.gov/measles/cases-outbreaks.html, abgerufen am 08.12.2019

c) *„Measles and drug-resistant bacteria on the rise in Finland"*, yle.fi, 21.05.2019, https://yle.fi/uutiset/osasto/news/measles_and_drug-resistant_bacteria_on_the_rise_in_finland/10793724, abgerufen am 08.12.2019

70 https://www.impf-info.de/die-impfungen/masern/234-masern-und-impfpflicht-italien,-frankreich-und-deutschland.html, abgerufen am 6.12.2019

71 a) Deutscher Ethikrat: *„Impfen als Pflicht? - Stellungnahme"*, vom 27.06.2019, https://

www.ethikrat.org/fileadmin/Publikationen/Stellungnahmen/deutsch/stellungnahme-impfen-als-pflicht.pdf, abgerufen am 08.12.2019

b) Jakob Simmank: *„Impfpflicht: Zwanghaft auf der Suche nach einfachen Lösungen“*, ZEIT online vom 27.06.2019, https://www.zeit.de/wissen/gesundheit/2019-06/impfpflicht-masern-kita-jens-spahn-stellungnahmen-ethikrat/komplettansicht, abgerufen am 09.12.2019

c) Deutsches Netzwerk Evidenzbasierte Medizin e.V. (EbM-Netzwerk): *„Impfpflicht versus informierte Entscheidung – Perspektive der Evidenzbasierten Medizin“*, 02.05.2019, https://www.ebm-netzwerk.de/de/veroeffentlichungen/pdf/stn-20190502-impfen.pdf, abgerufen am 08.12.2019

72 Miriam Zerbel: „Gesundheitsausschuss: Experten informieren über Wege, um Impfraten zu erhöhen“, www.bayern.landtag.de am 8. Okt. 2019. Zitat: *„Der Vorsitzende des Gesundheitsausschusses Bernhard Seidenath (CSU) fasste zusammen: ‚Freiwilligkeit ist besser als Zwang. Eine Impfpflicht würde die zweifelnden Menschen nur weiter abschrecken.‘ Das bestätigen Untersuchungen von Professor Dr. Cornelia Betsch, wonach eine Impfpflicht die Bereitschaft für weitere freiwillige Impfungen deutlich senkt. Die Psychologin von der Universität Erfurt warnte: ‚Es gibt keine Evidenz für ein besseres Resultat bei Zwang. Und freiwillige Impfungen werden dann als weniger wichtig betrachtet.‘* Zitatende.

73 *„WHO – Am Tropf der Geldgeber“*, Dokumentarfilm Deutschland 2016, ARD, 18.06.2019, 23:30 Uhr, Minute 1:17.

74 WHO, Regional Office Europe: *„Seventh meeting of the European regional verification commission für measles and rubella elimination (RVC)“*, 13-15 June 2018, Paris, France, Page 36

75 Auf die Frage des Verfassers an das PEI, ob für jeden zugelassenen Impfstoff wenigstens eine Nachmarktstudie vorliege, antwortete die Behörde am 03.02.2012 wörtlich: *„Ihre Frage, ob es für jeden in Deutschland zugelassenen Impfstoff mindestens eine Post-Marketing-Studie gibt, kann vom Paul-Ehrlich-Institut nicht abschließend beantwortet werden. (...)“*

76 Nur 33 % der Befragen in einer Studie der Bundeszentrale für gesundheitliche Aufklärung (BZgA) hatten vollstes Vertrauen in die Sicherheit von Impfstoffen. Quelle: „Infektionsschutz – Einstellungen, Wissen und Verhalten von Erwachsenen und Eltern gegenüber Impfungen – Ergebnisse der Repräsentativbefragung 2016 zum Infektionsschutz.“ BZgA-Forschungsbericht / Sept. 2017

77 Stand: 10. April 2020, siehe www.fragdenstaat.de/anfragen, Suchbegriff „versorgte Impfschäden“

78 a) *„Mortality Statistic of the United States 1900 to 1904, Special Reports“*, Department of Commerce and Labor, United States of America, Washington, Government Printing Office 1906, S. XXVI, siehe auch https://www.cdc.gov/nchs/data/vsushistorical/mortstatsh_1900-1904.pdf, abgerufen am 3.12.2019

b) H.P.Pöhn, G.Rasch: *„Statistik meldepflichtiger übertragbarer Krankheiten“*, bga Schriften 5/1993, MMV Medizin Verlag 1994, S. 81

79 Stanley A. Plotkin, MD; Walter A. Orenstein, MD, DSc (HON); Paul A Offit, MD; Kathryn M. Edwards, MD: *„Vaccines“*, 7. Auflage, Elsevier 2018, S. 587

80 Stanley A. Plotkin, MD; Walter A. Orenstein, MD, DSc (HON); Paul A Offit, MD; Kathryn M. Edwards, MD: *„Vaccines“*, 7. Auflage, Elsevier 2018, S. 588

80a EpiBull 2/2017, S. 17

81 Alfred Sommer: *„Vitamin A deficiency and its consequences – A field guide to detection and control“*, third edition, WHO 1995, https://www.who.int/nutrition/publications/vad_consequences.pdf, abgerufen am 07.12.2019

82 Stanley A. Plotkin, MD; Walter A. Orenstein, MD, DSc (HON); Paul A Offit, MD; Kathryn M. Edwards, MD: *„Vaccines"*, 7. Auflage, Elsevier 2018, S. 585

83 WHO, Department of immunization, vaccines and biologicals, Department of child and adolescent health: *„Treating measles in children"*, WHO/EPI/TRAM/97.02 (updated 2004)

84 Daniela Hüttemann: *„Wie Fieber dem Immunsystem hilft"*. Pharmazeutische Zeitung online vom 22.01.2019, https://www.pharmazeutische-zeitung.de/wie-fieber-dem-immunsystem-hilft/, abgerufen am 07.12.2019

85 Carl I. Schulman et al.: *„The Effect of Antipyretic Therapy upon Outcomes in Critically Ill Patients: A Randomized, Prospective Study"*, SURGICAL INFECTIONS Volume 6, Number 4, 2005

86 *„Hyperthermie-Tagung: Plädoyer für das Fieber",* Medical Tribune 43/2007

87 David J. D. Earn et al.: *„Population-level effects ot suppressing fever"*, Proceedings of the royal society B, Vol. 281, Issue 1778, 7 March 2014

88 siehe Fachinformation „Ibuprofen Heumann Schmerztabletten 400 mg", 03/2014 oder Fachinformation „Paracetamol ratiopharm 500 mg Tabletten", 05/2014.

89 a) RKI: EpiBull 19/2002, S. 155f

b) Dr. med. Stefan Schmidt- Troschke, *„Abschlussbericht, der Meldestelle Masern (2001-2004)"*, siehe auch impf-report Nr. 18/19, Mai/Juni 2006, S. 31-33,

c) Dr. med. Karl Fromme: *„Für und Wider der Impfung abwägen"*, Deutsches Ärzteblatt, Ausgabe 26/2004, S. A1895

d) Dr. med. Stephan Arenz et al.: *„Der Masernausbruch in Coburg"*, Deutsches Ärzteblatt Ausgabe 49/2003, S. 3245-9

e) Hans U. P. Tolzin: *„Angst vor Masern? Die Widersprüche der offiziellen Masern-Politik"*, impf-report Nr. 18/19, Mai/Juni 2006, S. 4-7

90 a) RKI: EpiBull Nr. 13/2007, S. 109-111

b) Dr. med. Werner Sameith: *„Masern-Erkrankungen in Nordrhein-Westfalen – ein volksmedizinischer Notstand?"* impf-report Nr. 18/19, Mai/Juni 2006, S. 8-9

c) Hans U. P. Tolzin: *„Angst vor Masern? Die Widersprüche der offiziellen Masern-Politik"*, impf-report Nr. 18/19, Mai/Juni 2006, S. 4-7

91 Dr. med. Bob C. Witsenburg: *„Masernsterblichkeit und Therapie"*, Der Merkurstab, Heft 3, Mai/Juni 1992, S. 177-180

92 Beispielhaft für Vitamin C: Carr AC, Maggini S: *„Vitamin C and Immune Function"*, Nutrients. 2017 Nov 3;9(11), https://www.ncbi.nlm.nih.gov/pubmed/29099763

Beispielhaft für Vitamin D: Trochoutsou AI et al.: *„Vitamin-D in the Immune System: Genomic and Non-Genomic Actions"*. Mini Rev Med Chem. 2015;15(11):953-63, https://www.ncbi.nlm.nih.gov/pubmed/25985946

93 https://www.destatis.de/DE/Themen/Gesellschaft□Umwelt/Gesundheit/Todesursachen/Tabellen/gestorbene_anzahl.html, abgerufen am 10.04.2020

94 Deutsche Gesellschaft für Krankenhaushygiene (DGKH), WELT online am 27.02.2014

95 „Todesfälle durch Vergiftungen / Fremdstoff-Expositionen", Giftinformationszentrum-Nord der Universitätsmedizin Göttingen, www.giz-nord.de, abgerufen am 10.04.2020,

96 Basil Wegener, Sascha Meyer: „Tod durch Behandlungsfehler: So hoch ist die Dunkelziffer", AZ München online am 4.04.2018, abgerufen am 10.04.2020

97 *„Häufig gestellte Fragen und Antworten zur Grippe"*, Robert-Koch-Institut online, Stand: 30.1.2019, abgerufen am 10.04.2020

98 Stanley A. Plotkin, MD; Walter A. Orenstein, MD, DSc (HON); Paul A Offit, MD; Kathryn M. Edwards, MD: *„Vaccines"*, 7. Auflage, Elsevier 2018, S. 588

99 Stanley A. Plotkin, MD; Walter A. Orenstein, MD, DSc (HON); Paul A Offit, MD; Kathryn M. Edwards, MD: *„Vaccines"*, 7. Auflage, Elsevier 2018, S. 585

100 Email des RKI vom 01.02.2005 an den Verfasser auf dessen Anfrage vom 25.10.2004

101 Email des PEI vom 01.04.2011 an den Verfasser auf dessen Anfrage vom 27.03.2011 (ursprünglich: IFG-Anfrage Nr. 003a vom 13.05.2006)

102 Email des RKI vom 22.05.2007 an den Verfasser auf dessen IFG-Anfrage Nr. 65 vom 17.05.2007

103 a) Pediatrics. 2009 Mar;123(3):771-8: Rosenlund H et al.: *„Allergic disease and atopic sensitization in children in relation to measles vaccination and measles infection"*. Pediatrics, 2009 Mar;123(3):771-8, https://www.ncbi.nlm.nih.gov/pubmed/19255001

b) Kucukosmanoglu E et al.: *„Frequency of allergic diseases following measles"*. Allergol Immunopathol (Madr). 2006 Jul-Aug;34(4):146-9, https://www.ncbi.nlm.nih.gov/pubmed/16854347

c) Flöistrup H et al.: *„Allergic disease and sensitization in Steiner school children"*. J Allergy Clin Immunol. 2006 Jan;117(1):59-66, https://www.ncbi.nlm.nih.gov/pubmed/16387585

d) Busse WW: *„Mechanisms and advances in allergic diseases"*. J Allergy Clin Immunol. 2000 Jun;105(6 Pt 2):S593-8, https://www.ncbi.nlm.nih.gov/pubmed/10856163

e) Løvik M: *„Do infections reduce the development of allergy? Do measles reduce the risk of allergic disease?"*. Tidsskr Nor Laegeforen. 1997 Feb 20;117(5):688-90, https://www.ncbi.nlm.nih.gov/pubmed/9102962

f) Qi Y et al.: *„Protective immunity elicited by measles vaccine exerts anti-tumor effects on measles virus hemagglutinin gene-modified cancer cells in a mouse model"*. J Cancer Res Clin Oncol. 2018 Oct;144(10):1945-1957, https://www.ncbi.nlm.nih.gov/pubmed/30090962

g) Delpeut S et al.: *„Measles Virus Enters Breast and Colon Cancer Cell Lines through a PVRL4-Mediated Macropinocytosis Pathway"*. J Virol. 2017 Apr 28;91(10), https://www.ncbi.nlm.nih.gov/pubmed/28250131

h) Ellerhoff TP et al.: *„Novel epi-virotherapeutic treatment of pancreatic cancer combining the oral histone deacetylase inhibitor resminostat with oncolytic measles vaccine virus"*. Int J Oncol. 2016 Nov;49(5):1931-1944, https://www.ncbi.nlm.nih.gov/pubmed/27601235

i) Awano M et al.: *„Measles virus selectively blind to signaling lymphocyte activity molecule has oncolytic efficacy against nectin-4-expressing pancreatic cancer cells"*. Cancer Sci. 2016 Nov;107(11):1647-1652, https://www.ncbi.nlm.nih.gov/pubmed/27561180

j) weitere Quellenangaben: https://www.impfkritik.de/pressespiegel/2019041602.html

104 RKI: EpiBull 48/2013, S. 486; EpiBull 1/99, S. 4; EpiBull 19/99, S. 142; EpiBull 7/2002, S. 53; EpiBull 38/2019, S. 398; EpiBull 32/33 2019, S. 309;

105 *„Ungeahntes Reservoir von Viren"*, uni-bonn.de vom 24.04.2012, https://www.uni-bonn.de/neues/102-2012, abgerufen am 09.12.2019

21 Das kleine ABC der Zusatzstoffe

Alle Masern-Impfstoffe enthalten eine ganze Reihe von Substanzen, die in höheren Mengen hochgiftig oder gar tödlich sein können. In den geringen Mengen, wie sie in Impfstoffen vorhanden sind, seien diese Substanzen jedoch unbedenklich, versichern uns einhellig Hersteller und Behörden – und das Gegenteil könne schließlich niemand beweisen. Doch ganz so einfach können wir es uns bei der Beurteilung der Risiken von Impfstoffen nicht machen. Um unsere Zustimmung zu der Körperverletzung, die jede Impfung darstellt, geben zu können, müssten uns die Hersteller und Behörden aussagefähige Sicherheitsstudien vorlegen. Doch das ist bisher leider reines Wunschdenken.

20.1 Natürliche Abwehrbarrieren werden beim Impfen umgangen

Alle Masern-Impfstoffe werden nicht über den Magen-Darm-Trakt oder die Atemwege, sondern durch Injektionen in die Haut oder Muskulatur verabreicht. Damit werden nahezu alle natürlichen Abwehrmechanismen unseres Körpers umgangen. Zum großen Teil handelt es sich um Substanzen, die in dieser Form in der Natur nicht vorkommen und auf die uns die Evolution beziehungsweise Mutter Natur nicht vorbereitet hat.

Wenn also bestimmte Substanzen keine Probleme darstellen, wenn sie beispielsweise verschluckt werden, heißt dies noch lange nicht, dass sie bei direkter Injektion in das Gewebe ebenfalls unbedenklich sind. Im Gegenteil, es ist sogar anzunehmen, dass sich zumindest einige dieser Substanzen auf eine heute noch nicht verstandene Art und Weise auf das hochkomplexe Regelwerk des Körpers auswirken.

19.3 Zusammenwirken der Substanzen weitgehend unerforscht

Wie einzelne Substanzen sich gesundheitlich auswirken, ist die eine Sache. Ein ganz anderes Thema ist das Zusammenspiel verschiedener giftiger Substanzen. So ist zum Beispiel bekannt, dass die LD1-Dosis (die Dosis eines Giftes, die 1 Prozent der Versuchstiere tötet) von Quecksilber zusammen mit der LD1-Dosis von Blei zu einer Sterblichkeit von 100 Prozent führt (Dr. med. Joachim Mutter auf der 4. AZK-Konferenz in der Schweiz, Juni 2009). Sehr beeindruckend in diesem Zusammenhang waren auch die Vorträge des Heilpraktikers Christof Plothe und des Arztes Peter Jennrich auf dem 9. Stuttgarter Impfsymposium.

Es gibt somit einen zweifachen Bedarf an Sicherheitsstudien: Zum einen müssen sie für jeden einzelnen Zusatzstoff vorliegen, zum anderen aber auch für den fertigen Impfstoff selbst.

19.4 Anforderungen an Sicherheitsstudien

Wie müsste eine aussagefähige Sicherheitsstudie aussehen? Grundanforderung ist immer ein doppelblinder Vergleich mit einem echten Placebo. Das heißt, einer Testgruppe wird entweder der Zusatzstoff in einer Konzentration injiziert, die einem Impfstoff entspricht, und die andere Gruppe erhält eine gesundheitlich unbedenkliche physiologische Kochsalzlösung. Weder die Testpersonen noch das Studienpersonal dürfen wissen, was jeweils verimpft wurde, um bewusste oder unbewusste Verzerrungen auszuschließen.

Laborwerte können in die Irre führen. Es sollte deshalb vor allem der tatsächliche Gesundheitszustand ausgewertet werden, also die sicht- und spürbaren Symptome.

Herstellerfinanzierte Studien sind in der Regel tendenziös, wie zahlreiche Erhebungen nachgewiesen haben. Die Sicherheitsstudie darf deshalb weder in finanzieller noch sonstiger Abhängigkeit von den Herstellern oder anderen Interessengruppen stehen.

Alle anonymisierten Daten, das Studienprotokoll und das Design der Studie müssen öffentlich zugänglich sein.

Diese Studien müssen mit wenigstens 20 000 Testpersonen durchgeführt werden, wenn man mit hoher Sicherheit alle Wirkungen erfassen will, die bei bis zu einem von 3 000 Geimpften auftreten.

Wie Studien zu Aluminiumhydroxid und Quecksilber gezeigt haben, reicht es nicht aus, eine solche Studie ein paar Wochen lang laufen zu lassen. Die Mindestlaufzeit, um auch längerfristige und chronische Wirkungen erfassen zu können, beträgt ein Jahr.

Immer wieder wird von Teilnehmern der Studien bemängelt, dass gesundheitliche Beschwerden oder sonstige Probleme mit der Studie, die sie melden, vom Studienpersonal nicht ernst genommen und nicht erfasst werden. Deshalb müssen pharmaunabhängige Patientenorganisationen als offizielle Ansprechpartner für Studienteilnehmer eingeschaltet werden.

19.5 Die Realität ist ernüchternd

Die meisten Zulassungsstudien und Studien zur Sicherheit von Zusatzstoffen erfüllen keine einzige dieser Anforderungen!

Einige wenige haben eine Größe, die zumindest theoretisch eine gewisse Aussage über die Wahrscheinlichkeit von schweren Nebenwirkungen zulassen.

Das Paul-Ehrlich-Institut, von mir zu Sicherheitsstudien zu den verwendeten Inhaltsstoffen befragt, reagierte zunächst lange nicht auf meine entsprechende Anfrage. Schließlich räumte es ein, keine Übersicht darüber zu haben, zu welchen Zusatzstoffen Sicherheitsstudien vorliegen. Die Hersteller, bei denen ich bisher angefragt habe, erklärten zwar, es gebe Sicherheitsdaten, die seien jedoch als Teil der Zulassungsunterlagen vertraulich...

19.6 Die Beweislast liegt beim Hersteller und bei den Behörden

Derjenige, der eine möglicherweise giftige Substanz unter Umgehung natürlicher Abwehrbarrieren in den menschlichen Organismus einbringen will, muss den wissenschaftlichen Beweis erbringen, dass dies unbedenklich ist. Die Beweislast liegt mitnichten bei uns Patienten, Eltern und Verbrauchern.

Jede Impfung stellt rechtlich gesehen eine Körperverletzung dar, die der mündigen Einwilligung des Impflings beziehungsweise seiner Sorgeberechtigten bedarf. Um eine mündige Einwilligung geben zu können, müssen Betroffene zumindest eine Plausibilitätsprüfung vornehmen können, ob die Behauptung korrekt sein kann, dieser oder jener Zusatzstoff oder Impfstoff sei unbedenklich.

Ohne diese Plausibilitätsprüfung oder bei nicht positiv verlaufender Plausibilitätsprüfung kann keine mündige Einwilligung in die Körperverletzung namens Impfung gegeben werden!

Warum? Weil ansonsten das Impfrisiko nicht kalkulierbar ist. Und wenn das Impfrisiko nicht kalkulierbar ist, kann es auch nicht gegen den Nutzen abgewogen werden, und Betroffene wissen nicht, ob sie nicht den Teufel mit dem Beelzebub austreiben – also einen Vorteil mit einem mindestens gleich großen Nachteil erkaufen.

19.7 Was Sie bei allen nachfolgend aufgeführten Inhaltsstoffen beachten sollten

Auch wenn viele Inhaltsstoffe von Impfstoffen laut den Sicherheitsdatenblättern der Hersteller als unbedenklich gelten, wenn sie in kleinen Mengen über den Mund zugeführt werden, wie zum Beispiel eine ganze Reihe von Lebensmittelzusatzstoffen wie Glutamat, so werden die Folgen einer Injektion direkt ins Gewebe in der Regel gar nicht untersucht.

Die Hersteller haben kein Interesse an solchen Studien, und die Behörden verlangen diese nicht, da sie von der Politik die Direktive haben, nichts zu tun, was dem Impfgedanken schaden könnte, um die politisch gewollte Ausrottung der Masern zu erreichen. Die Verantwortlichen leben also nach dem Motto „Was ich nicht weiß, macht mich nicht heiß" und fahren bisher auch ganz gut damit, denn sie bewegen sich ja im Bereich der „allgemein anerkannten" Regeln.

Ein weiterer Aspekt sind die möglichen Unterschiede zwischen natürlichen und künstlich hergestellten Substanzen. Während die offizielle Medizin, die Behörden und die Industrie darauf beharren, dass in der Regel beide Versionen chemisch identisch sind, so wissen wir doch heute, dass dies nicht automatisch auch für die Informationsebene angenommen werden kann, die sich beispielsweise darin ausdrücken kann, wie die Moleküle räumlich angeordnet sind.

Deshalb wären in Form von entsprechenden vergleichenden Studien auch natürliche und künstliche Versionen auf ihre Auswirkungen auf den lebenden Organismus zu betrachten. Doch auch solche Studien finden in der Regel nicht statt – und sie werden ja auch von den meisten Menschen gar nicht gefordert.

Darüber hinaus kann nahezu jede enthaltene Substanz bei einer entsprechenden individuellen Sensibilität allergische Reaktionen bis hin zum anaphylaktischen Schock auslösen.

Behalten Sie dies bitte bei allen nachfolgend aufgeführten Substanzen im Hinterkopf. Doch nun zu den einzelnen Inhaltsstoffen der Masern-Impfstoffe:

Aminosäuren: organische Verbindungen, die vor allem als „Bausteine des Lebens" bekannt sind, aus denen sich Proteine (Eiweiße) zusammensetzen. Darüber hinaus sind Hunderte von verschiedenen biologischen Funktionen bekannt, die Aminosäuren im lebenden Organismus ausüben. In Impfstoffen werden Aminosäuren oft als Stabilisatoren verwendet. Es ist davon auszugehen, dass die Aminosäuren in den Impfstoffen aufgrund ihrer offensichtlichen Vorteile (gleichbleibende kontrollierbare Qualität) vor allem künstlichen Ursprungs sind.

Calciumchlorid: Weitere Namen: Kalziumchlorid-Dihydrat, E 509. Chlorid des Elementes Calcium. Basisch. Wasserfreies Calciumchlorid ist aufgrund seiner Wasserbindungskraft im Labor und in der technischen Chemie ein wichtiges Trocknungsmittel für verschiedenste Gase und Flüssigkeiten. Anwendungsfelder sind die Trocknung von Wohnräumen, der Einsatz als Frostschutzmittel, als Abbindebeschleuniger im Beton sowie als Staubbindemittel (zum Beispiel auf Baustellen). Es wird auch als Festigungsmittel, Geschmacksverstärker und Stabilisator eingesetzt (unter anderem bei der Trinkwasseraufbereitung oder der Oberflächenbehandlung von Obst). Unter Ausnutzung der chemischen Reaktion mit Wasser wird Calciumchlorid für die Erwärmung von Fertiggetränken verwendet. Darüber hinaus kommt es als Streusalz sowie zur Herstellung von Kältemischungen zum Einsatz. Weiterhin dient es zur Gerinnung von Eiweißen in der Lebensmitteltechnologie und findet Anwendung bei der Herstellung von Produkten wie Tofu oder künstlichem Kaviar. Zudem dient es in der Molekularbiologie zur Herstellung von Zellen, die Fremd-DNA aufnehmen können, indem es die Zellmembran durchlässig macht. Bei Kontakt mit der Haut sind lokale Reizerscheinungen möglich. Bei andauernder Einwirkung wird die Haut rau und spröde. Reizwirkung am Auge, Reizungen der Atmungsorgane. Nach Verschlucken Magen-Darm-Störungen.

Dextran 70: Stark verzweigter Mehrfachzucker („Polysaccharid"). Dextran 70 wird als Trägerstoff und/oder Stabilisator für im Impfstoff enthaltene Antigene verwendet. Gilt als unbedenklich. Dennoch sollte, so heißt es, jeder Kontakt auf ein Minimum beschränkt werden. Haut- und Augenkontakt könnten zu Irritationen führen, Einatmen oder Schlucken könne schädlich sein.

Dinatriumhydrogenphosphat: Weitere Namen: Sekundäres Natriumphosphat, Natriumhydrogenphosphat, Dinatriumphosphat, Dinatriumhydrogenorthophosphat, E 339 („Natriumphosphate"). Natriumsalz der Phosphorsäure, wird aus Natronlauge und Phosphorsäure hergestellt und zur Herstellung von Pufferlösungen mit einem gewünschten pH-Wert verwendet. Bei Kontakt leichte Reizungen in den Augen und auf der Haut möglich. Gilt als unbedenklich.

Gelatine: Stoffgemisch aus geschmacksneutralem tierischem Eiweiß oder hydrolysiertem (denaturiertem) Kollagen aus dem Bindegewebe vor allem von Schweinen und Rindern. Gelatine wird auch aus den Knochen sowie der Haut gewonnen und ebenso aus Fisch. Verwendung in Impfstoffen als Stabilisator. Möglich sind allergische Reaktionen bis hin zur Anaphylaxie.

Glutaminsäure: Weitere Namen: 2-Aminopentandinsäure, Aminoglutarsäure, E 620. Glutaminsäure ist eine Aminosäure (ein bedeutender Eiweißbaustein), spielt eine wesentliche Rolle im Zellstoffwechsel und ist ein wichtiger Neurotransmitter. Als einer der drei Bausteine von Glutathion trägt es wesentlich zur Entgiftungsfähigkeit des Körpers bei. Diverse Salze der Glutaminsäure kommen als Geschmacksverstärker (Glutamate) zum Einsatz. Im Impfstoff ist die Glutaminsäure wahrscheinlich als Rest aus der Zellkultur enthalten.

Glutamin: Glutamin ist eine eiweißbildende Aminosäure und macht circa 20 Prozent aller freien Aminosäuren im Blutplasma aus. Bei bestimmten Krankheitszuständen wird es verstärkt verbraucht. Es ist zentraler Bestandteil des Stoffwechsels aller Lebewesen. Vermutlich ist Glutamin als Rest aus der Zellkultur enthalten.

Harnstoff: Weitere Namen: Kohlensäurediamid, Carbamid, UREA (INCI), Carbonyldiamid, Diamid der Kohlensäure, Diaminomethanal, Pegran (Markenname), E 927b. Harnstoff ist eine organische Verbindung, die von vielen Lebewesen als Endprodukt des Stoffwechsels von Stickstoffverbindungen (zum Beispiel Aminosäuren) im sogenannten Harnstoffzyklus produziert und im Urin ausgeschieden wird.

Hühnereiweiß: Reste aus dem Herstellungsprozess der Impfstoffe. Gehört zu den bekanntesten Allergenen und kann leichte bis schwerste allergische Reaktionen auslösen.

Humanalbumin: Eiweiß, das unter anderem im menschlichen Blut Stoffe, die ansonsten wasserunlöslich sind, in Lösung bringen kann, indem es sie an sich bindet und so den osmotischen Druck regelt. In Impfstoffen erfüllt Humanalbumin die Aufgabe eines Stabilisators. Laut Bundesgesundheitsblatt 11/2009, S. 1060, sind allergische Reaktionen bei den geringen Mengen „eher nicht zu erwarten“, bei größeren Mengen sind jedoch allergische Reaktionen bekannt. Kann gentechnisch hergestellt werden.

Kaliumchlorid: Weitere Namen: Sylvin (Mineral), E 508. Kaliumsalz der Salzsäure. Verwendung als Dünger, Geschmacksverstärker, Härtesalz in der Metallindustrie, Streusalz. Rohstoff für die Herstellung fast aller Kaliumverbindungen, Bestandteil künstlich hergestellter physiologischer Lösungen, Elektrolyt- und Aufbewahrungslösung für pHMesselektroden und Redox-Elektroden, Schwebemittel in der Emailleindustrie; Bestandteil in schmerzhemmenden Zahncremes. In der Erdölindustrie wird es zur Stimulation von Lagerstätten eingesetzt. Die Injektion von hohen Dosen Kaliumchlorid kann zum Herzstillstand durch Hyperkaliämie führen. Dies wird beim Einschläfern von Tieren, bei der Hinrichtung von Schwerstverbrechern durch die Giftspritze und zur Verhinderung von Lebendgeburten bei späten Schwangerschaftsabbrüchen ausgenutzt. Als Gift im menschlichen Körper ist Kaliumchlorid einer der Stoffe, die sich nach derzeitigem Kenntnisstand am schwierigsten nachweisen lassen.

Kaliumdihydrogenphosphat: Weitere Namen: Kaliumbiphosphat, Monokaliumphosphat, Mono-Kaliumorthophosphat, primäres/monobasisches Kaliumphosphat, E 340, KDP, Kaliumsalz der Phosphorsäure. Reagiert in Wasser sauer. Wasserfreies Kaliumdihydrogenphosphat ist wasserbindend. Wird zur Herstellung von Pufferlösungen verwendet. Weiterhin wird Kaliumdihydrogenphosphat als Düngemittel und als Lebensmittelzusatzstoff (E 340) eingesetzt. Es dient dabei als Säureregulator. Reizungen am Auge, bei Verschlucken größerer Mengen kommt es zu Übelkeit, Erbrechen, Bauchschmerzen, Durchfall, allgemeinem Unwohlsein.

Kaliumhydroxid: Weitere Namen: Ätzkali, kaustisches Kali, Kalihydrat, Kaliumoxidhydrat, Kaliumhydrat, E 525, Kalilauge (wässrige Lösung). Wird in der Waschmittelfabrikation zur Herstellung weicher Seifen (Schmierseifen) und zur Herstellung wasserenthärtenden Kaliumphosphats für flüssige Waschmittel benutzt. In der Lebensmittelindustrie wird es als Säureregulator eingesetzt. Kaliumhydroxid kann Metallen gegenüber korrosiv wirken. Verursacht bei Kontakt schwere Verätzungen der Haut und schwere Augenschäden. Gesundheitsschädlich beim Verschlucken. Schädigende Wirkung auf Wasserorganismen durch pH-Verschiebung. Schädigt Plankton und Fische. Bildet trotz Verdünnung ätzende Gemische mit Wasser. Darf nicht unverdünnt beziehungsweise unneutralisiert ins Abwasser beziehungsweise in die Vorfluter gelangen.

Kaliummonohydrogenphosphat: Weitere Namen: Dikaliumhydrogenphosphat, Kaliumphosphat sekundär, Kaliumphosphat dibasisch, E 340 („Kaliumphosphate"), Sorbinsäure, Kaliumsalz. Sekundäres Phosphat der Orthophosphorsäure. Kann durch Neutralisation von Phosphorsäure mit Kaliumhydroxid oder Kaliumsalzen (zum Beispiel Kaliumcarbonat oder Kaliumchlorid) gewonnen werden. Wird sowohl zur Herstellung einer Pufferlösung (gemeinsam mit Kaliumdihydrogenphosphat) oder als Bestandteil von Nährmedien von Bakterien verwendet. In der Lebensmitteltechnik wird es als Komplexbildner, Säureregulator und Schmelzsalz eingesetzt. Bei Kontakt Reizungen der Haut und der Augen möglich. Nach Verschlucken großer Mengen Übelkeit, Erbrechen, Durchfall, Bauchschmerzen etc.

Kaliumphosphat: Weitere Namen: E 340 („Kaliumphosphate"), Trikaliumphosphat. Kaliumsalz der Phosphorsäure. Es wird hauptsächlich in Waschmitteln verwendet. Phosphate sind in der Lage, die Wasserhärte herabzusetzen. Ihr Einsatz ist heute in einigen Ländern (unter anderem der Schweiz) verboten. Phosphate werden auch als Kunstdünger eingesetzt. Bei Kontakt mit Haut und Augen reizend: Gefahr ernster Augenschäden.

Lactalalbumin: Teil des Milcheiweißes der Säugetiere, macht circa 4 Prozent des Milcheiweißes bei Rindern aus. Als Fremdeiweiß kann es als Allergen wirken.

Laktose: Weitere Namen: Milchzucker, Sandzucker, Lactose. In Milch und Milchprodukten natürlich vorkommender Zweifachzucker. Laktose wird in vielen Lebensmitteln verwendet. Ob Laktoseintoleranz zu Problemen bei der Injektion führen kann, ist meines Wissens nicht bekannt.

Magnesiumsulfat: Weitere Namen: Bittersalz, Epsom-Salz, Epsomit. Eines der beiden Magnesiumsalze der Schwefelsäure. In der Natur kommt Magnesiumsulfat überwiegend als Kieserit vor, aber auch als Mineralien mit unterschiedlichem Wasseranteil. Magnesiumsulfat wird als Magnesiumquelle für Pflanzen in Düngemitteln verwendet. Reines Bittersalz wird unter anderem im Obstbau eingesetzt, speziell aber auch, um ein Braunwerden der Nadeln von Nadelgehölzen zu verhindern. Wegen seines hygroskopischen Charakters wird es in der organischen Chemie zur Trocknung von Stoffen benutzt. In der Medizin findet es schon lange Zeit als Abführmittel Verwendung. Darüber hinaus gibt es zahlreiche weitere diverse medizinische Anwendungen. Magnesiumsulfat gilt als ungefährlich.

Mannitol: Weitere Namen: E421, Mannit. Zuckeralkohol, kommt natürlich in diversen Pflanzen und auch Tieren vor. Verwendung als Zuckeraustauschstoff, pharmazeutischer Hilfsstoff und in Nährböden. Gilt als ungefährlich.

Medium 199: Spezielles Nährmedium, optimiert für eine lange (Über-) Lebensdauer von Zellkulturen und Gewebe. Es enthält unter anderem Aminosäuren, Mineralsalze und Vitamine, Polysorbat 80, gelöst in Wasser. Laut der US-Produktinformation von MMR-II (Merck, 12/2010) ist Blutserum von Kälberembryonen enthalten, des Weiteren Sucrose, Phosphate, Glutamate und Neomycin. Polysorbat 80 wird mit Unfruchtbarkeit in Verbindung gebracht und kann schwere anaphylaktische Schocks auslösen. Es wird auch verwendet, damit medizinische Substanzen die Blut-Hirn-Schranke überwinden.

Minimum Essential Medium (MEM): Nährmedium in Zellkulturen. Enthält diverse Aminosäuren, Vitamine, anorganische Salze, Dextrose, Phenolrot. Kann Beschwerden bei Haut- und Augenkontakt, beim Einatmen oder Schlucken verursachen.

Natriumchlorid: Weitere Namen: Kochsalz. Natriumchlorid ist ein Abfallprodukt der chemischen Industrie, aus dem sämtliche Spurenelemente entfernt wurden. Deshalb ist Kochsalz in größeren Mengen aus naturheilkundlicher Sicht bedenklich. Natursalz (zum Beispiel Meersalz, Steinsalz) erfüllt eine wichtige Funktion im Organismus.

Natriumglutamat: Weitere Namen: Mononatriumglutamat, L-Natriumglutamat, (S)-Natriumglutamat, Natrium-L-Glutamat-Monohydrat, E 621. Natriumsalz der Glutaminsäure. Verwendung in Lebensmitteln als Geschmacksverstärker und als solcher sehr umstritten. Kann Esssucht über den Sättigungsgrad hinaus verursachen. Symptome einer Glutamat-Unverträglichkeit: 10 bis 20 Minuten nach Aufnahme kommt es zu Mundtrockenheit, Kribbeln oder Taubheitsgefühl in der Mundhöhle, Juckreiz im Hals, geröteten Hautpartien (zum Beispiel Wangen) mit Hitzeempfindung, Herzklopfen, (Schläfen-)Kopfschmerzen, Gesichtsmuskelstarre, Nackensteifheit, Gliederschmerzen und Übelkeit. (Natürliche) Glutaminsäure erfüllt im Gehirn die Funktion eines erregenden Neurotransmitters, was die Symptome durch künstlich hergestellte Glutamate teilweise erklären könnte.

Natriumhydrogencarbonat: Weitere Namen: (doppeltkohlensaures) Natron, Natriumbicarbonat, Natriumbikarbonat, Bikarbonat, Backsoda, Bullrich-Salz, Speisenatron, Kaisernatron. Es handelt sich um ein Natriumsalz der Kohlensäure. Mit Säuren reagiert es schäumend, unter Bildung von Kohlenstoffdioxid und Wasser. Die Möglichkeit, Säuren mithilfe von Natron zu neutralisieren, ist für den Körper lebenswichtig. Verwendung als Triebmittel, Reinigungsmittel, Neutralisations- und Ausfällungsmittel, Detergens (setzt die Oberflächenspannung von Wasser herab), Futtermittel sowie einsetzbar in der Rauchgasreinigung. Breite Anwendung in der Lebensmitteltechnik, Medizin, Umwelttechnik und im Haushalt.

Natriumhydroxid: Weitere Namen: Ätznatron, Ätzsoda, kaustische(s) Soda, Natriumoxydhydrat, Natronhydrat, Natronlauge, Seifenstein, E 524. Stark ätzende Lauge, zählt in der Industrie zu den wichtigsten Chemikalien. In Lebensmitteln als Säureregulator zugelassen. Gilt als unbedenklich.

Natriumphosphat: Weitere Namen: Trinatriumphosphat, Trinatriumorthophosphat, E 339 („Natriumphosphate“). Es handelt sich um das Natriumsalz der Phosphorsäure. In der Lebensmitteltechnik wird Natriumphosphat als Komplexbildner, Säureregulator, Schmelzsalz oder Festigungsmittel eingesetzt. Kann die Haut reizen, die Augen schwer reizen und beim Einatmen Atemwege reizen. In Lebensmitteln gilt es als unbedenklich.

Neomycin: Breitband-Antibiotikum aus der Gruppe der Aminoglycoside. Neomycin blockiert die Proteinbiosynthese empfindlicher Bakterien. In vielen Arzneimitteln zur äußerlichen Anwendung bei Entzündungen wie zum Beispiel Cremes, Puder, Salben, Ohren- und Augentropfen. Auch verfügbar als innerlich einzunehmendes Antibiotikum. Mit seinem Vorkommen muss auch in Deodorantien, Seifen und Tierfuttermittelzusätzen gerechnet werden. Neomycin ist relativ giftig und darf nicht bei Neomycin-empfindlichen Patienten sowie bei größeren Wunden angewendet werden. Eine Kombination mit anderen Aminoglycosid- und neurotoxischen Antibiotika ist ebenfalls zu vermeiden. Bei oberflächlicher Anwendung können allergische Reaktionen auftreten. Studien weisen darauf hin, dass Neomycin die Giftwirkung durch Quecksilber noch verstärken kann (Mutter 2005). So wäre auch ein Zusammenhang denkbar zwischen der MMR-Impfung und im zeitlichen Zusammenhang auftretendem Autismus. Zwar enthält die MMR-Impfung selbst kein Quecksilber, dafür aber Neomycin, das die Darmflora und damit die Ausscheidungsfähigkeit von Quecksilber, das aus anderen Quellen stammt, empfindlich stören kann.

Phenolrot: Weitere Namen: Phenolsulfonphthalein. Phenolrot ist ein Farbstoff, der sich je Säure-Basen-Verhältnis verfärbt. Er wird deshalb gern als pH-Indikator in Zellkulturen eingesetzt.

Phosphate, allgemein: Phosphate werden unter anderem als Düngemittel verwendet. Sie stehen im Verdacht, Hyperaktivität, allergische Reaktionen und Osteoporose auszulösen.

Saccharose: Weitere Namen: Sucrose, 1-α -D-Glucopyranosyl-2-β-D-Fructofuranosid, Kristallzucker, Rohrzucker, Rübenzucker, Haushaltszucker. Saccharose ist ein sogenannter Zweifachzucker und wird von vielen Pflanzen durch Photosynthese gebildet. Für die Gewinnung des Haushaltszuckers sind vor allem Zuckerrüben und Zuckerrohr von Bedeutung.

Salzsäure: Weitere Namen: Chlorwasserstoffsäure; Acidum hydrochloricum, E 507. Starke anorganische Säure, zählt zu den Mineralsäuren. Bei Mensch und Tier ist die Salzsäure ein Bestandteil des Magensaftes, wo sie unter anderem den Abbau von Proteinen bewirkt, aber auch zum Abtöten von Mikroorganismen vor Eintritt in das weitere Verdauungssystem dient. Außerdem schafft sie das saure Milieu, in dem das Verdauungsenzym Pepsin am wirksamsten ist. Salzsäure löst die meisten Metalle mit Ausnahme der Edelmetalle und einiger anderer unter Bildung von Chloriden und Wasserstoff. Sie ist sehr gut geeignet zum Entfernen von Oxidschichten auf Metallen, da Metalloxide mit Salzsäure zu Chloriden und Wasser reagieren. Eine Mischung von Salzsäure und Salpetersäure wird Königswasser genannt, weil sie auch Gold, den „König der Metalle", zu lösen vermag. Salzsäure ist eine der wichtigsten Grundchemikalien mit großer Bedeutung in der chemischen Industrie als anorganische Säure. In der Pharmaindustrie wird Salzsäure benutzt, um basische, in Wasser schlecht oder gar nicht lösliche Arzneistoffe in besser lösliche Hydrochloride zu überführen. Salzsäure verursacht Verätzungen und reizt die Atmungsorgane. Bei Augenkontakt Erblindungsgefahr. Beim Verschlucken Gefahr der Verätzung, für Speiseröhre und Magen besteht Perforationsgefahr.

Sorbitol: Weitere Namen: Sorbitolum, E 420, Hexanhexol. Zuckeralkohol, wird als Zuckeraustauschmittel, Trägerstoff sowie Feuchthaltemittel verwendet. Vorsicht bei Sorbitunverträglichkeit und Fructoseunverträglichkeit. Ansonsten gilt Sorbitol als unbedenklich.

22 Fußnoten für Kapitel 1 bis 19

(Die Fußnoten für Kapitel 20 finden Sie ab Seite 332!)

1 RKI: *„Masern-Merkblatt für Ärzte"*, www.rki.de, Fassung vom Mai 2014.

2 Landesinstitut für den Öffentlichen Gesundheitsdienst, Münster, Stand 17. Mai 2006, laut telefonischer Anfrage des Verfassers

3 Telefonische Anfragen bei verschiedenen Ärzten in NRW

4 EpiBull 19/2002, S. 155–156

5 Dr. med. Stefan Schmidt-Troschke: *„Abschlussbericht der Meldestelle Masern (2001–2004)"*, siehe auch: http://www.impfkritik.de/masern

6 Siehe zum Beispiel Dr. Karl-Reinhard Kummer: *„Masernverlauf in einer Kinderarzt-praxis"*, DER MERKURSTAB 3/1992, S. 180–190 oder vom gleichen Autor: *„1001 mal Masern – prospektive Untersuchung von 886 und retrospektive von 115 Verläufen in der Praxis"*, DER MERKURSTAB Nr. 6/1999, S. 369ff. oder Doktorarbeit von Karin Elisabeth Müller, Witten/Herdecke 2002, oder den Abschlussbericht der Meldestelle Masern

7 Dr. Bob C. Witsenburg, MERKURSTAB Mai/Juni 1992, S. 177–180

8 Prof. Adolf Gottstein: *„Die Lehre von den Epidemien"*, Julius Springer Verlag 1929, S. 51ff

9 Landesinstitut für den Öffentlichen Gesundheitsdienst, Münster, Stand 17. Mai 2006, laut telefonischer Anfrage des Verfassers

10 *„Fakt ist!"*, MDR, 12. August 2013

11 RKI: *„Masern-Ratgeber für Ärzte"*, abgerufen am 9. November 2013

12 www.bvkj.de, 9. November 2013

13 Schönberger K., Ludwig M-S. Wildner, M. Weissbrich B. (2013): *„Epidemiology of Subacute Sclerosing Panencephalitis (SSPE) in Germany from 2003 to 2009: A Risk Estimation"*. PLoS ONE 8(7): e68909. doi:10.1371/journal.pone.0068909

14 Prof. Adolf Gottstein, 1929, *„Die Lehre von den Epidemien"*

15 Dawson JR Jr.: *„Cellular inclusions in cerebral lesions of epidemic encephalitis"*. Am J Pathol 1933;9:7–15

16 Mehr über die Fragwürdigkeit von Labortests als Diagnosewerkzeug erfahren Sie in meinem Buch: *„Die Seuchen-Erfinder"*, S. 252ff

17 Matysiak-Klose D.: *„Hot Spot: Epidemiologie der Masern und Röteln in Deutschland und Europa"*, Bundesgesundheitsblatt 2013/56:1231 - 1237

18 Henneberg, G. (Hrsg.): „*Masern-Schutzimpfung – Gutachten des Bundesgesundheitsamtes nach dem Stand vom Oktober 1968*“, Springer-Verlag, 1969

19 Siehe dazu auch das erhellende ZDF-Interview mit Horst Seehofer aus dem Jahr 2006 auf YouTube (Suchworte „Seehofer“ und „Pharma“)

20 Angelika Müller: „*Tod nach Masern? Der Fall Aliana*“, impf-report Nr. 106, 1. Quartal 2015, S. 43ff

21 Produktinformation ProQuad, Stand 17. März 2011, www.ema.europa.eu

22 Katharina Schönberger et al.: „*Epidemiology of Subacute Sclerosing Panencephalitis (SSPE) in Germany from 2003 to 2009: A Risk Estimation*“, PLoS ONE 8(7):e68909, 9. Juli 2013

23 Hasan Kweder et al.: „*Mutations in the H, F, or M Proteins Can Facilitate Resistance of Measles Virus to Neutralizing Human Anti-MV Sera*“, Adv. Virol. 2014: 205617

24 a) Roos RP et al.: „*Immunologic and virologic studies of measles inclusion body encephalitis in an immunosuppressed host: the relationship to subacute sclerosing panencephalitis*“., Neurology 1981, Oct;31(10):1263–70

b) Pschyrembel, Klinisches Wörterbuch, 259. Auflage

c) Knut Baczko et al.: „*Restriction of Measles Virus Gene Expression in Measles Inclusion Body Encephalitis,*“ J Infect. Dis (1988) 158 (1):144–150

25 Dajana Reuter: „*Einfluss der Immunkompetenz auf die Etablierung und den Verlauf persistierender viraler Infektionen des zentralen Nervensystems*“, Dissertation, Julius-Maximilians-Universität Würzburg 2012

26 Schulman, Carl I., „*The Effect of Antipyretic Therapy upon Outcomes in Critically Ill Patients: A Randomized, Prospective Study*“, SURGICAL INFECTIONS, Volume 6, Number 4, 2005, DOI: 1089/sur.2005.6.369

27 a) Focus online vom 22. Januar 2014

b) Proceedings of the Royal Society B, Vol. 281, No. 1778, published 22. Jan. 2014

28 Flöistrup Helen et al.: „*Allergic disease and sensitization in Steiner school children*“. J Allergy Clin Immunol. 2006 Jan;117(1):59-66. Epub 2005 Nov 28

29 Dr. med. Till Reckert: „*Beratung zum Umgang mit Fieber und Abbau der Fieberangst*“, Kinder- und Jugendarzt, 43/43. Jg. (2011/2012) Nr. 12/11+1/12, S. 695–8

30 WHO Weekly epidemiological record, 35/2009: „*Measles vaccines: WHO position paper*“, http://www.who.int/wer/2009/wer8435/en/

31 Alfred Sommer: „*Vitamin A deficiency and its consequences*“, WHO Genf, 3. Auflage 1995, www.who.int

32 „*Vitamin A supplementation to improve treatment outcomes among children diagnosed with respiratory infections*“, WHO technical staff, www.who.int, Stand April 2011

33 RKI: „*Masern-Ratgeber für Ärzte*“, www.rki.de, Stand: Mai 2014

34 Gregory D. Hussey et al.: „*A randomized, controlled trial of vitamin A in chrildren with severe Measles*“, NEJM, 19. July 1990, p. 160

35 Aamer Imdad et al.: „*Impact of vitamin A supplementation on infant and childhood mortality*“, BMC Public Health 2011, 11(Suppl 3):520

36 Miachel Anhony Rotondi & Nooshin Khobzi: *„Vitamin A supplementation and neonatal mortality in the developing world: a meta-regression of cluster-randomized trials"*, Bulletin of the World Health Organization 2010;88:697–702

37 siehe PubMed-Datenbank, www.ncbi.nlm.nih.gov, Suchworte „Aaby" und „Vitamin A"

38 www.wikipedia.de, zuletzt abgerufen am 31. August 2016

39 www.lgl.bayern.de -> Gesundheit -> Prävention -> Kindergesundheit -> Stillen, zuletzt abgerufen am 31. August 2016

40 Angelika Müller: *„Unterrichtsausschlüsse bei Masern"*, impf-report Nr. 99, 2. Quartal 2013, S. 25f

41 Prof. Dr. med. Ulrich Heininger: *„Handbuch Kinderimpfung"*, Irisana Verlag 2004, S. 195f

42 Stellmann, Michael und Soldner, Georg: *„Kinderkrankheiten natürlich behandeln"*, 4. Auflage, Verlag Gräfe und Unzer, München, 2009

43 Gottstein, Adolf: *„Die Lehre von den Epidemien"*, Julius Springer Verlag, Heidelberg, 1929, S. 56

44 Buchwald, Gerhard: *„Impfen, das Geschäft mit der Angst"*, emuverlag, Lahnstein, 2009, S. 133

45 *„RKI-Ratgeber für Ärzte"* zu Masern, rki.de, Stand 28. August 2016

46 *„Die Elimination der Masern und Röteln in Deutschland"*, RKI online, Stand: 16. November 2015

47 Landesinstitut für den Öffentlichen Gesundheitsdienst, Münster, Stand 17. Mai 2006, Antwort auf telefonische Anfrage des Verfassers

48 EpiBull 18/2006, S. 141

49 Abschnitt „Masern" im Europäischen Arzneibuch, Ausgabe 2005

50 9. Stuttgarter Impfsymposium, 28. Sept. 2013, www.impf-report.de/symposium2013.html

51 www.individuelle-impfentscheidung.de; zitierte Originalarbeit: „Drexler F. Nature Communications 3", Article number:796;doi:10.1038 /ncomms1796; www.nature.com

52 Angelika Müller: *„Unterrichtsausschlüsse bei Masern – Warum das Vorgehen der Behörden vor Gericht keinen Bestand haben kann"*, impf-report Nr. 99, 2. Quartal 2013, S. 22

53 Sayer Ji: *„The 2013 Measles Outbreak: A Failing Vaccine, Not A Failure To Vaccinate"*, GreenMedInfo online vom 19. September 2013

54 Fenyves A., Kurth R.: *„Herstellung und Prüfung von Impfstoffen."* In: Impfkompendium, Thieme, Stuttgart, 1999, S. 28

55 *„Pharma-Daten"*, Bundesverband der pharmazeutischen Industrie e.V., Okt. 2002, 32. Auflage, S. 75

56 Schneeweiß B., Pfleiderer M., Keller-Stanislawski B.: *„Impfstoffsicherheit heute"*, Deutsches Ärzteblatt 2008; 105(34–35): 590–5

57 Stellungnahme zur Antwort der Bundesregierung auf die Kleine Anfrage der Fraktion BÜNDNIS 90/DIE GRÜNEN: *„Transparenz von Impfkomplikationen und Verbesserung der Impfstoffsicherheit"*, Ärzte für individuelle Impfentscheidung e.V., 31. Januar 2007

58 *„Note for guidance on the clinical evaluation of vaccines“*, European Medicines Agency online vom 17. Mai 2005, S. 19, zuletzt abgerufen am 1. September 2016

59 Prof. Dr. Reinhard Kurth, Präsident des Robert-Koch-Instituts, im Editorial zum Bundesgesundheitsblatt 4/2002

60 Sendung HITEC über Impfungen in 3sat, 17. Nov. 2013

61 Nach einer Berechnung von Jürgen Fridrich

62 Hartmann, Klaus: Dissertation Frankfurt, 1997: *„Erfassung und Bewertung unerwünschter Arzneimittelwirkungen nach Anwendung von Impfstoffen - Diskussion der Spontanerfassungsdaten des Paul-Ehrlich-Instituts 1987 bis 1995“*. Originalverweis auf: Inman WHW, Weber JCP: The United Kingdom. In: Inman WHW(ed): Monitoring for drug safety, 2. Auflage MTP, Lancaster S. 37, 1986

63 Keller Stanislawski B., Hartmann K.: *„Auswertungen der Meldungen von Verdachtsfällen auf Impfkomplikationen nach dem Infektionsschutzgesetz“*, Bundesgesundheitsblatt 4/2002, S. 353. Originalquelle: Lasek R., Mathias B., Tiaden J.D. (1991), *„Erfassung unerwünschter Arzneimittelwirkungen.“* Deutsches Ärzteblatt 88:173 – 176

64 Kuss Hans, Osterhus, Werner: *„Impfauswertung 2003“*, Köln: Lehmanns Media, S. 59f

65 Deutsches Ärzteblatt online vom 11. Januar 2006

66 New York Times online, 28. August 2004

67 Deutsches Ärzteblatt online, 17. März 2006

68 Die Welt online, 15. November 2005

69 The Scotsman online, 25. April. 2006

70 Bearbeitung/Übersetzung: Axel Berendes, siehe auch impf-report Nr. 22/23, September/Oktober 2006

71 Tove Rönne: *„Measles Virus Infection without Rash in Childhood is related to disease in adult life“*, Lancet Vol. 325, Nr. 8419, p1–5, 5. Jan. 1985

72 Siehe dazu zum Beispiel Grätz, raum&zeit 137/2002 oder Graf: *„Homöopathie und die Gesunderhaltung von Kindern“*, Spangsrade Verlag 2003

73 Dr. med. Karl-Reinhard Kummer: *„Masernverlauf in einer Kinderarztpraxis“*, DER MERKURSTAB Mai/Juni 1992, S. 180–190

74 Dr. med. Karl-Reinhard Kummer: *„1001 mal Masern - prospektive Untersuchung von 886 und retrospektive von 115 Verläufen in der Praxis“*, DER MERKURSTAB Nr. 52, 369-375 (1999)

75 Dr. med. Karin Elisabeth Müller: *„Komplikationshäufigkeit bei Masern – eine prospektive Erhebung aus Arztpraxen im Raum Stuttgart“*, Doktorarbeit an der Universität Witten/Herdecke 2002

76 Süddeutsche Zeitung online vom 23. Februar 2015

77 Unbestätigten Gerüchten aus dem Umfeld der Kita des verstorbenen Kindes zufolge soll der Junge wenigstens eine Masern-Impfung erhalten haben. Das ist durchaus wahrscheinlich, wenn die Eltern medizingläubig sind. Das Gegenteil wäre vermutlich medial ausgeschlachtet worden

78 a) Die Welt online, 23.02.2015 („*Die Charité teilte jedoch am Abend mit, dass die Todesursache noch nicht abschließend untersucht sei.*")

b) rbb online, 23.02.2015, „*Gesundheitssenator Czaja erklärte, dass in der vergangenen Woche ein Kleinkind aus Reinickendorf an der Krankheit gestorben sei. Die Charité teilte jedoch mit, dass die Todesursache noch abschließend geklärt werden müsse.*"

c) T-Online-Nachrichten, 23. Februar 2015: „*Es sei am 18. Februar in einem Krankenhaus gestorben, sagte der Berliner Gesundheitssenator Mario Czaja. Die Charité teilte jedoch am Abend mit, dass die Todesursache noch nicht abschließend untersucht sei.*"

d) DPA, 24.02.2015, kein offizieller Obduktionsbericht, nur „vorläufig ", und nur mündlich, keine Presseerklärung dazu

79 rbb online vom 24. Februar 2015

80 http://www.netmoms.de

81 „*Masern-Alarm! Glaubenskrieg ums Impfen*", phoenix runde, 26. Feb. 2015

82 NDR.de vom 23. Januar 2015

83 Focus Online vom 26. November 2009

84 EpiBull 47/48, 23. November 2015, S.501, www.rki.de

85 Fachinformation ADRENALIN 1:1000 INFECTOPHARM, Januar 2015, www.fachinfo.de

86 Betsch: „*Die Rolle des Internets bei der Elimination von Infektionskrankheiten*", Bundesgesundheitsblatt 08/2013

87 Bundestags-Drucksache 15/4833

88 Bundestags-Drucksache 18/4282

89 Bild online vom 13.06.2015

90 Welt online vom 13.06.2015

91 Die entsprechende E-Mail an die Abgeordneten liegt vor

92 Bundestags-Drucksache 18/5261

93 Urteil vom 22.03.2012, Aktenzeichen: BVerwG 3 C 16.11

94 Siehe dazu auch impf-report Nr. 18/19, Mai/Juni 2006

95 Haralambieva et al.: „*A large observational study to concurrently assess persistence of measles specific B-cell and T-cell immunity in individuals following two doses of MMR vaccine*", Vaccine. 2011 June 15; 29(27): 4485–4491

96 Poethko-Müller, Mankertz: „*Sero-epidemiology of measles-specific IgG antibodies and predictive factors for low or missing titres in a German population-based cross-sectional study in children and adolescents (KiGGS)*", (2011) Vaccine, 29 (45), pp. 7949–7959

97 Lin, et al.: „*Vaccine-induced measles virus-specific T cells do not prevent infection or disease but facilitate subsequent clearance of viral RNA.*", MBio. 2014 Apr 15;5(2):e01047

98 Zinkernagel: „*On Natural and Artificial Vaccinations*", Annu. Rev. Immunol. 2003, 21:515–46

99 RKI online, „*Masern-Ratgeber für Ärzte*“

100 Falldefinitionen des Robert-Koch-Instituts zur Übermittlung von Erkrankungs- oder Todesfällen und Nachweisen von Krankheitserregern, Ausgabe 2015

101 Haralambieva et al.: „*A large observational study to concurrently assess persistence of measles specific B-cell and T-cell immunity in individuals following two doses of MMR vaccine*“, Vaccine. 2011 June 15; 29(27): 4485–4491

102 Mayer, A. (1886): „*Über die Mosaikkrankheit des Tabaks*“. Die landwirtschaftlichen Versuchsstationen 32, 451–467

103 Anderson, John F., and Goldberger, Joseph: „*Experimental measles in the monkey: A supplemental note.*“ Pub. Health Reports, vol. 26, No. 24, June 16, 1911

104 Strebel, P. M.: „*Measles Vaccines*“, in Vaccines, 6. Auflage 2013, Elsevier Saunders, S. 352

105 Tolzin, Hans U. P.: „*Das SARS-Phantom*“, impf-report Nr. 36/37, November/Dezember 2007

106 „*Sicherung guter wissenschaftlicher Praxis, Empfehlungen der Kommission Selbstkontrolle in der Wissenschaft*“, Wiley-VCH/DFG, 2013

107 Dr. Anne Katharina Zschocke: „*Darmbakterien als Schlüssel zur Gesundheit*“, Doemer Knaur Verlag, München 2014, S. 85f

108 Bert Ehgartner: „*Die Hygienefalle*“, Ennsthaler Verlag, Steyr 2015, S. 76

109 Strebel Peter M. et al.: „*Measles Vaccine*“, Vaccines, Elsevier Saunders, 6. Auflage, S. 352

110 Katz, Samuel L.: „*Public Health Reports, 2006 Supplement 1*“, Volume 121, S. 50

111 siehe dazu auch Tolzin, Hans U. P.: „*Der ‚Virusbeweis‘ von 1908*“ impf-report Nr. 101, IV/2013, S. 11ff

112 Louis Lewin: „*Gifte und Vergiftungen, Lehrbuch der Toxikologie*“, Stilke Verlag, Berlin 4. Aufl. 1929, S. 30

113 Kolata, Gina: „*Flu – the story of the great Influenza Pandemia of 1918 and the Search for the Virus that caused it*“, First Touchstone Edition 2001, p. 55-60. Siehe dazu auch: Tolzin, Hans U. P.: „*Die Seuchen-Erfinder*“, Tolzin-Verlag, Herrenberg 2012, S. 209f

23 Glossar mit Worterklärungen

Aerosol: kolloidal verteilte, unsichtbare feste oder flüssige Schwebstoffe in der Luft oder anderen Gasen (lat. *aer* „Luft" + *Sol* „kolloidale Lösung")

AK: Abkürzung für „Antikörpertiter", nachweisbare Menge spezifisch gegen einen bestimmten Erreger gerichteten Antikörper im Blut

Akzidens: Hinzukommende unwesentliche Eigenschaft (lat. *accidens* „sich ereignend")

Ätiologie: Lehre von den Ursachen, insbesondere der Krankheiten (grch. *aita* „Ursache")

Affinität: chemische Verwandtschaft, Kraft, sich mit Atomen oder Gruppen von Atomen zu verbinden (lat. *affinis* „angrenzend")

Agens: wirkende Substanz (lat. *agentia* „das Tuende")

Anamnese: systematische Befragung eines Patienten zur Erfassung der Krankheitsvorgeschichte (grch. *ana* „zurück" + *mimneskein* „erinnern")

anaphylaktischer Schock: Überreaktion des Immunsystems gegen (wiederholt zugeführte) allergieauslösende Substanzen. Kann den ganzen Körper einbeziehen und zum Tode führen (grch. *ana* „zurück" + *phylassein* „bewachen")

anaphylaktoid: anaphylaktische Reaktionen, die unabhängig von Antikörpern des Typs IgE (Immunglobulin Typ E) verlaufen

Antibiotika: Medikament zum Abtöten von Bakterien (grch. *anti* „gegen" + *bios* „Leben")

Antigen: vom Organismus als Fremdkörper erkannte Partikel und Substanzen, die eine Antikörperproduktion anregen: zum Beispiel Gifte, Mikroben oder Teile von ihnen (engl. *Antibody generating* „Antikörper erzeugend)"

Antihistaminika: Substanzen zur Hemmung der Reizempfindlichkeit von Zellen/Organen; Histamin ist ein körpereigenes Gewebehormon (grch. *anti* „gegen" + *histion* „Gewebe")

Antikörpertiter: Messgröße für die Anzahl der sogenannten Antikörper („Immunglobuline") im Blut. Antikörper sind spezielle Eiweiß-Kohlehydrat-Verbindungen, die aus Sicht der Schulmedizin vom Immunsystem zur Abwehr schädlicher Fremdpartikel und Erreger ausgeschüttet werden. Sie erinnern in ihrer Form an den Buchstaben Ypsilon „Y". Der Titer wird in der Regel in IE/ml gemessen, Internationale Einheiten je Milliliter (frz. *titre* „Feingehalt, Feinheitsgrad")

Antiphlogistika: entzündungshemmende Mittel (grch. *anti* „gegen" + *phlox* „Flamme, Feuer")

assoziieren: verbinden, verknüpfen (lat. *ad* „zu" + *socius* „Gefährte")

boostern: Verstärkung der (nachlassenden) Immunantwort durch Auffrisch-Impfungen oder Kontakt mit Wildviren (engl. *to boost* „verstärken")

Chlamydien: Bakterienart, die unter anderem für Erkrankungen der Schleimhäute im Augen-, Atemwegs- und Genitalbereich verantwortlich gemacht wird (grch. *chlamys* „Mantel, Überwurf")

Cochrane Collaboration: weltweites Netzwerk von Wissenschaftlern und Ärzten. Ziel ist, systematische Übersichtsarbeiten (systematic reviews) zur Bewertung von medizinischen Therapien zu erstellen. Benannt nach Archie Cochrane, 1909–1988, dem britischen Epidemiologen und Begründer der evidenzbasierten Medizin

Conjunctivalsekret/Konjunktivalsekret: Tränenflüssigkeit (lat. *coniungere* „verbinden" + *secretum* „das Abgesonderte")

Continua: anhaltendes Fieber (lat. *continuus* „ununterbrochen")

defibrinieren: Entfernung des Fibrins im Blut. Fibrin ist ein spezieller Eiweißstoff, auch Blutfaserstoff genannt, der bei der Blutgerinnung benötigt wird (lat. *fibra* „Faser)

Diathese: anlagebedingte besondere Empfänglichkeit für eine bestimmte Krankheit (grch. *diathesis* „Einrichtung, Ordnung")

Differenzialdiagnose: verfeinerte, gegen ähnliche Krankheiten abgrenzende Diagnose (lat. *differre* „verschieden sein")

DTP: Abkürzung für Diphtherie (Halsbräune), Tetanus (Wundstarrkrampf), Pertussis (Keuchhusten)

EMEA (seit 2010 „EMA"): Abkürzung für „European Medicines Agency" („europäische Arzneimittelbehörde")

Enzephalitis: Gehirnentzündung (grch. *enkephalos* „im Kopf" + *-itis* „Entzündung")

Epidemiologisches Bulletin (EpiBull): Wöchentliche Hauspostille des Robert-Koch-Instituts (RKI), der deutschen Seuchenbehörde

Epidemiologie: Lehre von Ursachen, Verlauf und Verbreitung von Krankheiten in der Bevölkerung (grch. *epidemios* „im Volk verbreitet" + *logos* „Wort, Lehre")

Eradikation: vollständige Ausrottung, Abtötung eines Erregers (lat. *ex* „heraus" + *radix* „Wurzel")

Exanthem: blühender Hautausschlag (grch. *exanthema* „das Aufgeblühte", zu *anthos* „Blume, Blüte")

Expektoration: das Aushusten von Schleim, Blut, Eiter, Fremdstoffen beziehungsweise Fremdkörpern aus dem Bronchialsystem (lat. *ex* „aus" + *pectus* „Brust")

exponiert (sein): (einer Gefahr) ausgesetzt sein (lat. *exponere* „öffentlich darstellen")

Exposition: siehe unter „exponiert sein"

Gonorrhoe (Tripper): Geschlechtskrankheit, die sich in Entzündung der Schleimhäute der Geschlechtsorgane äußert und der offiziellen Lehrmeinung zufolge durch das Bakterium Neisseria gonorrhoeae verursacht wird (grch. *gone* „Erzeugung, Samen" + *rhein* „fließen").

GSK: Abkürzung für „GlaxoSmithKline", einem der weltweit größten Hersteller für Impfstoffe

hämatopoetisch: die Blutbildung betreffend (grch. *haima* „Blut" + *poiein* „machen")

Herdenschutz: laut offizieller Lehrmeinung die verringerte Gefahr der Ansteckung, verursacht durch eine hohe Anzahl immuner bzw. geimpfter Personen, die keine Erreger ausscheiden und so für eine Unterbrechung der Ansteckungskette sorgen

hereditär: ererbt (frz. *héréditaire* „erblich"; zu lat. *hereditas* „Erbschaft")

Herpes-Simplex-Virus (HSV): wird als Ursache für Mundfäule, Lippenherpes und Genitalherpes angesehen

humoral: zu den Körpersäften gehörend, auf ihnen beruhend (lat. *humor* „Feuchtigkeit")

IfSG: Abkürzung für „Infektionsschutzgesetz", das 2001 das Bundesseuchengesetz ablöste

IgG: Abkürzung für Immunglobulin G, auch „Gammaglobulin". Antikörper der Klasse „G" zur Abwehr vor allem von Bakterien (lat. *immunis* „frei, unberührt, rein" + *globus* „Kugel")

Immundefizienz: Abwehrschwäche (lat. *immunis* „frei, unberührt, rein" + *deficiens* „ermattend, schwach werdend")

Immunelektronenmikroskopie: Der gesuchte Erreger wird zunächst mithilfe von Antikörpern markiert und dadurch im Elektronenmikroskop sichtbar gemacht

Immunität: Nichtempfänglichkeit für eine bestimmte Krankheit (lat. *immunis* „frei, unberührt, rein").

Immunogenität: die Stärke der durch einen (Impf-)Erreger ausgelösten Antikörperbildung (lat. *immunis* „frei, unberührt, rein" + grch. *gennan* „erzeugen")

immunsuppressiv: das Immunsystem unterdrückend (lat. *immunis* „frei, unberührt, rein" + lat. *supprimere* „unterdrücken")

Indikator: Anzeiger für eine bestimmte Entwicklung oder einen Zustand (lat.: *indicare* „anzeigen")

intravenös: in eine Vene (Blutgefäß, das zum Herzen führt) hinein (lat. *intra* „nach innen" + *vena* „Vene")

IE/ml: (IU/ml) Abkürzung für „International Unit per Milliliter" („Internationale Einheit per Milliliter"), Messgröße für den Antikörpertiter. Siehe auch unter „mIE/ml")

Inzidenz: Anzahl neuer Erkrankungsfälle, bezogen auf eine bestimmte Bevölkerungsgröße, z. B. 100.000 Menschen, (lat. *incidens* „hineinfallend")

Kasuistik: Betrachtung von Einzelfällen in einem bestimmten Fachgebiet (lat. *casus* „Fall")

kausal: ursächlich (lat. *causa* „Ursache")

KiGGS: Name für die bisher größte Studie über die Gesundheit von Kindern und Jugendlichen in Deutschland, seit 2003 vom Robert- Koch-Institut im Auftrag des Bundesgesundheitsministeriums durchgeführt. Wofür genau die Abkürzung steht, ist leider nicht nachvollziehbar

klinisch: auf die Symptome bezogen (grch. *kline* „Lager, Bett")

Kollektiv: Gemeinschaft (lat. *collectivus* „angesammelt"; zu *colligere* „sammeln")

Kompartiment: veraltete Bezeichnung für Abteil, abgeteiltes Feld (lat. *compartiri* „teilen")

Komplementbindungs- und Neutralisationstest: Genesene, die eine bestimmte Infektionskrankheit durchgemacht haben, entwickeln in ihrem Blut eine spezifische Substanz, die auf das Blut von gleichartig frisch Erkrankten anders reagiert als auf das Blut von Gesunden oder anderweitig Erkrankten. Dies macht man sich für die Diagnose zunutze.

Die etablierte Wissenschaft hält diese Substanz im Blut für die lange gesuchten Antikörper (lat. *complementum* „Ergänzung, Ausfüllung“).

kongenital: angeboren (lat. *congenitus* „zugleich geboren“)

kontagiös: ansteckend (lat. *contagiosus* „ansteckend“)

Kontagionsindex: Maßzahl, wie viele Personen sich bei Kontakt mit einem Erreger infizieren (lat. *contagium* „Berührung, Ansteckung, verderblicher Einfluss“ + *index* „Register, Verzeichnis“)

Kontraindikation: Gegenanzeige; Umstand, der eine an sich als zweckmäßig erscheinende Behandlung als nicht geboten erscheinen lässt (lat. *contra* „gegen“ + lat. *indictio* „Ankündigung“)

Kortikosteroid: Gruppe von in der Nebennierenrinde gebildeten Hormonen sowie künstlich hergestellte Nachbildungen (lat. *cortex* „Rinde“ + grch. *stereos* „räumlich [ausgedehnt]“ + grch. *eidos* „Form, Gestalt“)

Leukämie: krankhafte Vermehrung der weißen Blutzellen (grch. *leukos* „weiß, hell“ + *haima* „Blut“)

Liquorzellzahl: Anzahl der in der Gehirn- und Rückenmarksflüssigkeit festgestellten Zellpartikel (lat. *liquor* „Flüssigkeit“)

logarithmische Steigerung: Im Gegensatz zur linearen Steigerung, die aus der Addierung einer Zahl besteht, zum Beispiel 1,2,3,4,5,... besteht die logarithmische Steigerung aus einer Multiplikation mit einer Zahl, zum Beispiel wäre das bei einer Zehnerpotenz 1, 10, 100, 1000 ... (grch. *logos* „Vernunft, Verhältnis“ + *arithmos* „Zahl“)

lymphatisch: zur Lymphe, zu den Lymphdrüsen gehörig, von ihnen ausgehend, auf ihnen beruhend (grch./lat. *lympha* „Wasser“)

Lymphom: gutartiges Geschwulst eines Lymphknotens (grch./lat. *lympha* „Wasser“)

Malignom: bösartiges Geschwulst (lat. *malignus* „bösartig“)

Manifestationsindex: Maßzahl für den Anteil der Infizierten, die an sichtbaren Symptomen erkranken (lat. *manifestus* „offenbar“ + *index* „Anzeiger“)

maternal: mütterlich (lat. *mater* „Mutter“)

Meningitis: Hirnhautentzündung (grch. *meninx* „Haut“ + *-itis* „Entzündung“)

MeV: Abkürzung für „Measles Virus“ (Masern-Virus)

Miasma: Befleckung, Begriff aus der Homöopathie zur potenziellen Ursache von Krankheiten (grch. *miasma* „Befleckung, Schmutz“)

MIBE: Abkürzung für „measles inclusion body encephalitis" („Masern-Einschluß-Körperchen-Enzephaltitis"), anerkannte Impffolge mit SSPE-identischen Symptomen, also einer schleichenden Gehirnentzündung, die schließlich zum Tode führt

mIE/ml: (mIU/ml) International anerkannte Maßeinheit für die Höhe das Antikörpertiters im Blut. IE steht für „internationale Einheit" (bzw. IU für „international Unit"). In der Regel wird in Tausendstel Einheiten gemessen, d, h. Milli-IE (mIE pro Milliliter). Siehe auch unter „IE/ml"

MMR-Impfstoff: Dreifach-Impfstoff gegen die Krankheiten Masern, Mumps und Röteln, abgekürzt MMR

MMRV-Impfstoff: Abkürzung für den Vierfach-Lebendimpfstoff gegen Masern, Mumps, Röteln und Windpocken (Varizellen)

Morphologie: Lehre von der Gestalt und Formenbildung (grch. *morphe* „Gestalt" + *logos* „Wort, Kunde, Lehre")

MSD: Abkürzung für „Merck, Sharp & Dohme", ein US-amerikanischer Pharmakonzern mit deutschen Wurzeln

Nachmarktstudien: Wirksamkeits- und Sicherheitsstudien, die nach Zulassung und Markteinführung eines Medikamentes, also während der breiten Anwendung durchgeführt werden, auch „Phase-IV-Studien" genannt. Die ersten drei Phasen sind Voraussetzung für die eigentliche Zulassung

Neurologie: Lehre von den Nervenkrankheiten (zu grch. *neuron* „Sehne, Band, Nerv" + *logos* „Wort, Kunde, Lehre")

Nukleotid: Baustein der Nukleinsäure, die aus Phosphat, Ribose und einer Base besteht (lat. *nucleus* „Kern")

NVIC: Abkürzung für National Vaccine Information Center, (deutsch: Nationales Informationszentrum für Impfungen), einer der größten Impfkritikerverbände in den USA

obligat: verbindlich, unerlässlich, notwendig (lat. *obligare* „anbinden; verpflichten")

Paradigma: Denkmuster, das die herrschende wissenschaftliche Orientierung einer Zeit prägt (grch. *paradeigma* „Beispiel, Muster")

Parameter: Unbestimmte Konstante einer Funktion; Umstand, von dem ein bestimmtes Ergebnis abhängt (grch. *para-* „gegen, neben, bei" + *metron* „Maß")

Passiv-Impfung: Verabreichung von spezifischen Antikörpern, aus dem Blut von Personen gewonnen, welche die Krankheit bereits durchgemacht haben und wieder gesund sind. Siehe auch unter „Humane Immunglobuline“

pathogen: krankheitserregend (grch. *pathos* „Krankheit“ + *gennan* „erzeugen“)

pathologisch: krankhaft (grch. *pathos* „Leiden, Krankheit“ + *logos* „Wort, Rede, Kunde, Lehre“)

Peer Review: Kreuzgutachten, Begutachtung einer wissenschaftlichen Veröffentlichung durch gleichrangige Wissenschaftler (engl. *peer* „Kollege“ + *review* „Überprüfung, Kritik, Durchsicht, Bewertung“)

PEI: Abkürzung für „Paul-Ehrlich-Institut“, deutsche Zulassungsbehörde für Impfstoffe

Phenol (Karbolsäure): äußerst giftige Substanz, die in der chemischen Industrie und als Desinfektionsmittel verwendet wird

Phenylalanin: spezielle Aminosäure, Eiweiß- Bestandteil beim Menschen

Phenylketonurie: Stoffwechselerkrankung, bei der die Aminosäure Phenylalanin nicht abgebaut werden kann und sich im Körper anreichert (Endsilbe *-urie* „Ausscheidung bestimmter Stoffe über den Harn“ zu grch. *ouron* „Harn“)

Plasmamembran: Zellhülle (grch. *plasma* „Gebilde“ + lat. *membrana* „Häutchen, Haut“)

Pleomorphismus: Lehre von der Vielgestaltigkeit der (aus den Zellen kommenden) Bakterien (grch. *pleon* „mehr“ + *morphe* „Gestalt“)

polymorph: in vielen Gestalten vorkommend, vielgestaltig, verschiedengestaltig (grch. *polys* „viel“ + *morphe* „Gestalt“)

postexpositionell: nach dem Erregerkontakt (lat. *post* „nach, hinter“ + *expositio* „Darstellung, Darlegung“)

Prävention: Vorsorge, Vorbeugung (lat. *praevenire* „zuvorkommen, verhüten“)

primär: vorrangig, grundlegend (lat. *primarius* „zu den Ersten gehörend“)

Proband: Versuchsperson (lat. *probare* „erproben, prüfen“)

prospektiv: vorausschauend, die Weiterentwicklung betreffend (lat. *prospectivus* „die Aussicht betreffend“)

Prophylaxe: Vorsorge, Vorbeugung (grch. *prophylaxis* „Vorsicht“)

psychogen: seelisch bedingt (grch. *psyche* „Seele“ + *gennan* „erzeugen“)

Recall-Antigen: Mischung aus Bakterien und Pilzen, die unter die Haut injiziert werden, um die Immunreaktion gegen Antigene zu testen (engl. *recall* „Erinnerung")

Replikation: vermehren, vervielfältigen (lat. *replicare* „wieder aufrollen, entfalten")

Respirationstrakt: Atemtrakt (lat. *respirare* „Atem holen")

retrospektiv: rückschauend, zurückblickend (lat. *retrospicere* „zurückblicken")

Ribosom: Ribosomen haben innerhalb einer Zelle die Aufgabe, anhand von genetischen Schablonen Aminosäuren herzustellen (*Ribose* ist eine Zuckerart und ein wichtiger Bestandteil der DNA + grch. *soma* „Körper")

Rickettsien: bakterienähnliche, geißellose, stäbchenförmige Organismen, die durch Zecken- od. Milbenbisse übertragen werden (benannt nach dem US-amerikan. Pathologen Howard Taylor Ricketts, 1871-1910)

RKI: Abkürzung für Robert-Koch-Institut, deutsche Seuchenbehörde

RNA: Abkürzung für „ribonucleid acid" (deutsch: „RNS" beziehungsweise „Ribonukleinsäure"). Die RNA ist eine Art Arbeitskopie genetischer Informationen, wobei die DNS die Kopiervorlage darstellt. Sie dient zur Herstellung von Eiweißen innerhalb der Zelle (*Ribose* ist eine Zuckerart, lat. *nucleus* „Kern")

Röteln-Embryopathie: eine Schädigung des Embryos mit der Folge von Missbildungen, die auf eine Röteln-Erkrankung der Mutter während der Schwangerschaft zurückgeführt wird (grch. *bryein* „quellen, keimen" + *pathos* „Leiden")

Semmelweis-Reflex: Die Begriffsbildung wurde vom amerikanischen Autor Robert Anton Wilson geprägt und nach dem ungarischen Arzt Ignaz Semmelweis benannt. Semmelweis führte unterschiedlich starkes Auftreten von Kindbettfieber auf mangelnde Hygiene bei Ärzten und Krankenhauspersonal zurück und bemühte sich, Hygienevorschriften einzuführen. Seine Studie von 1847/48 gilt heute als erster praktischer Fall von evidenzbasierter (auf wissenschaftlichen Beweisen beruhender) Medizin in Österreich. Zu seinen Lebzeiten wurden seine Erkenntnisse nicht anerkannt und von Kollegen als „spekulativer Unfug" abgelehnt. Erst nach den Arbeiten Joseph Listers im Bereich der antiseptischen Medizin wurden die Zusammenhänge zwischen Desinfektionsmaßnahmen, Kindbettfieber und Bakterieninfektionen klar. (Wikipedia)

Serokonversion: Anstieg des Antikörperspiegels im Blut (lat. *serum* „Molke, nicht gerinnender Blutanteil" + lat. *conversio* „Umkehrung, Umwandlung")

seronegativ: Laborergebnis, wenn im Blut keine Antikörper gegen einen bestimmten Erregertyp nachweisbar sind (lat. *serum* „Molke" + *negativus* „verneinend")

Serum: der nach erfolgter Blutgerinnung von Blutkörperchen und anderen festeren Bestandteilen befreite flüssige Teil des Blutes (lat. *serum* „Molke")

signifikant: bedeutsam, wesentlich (lat. *significare* „anzeigen, Zeichen geben")

SSPE: Abkürzung für „subakute sklerosierende Panenzephalitis", schleichende neurologische Erkrankung des Gehirns mit Todesfolge, wird auf eine frühe Masern-Erkrankung im Säuglingsalter zurückgeführt

STIKO: Abkürzung für „Ständige Impfkommission", ein vom Bundesgesundheitsminister berufenes Expertengremium, das für Deutschland öffentliche Impfempfehlungen ausspricht. Diese werden in der Regel von den Bundesländern und der Ärzteschaft als Richtlinie übernommen. Die STIKO-Empfehlungen sind im Grunde unverbindlich, gewinnen jedoch in der Praxis zunehmend einen verbindlichen Charakter

subkutan: unter der Haut befindlich, unter die Haut (injiziert) (lat. *sub* „unter" + *cutis* „Haut")

suffizient: ausreichend, genügend, hinlänglich (lat. *sufficere* „darreichen, genügen")

suggestiv: seelisch beeinflussend, eine Wirkung auf jemanden ausübend (lat. *suggerere* „von unten herantragen, vorschlagen")

Surrogat: Ersatz (lat. *surrogare* „nachwählen lassen, ersetzen")

Surrogatmarker: Ersatzmessgröße (lat. *surrogare* „nachwählen lassen, ersetzen" + engl. *to mark* „kennzeichnen")

Synkope: Ohnmacht (grch. synkoptein „zusammenschlagen")

Synonym: sinnverwandtes Wort, Wort von gleicher oder ähnlicher Bedeutung (grch. *syn* „zusammen" + *onyma* „Name")

Tabakmosaikkrankheit: von Plantagenbesitzern gefürchtete Krankheit bei Tabakpflanzen. Typisch und namensgebend ist eine krankhafte mosaikartige Marmorierung der Blätter, verursacht durch hellgrüne bis hellgelbe Verfärbungen, oft auch verkümmerte und gekräuselte Blätter, verkleinerte Stängel, missgebildete Blüten und Früchte

tonisch-klonisch: bestimmte Form eines Krampfanfalls mit maximaler Streckung und schüttelnden Zuckungen (grch. *tonos* „Seil, Tau, Saite; Spannung, Spannkraft" + *klonos* „Krampf")

Toxin: Gift, im engeren Sinne ein Bakteriengift (lat. *toxicum* „Pfeilgift", von grch. *toxon* „Pfeil")

toxisch: giftig (lat. *toxicum* „Pfeilgift", von grch. *toxon* „Pfeil")

Treponema: spiralförmige Bakteriengattung

Tuberkulin: von Tuberkelbakterien gewonnene Stoffwechsel- und Zerfallsprodukte, die zum Nachweis der Tuberkulose verwendet werden können (lat. *tuberculum* „Knötchen, kleiner Höcker")

Thrombozytopenie: Mangel an Thrombozyten (Blutplättchen) im Blut (grch. *thrombos* „geronnene Masse, Klumpen, dicker Tropfen" + lat. *cytus* „Zelle", von grch. *kytos* „Höhlung, Urne" + grch. *penia* „Mangel")

UAW: Abkürzung für „unerwünschte Arzneimittelwirkung"

Uterus: Gebärmutter (lat. *uterus* „Bauch, Unterleib")

Vehemenz: Heftigkeit, Ungestüm (lat. *vemens, vehemens* „stürmisch, leidenschaftlich, nichtbesonnen"; zu *ve-* „zu wenig" + *mens* „Verstand")

Vesikel: Transportbläschen innerhalb einer Zelle (lat. *vesicula* „Bläschen")

Virämie: Anwesenheit von Viren im Blut (lat. *virus* „Schleim, Gift" + grch. *haima* „Blut")

Virion: einzelnes Viruspartikel

Virusreplikation: Virusvermehrung (lat. *virus* „Schleim, Gift" + *replicare* „wieder aufrollen, entfalten")

Virulenz: Ansteckungsfähigkeit bzw. Fähigkeit, eine Krankheit hervorzurufen (lat. *virus* „Gift, Schleim, Geifer")

WHO: Abkürzung für „World Health Organization" („Weltgesundheitsbehörde"), ein Organ der Vereinten Nationen

zerebral: auf das Gehirn bezogen (lat. *cerebrum* „Gehirn")

ZNS: Abkürzung für „Zentralnervensystem" (bestehend aus Gehirn und Rückenmark)

zytoplasmatisch: das in der Zelle enthaltene Plasma ohne den Zellkern (grch. *kytos* „Höhlung, Urne" + *plasma* „Gebilde")

zytopathogen: zu einer krankhaften Veränderung der Zellen führend (grch. *kytos* „Höhlung, Urne" + *pathos* „Leiden" + *gennan* „erzeugen")

impf-report

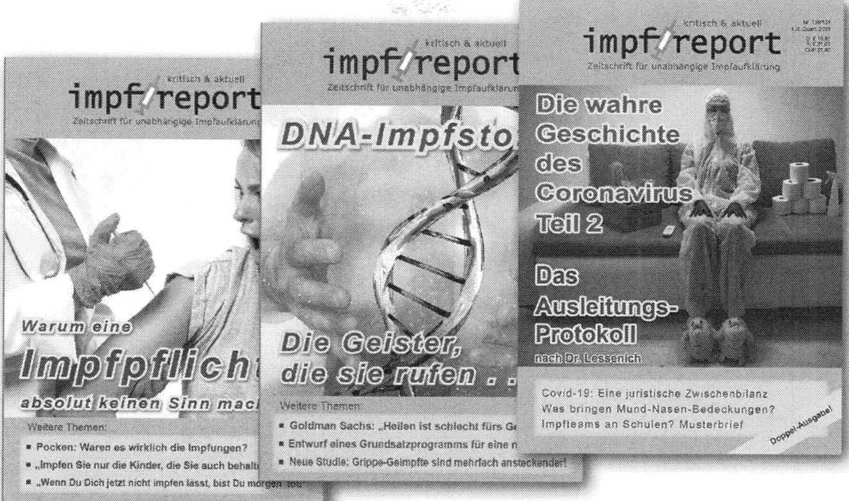

Kaum eine andere Diskussion wird so emotional und so kontrovers geführt wie die Diskussion um die Impfentscheidung. Da wurde es wirklich Zeit für eine allgemein verständliche, sachliche – und vor allem garantiert industrieunabhängige – regelmäßige Publikation. Kurz, es wurde Zeit für den *impf-report!*

Seit 2005 ist der *impf-report* im deutschen Sprachraum die führende industrieunabhängige Zeitschrift für Mediziner und interessierte Laien. Viele unserer quellenfundierten Recherchen und Analysen finden Sie nirgendwo anders. Der impf-*report* ist unentbehrlich für alle, die sich über aktuelle Entwicklungen und neue Argumente rund um die Impfentscheidung informieren wollen.

Der *impf-report* erscheint viermal im Jahr, hat 64 informative Seiten ohne Fremdwerbung. Die Einzelausgabe kostet € 9,90 und das Jahresabo nur € 40 Euro inklusive Versandkosten (innerhalb von Deutschland).

Der *impf-report* erscheint im Tolzin Verlag. Kontakt- und Bestelldaten finden Sie auf Seite 4 dieses Buches und auf www.impf-report.de.

Fordern Sie noch heute Ihre kostenlose Leseprobe an!

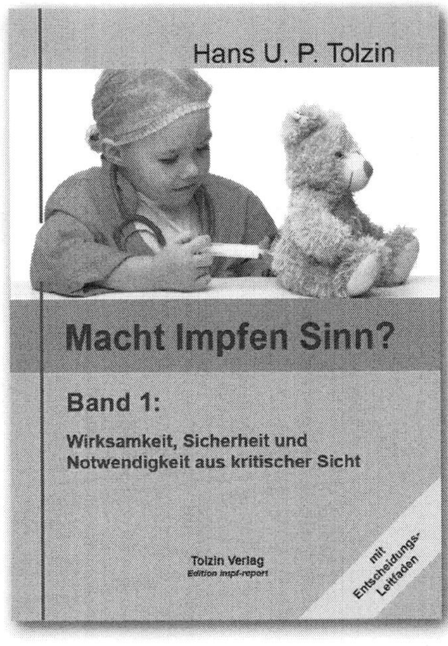

Hans U. P. Tolzin

Macht Impfen Sinn?

Impfungen sind massive medizinische Eingriffe in ein gesundes Immunsystem. Weder für die Wirksamkeit noch für die Sicherheit gibt es von Herstellern oder Behörden Garantien. Auch Laien können Pro und Kontra einer Impfung gegeneinander abwägen, wenn ihnen die wesentlichen Informationen vorliegen.

Der Autor, Medizinjournalist und Herausgeber der kritischen Zeitschrift *impf-report*, stellt mit seinem Buch „Macht Impfen Sinn?" einen umfassenden Bericht über seine Suche nach überzeugenden Argumenten für das Impfen vor. Im Grunde lässt sich die Impfentscheidung auf drei wesentliche Fragen reduzieren:

1. Gibt es überzeugende Beweise für einen gesundheitlichen Vorteils von Geimpften gegenüber Ungeimpften?
2. Ist das Restrisiko einer Impfung kalkulierbar?
3. Ist die Impfung angesichts des tatsächlichen Erkrankungsrisikos und alternativen Vorsorge-Möglichkeiten überhaupt notwendig?

Jede dieser drei Fragen wird allgemeinverständlich und mit zahlreichen offiziellen Quellen belegt besprochen. Ergänzt wird der Ratgeber durch zahlreiche Erkrankungs- und Todesfallstatistiken, die den vermeintlichen Nutzen von Massenimpfungen in ein neues Licht rücken. Ein Leitfaden unterstützt Sie schließlich bei Ihrer persönlichen Impfentscheidung.

> *„Ich rate zur Zeit keinem Arzt, sich bezüglich des Impfens mit Tolzin in ein wissenschaftliches Streitgespräch einzulassen. Er weiß sicher mehr als jeder Arzt!"*
>
> Dr. med. Johann Loibner, Sachverständiger für Impfschäden

Paperback | Tolzin Verlag 2012 | 320 Seiten | € 19,90

Weitere Infos und Bestellung unter: https://tolzin-verlag.com

Hans U. P. Tolzin

Machen Tierimpfungen Sinn?

Ein kritischer Ratgeber für Tierfreunde

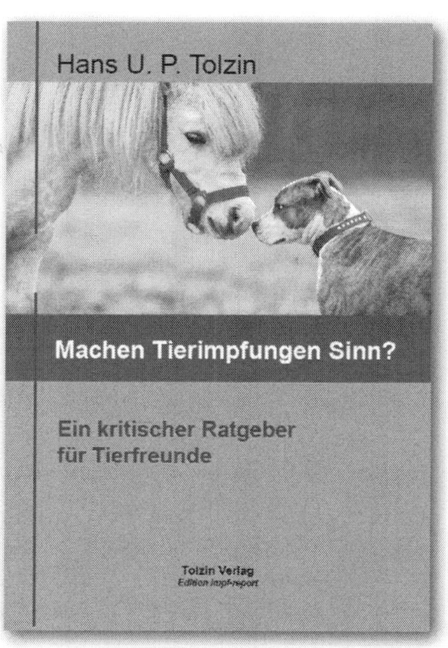

Selbst wenn Sie das Erkrankungsrisiko Ihres Tieres zu Recht als sehr hoch ansehen und eine Impfung deshalb möglicherweise notwendig erscheint, macht dies einen Impfstoff nicht automatisch wirksam und sicher!

Impfungen sind massive Eingriffe in das Immunsystem Ihres Tieres und enthalten bedenkliche Stoffe. Bitte lassen Sie sich deshalb von niemandem über Ihre Liebe zu ihm und Ihre Angst um sein Leben dazu verleiten, auf eine eigene Plausibilitätsprüfung von Wirksamkeit und Sicherheit zu verzichten.

Das ist auch für Laien viel einfacher, als es auf dem ersten Blick erscheinen mag. Worauf es dabei ankommt, erfahren Sie in diesem Buch. Um die für Sie richtige Entscheidung treffen zu können, sollten Sie z. B. wissen, wie die Zulassungsbehörden Wirksamkeit und Sicherheit definieren. Das versetzt Sie in die Lage, zu überprüfen, ob Ihre – bisher vielleicht eher unbewussten – Erwartungen an neu zugelassene Impfstoffe mit diesen Definitionen übereinstimmen.

In diesem Buch sind 20 Jahre Auseinandersetzung und Recherchen des Autors eingeflossen. Es werden nicht nur die verschiedenen Interpretationen von „Wirksamkeit“ und „Sicherheit“ besprochen, sondern auch, wie die in Europa verbindlichen entsprechenden Zulassungsanforderungen konkret aussehen. Darüber hinaus finden Sie eine vollständige Liste aller zugelassenen Impfstoffe für sämtlichen nicht wild lebenden Säugetiere. Dabei sind sämtliche angegebenen Inhaltsstoffe aufgeführt. Die wichtigsten Inhaltsstoffe werden in eigenen Kapiteln besprochen.

Paperback | 320 Seiten | Best.-Nr.: FBU-105 | € 19,90

Weitere Infos und Bestellung unter: https://tolzin-verlag.com

Hans U. P. Tolzin

Die Tetanus-Lüge

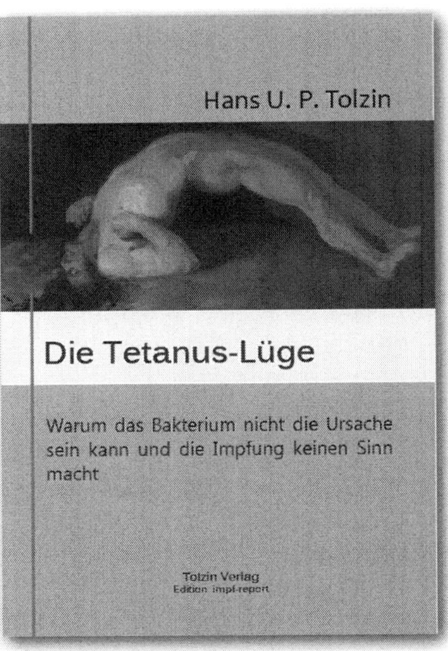

Tetanus stellt für die meisten Eltern das Schreckgespenst schlechthin dar und ist auch in impfkritisch eingestellten Familien in der Regel die letzte Impfung, die fällt.

Tatsächlich sind jedoch weder Nutzen noch Unbedenklichkeit der Impfung jemals belegt worden. Im Gegenteil: Jahr für Jahr werden allein in Deutschland Hunderte von Impfkomplikationen und im Durchschnitt 15 Todesfälle – vor allem von Säuglingen – gemeldet, ohne dass die zuständigen Behörden aktiv werden. Dazu kommt eine völlig unbekannte Dunkelziffer.

Darüber hinaus wurde bei der Erforschung der Ursache(n) von Tetanus unwissenschaftlich gearbeitet. Die darauf basierenden Hypothesen wurden niemals korrigiert. Im Grunde wissen wir heute nicht viel mehr über die Ursachen der Krankheit als vor 130 Jahren, als man damit begann, nach dem vermeintlichen Tetanus-Erreger zu suchen.

Wie die Statistiken zeigen, ist auch das Erkrankungsrisiko lange nicht so hoch, wie von den Behörden behauptet. Durch eine schulmedizinische und homöopathische Wundversorgung nach den Regeln der Kunst kann die Tetanus-Gefahr sogar weitgehend gebannt werden.

Dieses Buch ist eine Zusammenfassung der vier Tetanus-Ausgaben der Zeitschrift *impf-report*, dessen Herausgeber der Autor ist.

> *„Dieses Buch bringt Licht in eine Krankheit, über die ein normaler Arzt fast nichts weiß“*
>
> Dr. med. Johann Loibner, Sachverständiger für Impfschäden

Paperback | Tolzin Verlag 2010 | 296 Seiten | € 19,90

Weitere Infos und Bestellung unter: https://tolzin-verlag.com

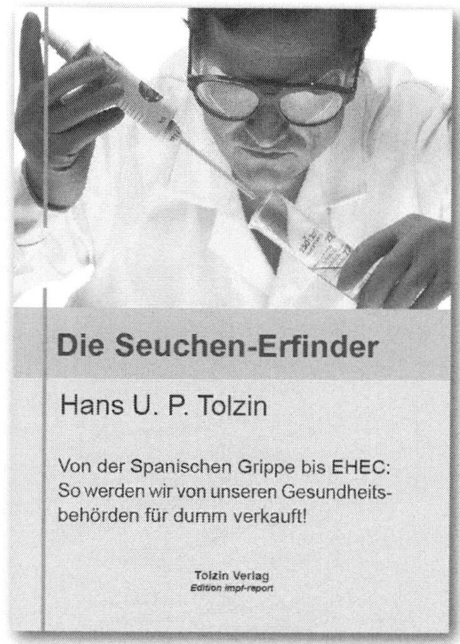

Hans U. P. Tolzin

Die Seuchen-Erfinder

Trotz aller medizinischer Errungenschaften werden wir anscheinend immer häufiger von neuen, vermeintlich tödlichen Seuchen heimgesucht. Gesundheitsämter, Mikrobiologen und nicht zuletzt die Medien versetzen die Bevölkerung regelmäßig mit der Entdeckung neuer „Killer-Keime" in Angst und Schrecken. Doch aufmerksamen Zeitgenossen sind spätestens im Zuge der sogenannten „Schweinegrippe" zahlreiche Widersprüche der Experten und Behörden aufgefallen.

Hans U. P. Tolzin, Medizinjournalist und Herausgeber der kritischen Zeitschrift *impf-report*, hat einige Ausbrüche dieses und des letzten Jahrhunderts akribisch analysiert und stellt mit diesem Buch erstmals eine Zusammenfassung seiner Ergebnisse vor. Er geht z. B. der Frage nach, ob es die behaupteten Seuchen wirklich gegeben hat (ob sich also die Erkrankungsraten messbar erhöht haben), wie bei der Diagnosestellung vorgegangen wurde, ob statistische Tricks zum Einsatz kamen, ob alternative Ursachen vielleicht plausibler sind als die offiziell behaupteten.

Der Autor kritisiert offen die Neigung vieler Mediziner und der Behörden, Medikamentennebenwirkungen und Kunstfehler von vornherein als mögliche Ursache auszuschließen und ihren naiven Glauben an fragwürdige Labortests, für deren Eichung die notwendigen verbindlichen internationalen Standards völlig fehlen.

> *„Lesen Sie dieses Buch – es kann Sie von unberechtigten Ängsten befreien und möglicherweise von erheblichem Nutzen für Ihre Gesundheit sein!"*
>
> Dr. med. Claus Köhnlein, Autor des Bestsellers „Virus-Wahn"

Paperback | Tolzin Verlag 2012 | 290 Seiten | € 19,90

Weitere Infos und Bestellung unter: https://tolzin-verlag.com

Angelika Müller, Hans U. P. Tolzin

Ebola unzensiert

Fakten und Hintergründe, von denen Sie nichts wissen sollen

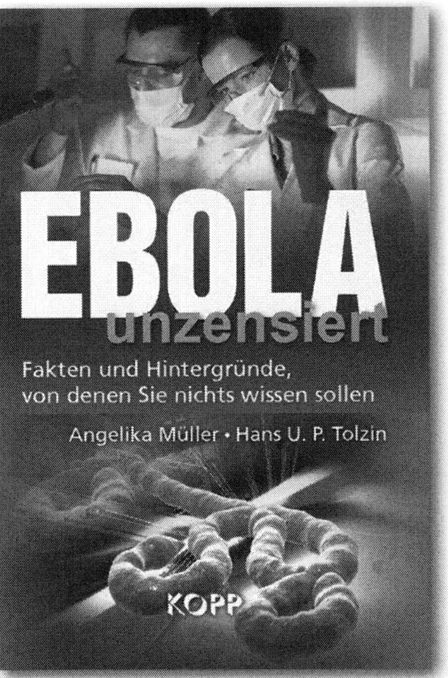

Wussten Sie,

- dass es in Westafrika während der Ebola-Krise nicht mehr Todesfälle aufgrund fieberhafter Infektionen gegeben hat als davor?
- dass die Ebola-Diagnose vielmehr auf einem manipulativen Umgang mit Labortests basiert – und damit völlig willkürlich ist?
- dass die meisten „Infizierten" die Krankheit ohne sichtbare Symptome durchmachen und danach über natürliche Immunität verfügen?
- dass so gut wie alle schulmedizinischen Medikamente, die in den Tropen verabreicht werden, selbst Ebola-Symptome verursachen?
- dass Ebola als Rechtfertigung dafür dient, die westafrikanische Bevölkerung als Versuchskaninchen für völlig neuartige experimentelle Medikamente und Impfstoffe zu benutzen?
- dass insbesondere die USA und ihre Seuchenbehörde CDC in den letzten Jahren das Erfinden von Seuchen als geopolitische Waffe perfektioniert haben?
- dass Westafrika über die vielleicht weltweit umfangreichsten Reserven an Bodenschätzen verfügt – und die Weltmächte seit Jahrzehnten miteinander um deren Kontrolle ringen?
- dass die angeblich zu 100 Prozent erfolgreich verlaufene Studie mit dem Impfstoff rVSV-ZEBOV nachweislich auf Wissenschaftsbetrug basiert?

Dieses Buch präsentiert Seite um Seite nachprüfbare Fakten. Überzeugen Sie sich selbst. Bilden Sich sich Ihre eigene Meinung!

Gebunden | Kopp Verlag 2015 | 240 Seiten | € 9,90 (reduziert!)

Weitere Infos und Bestellung unter: https://tolzin-verlag.com/fbu119